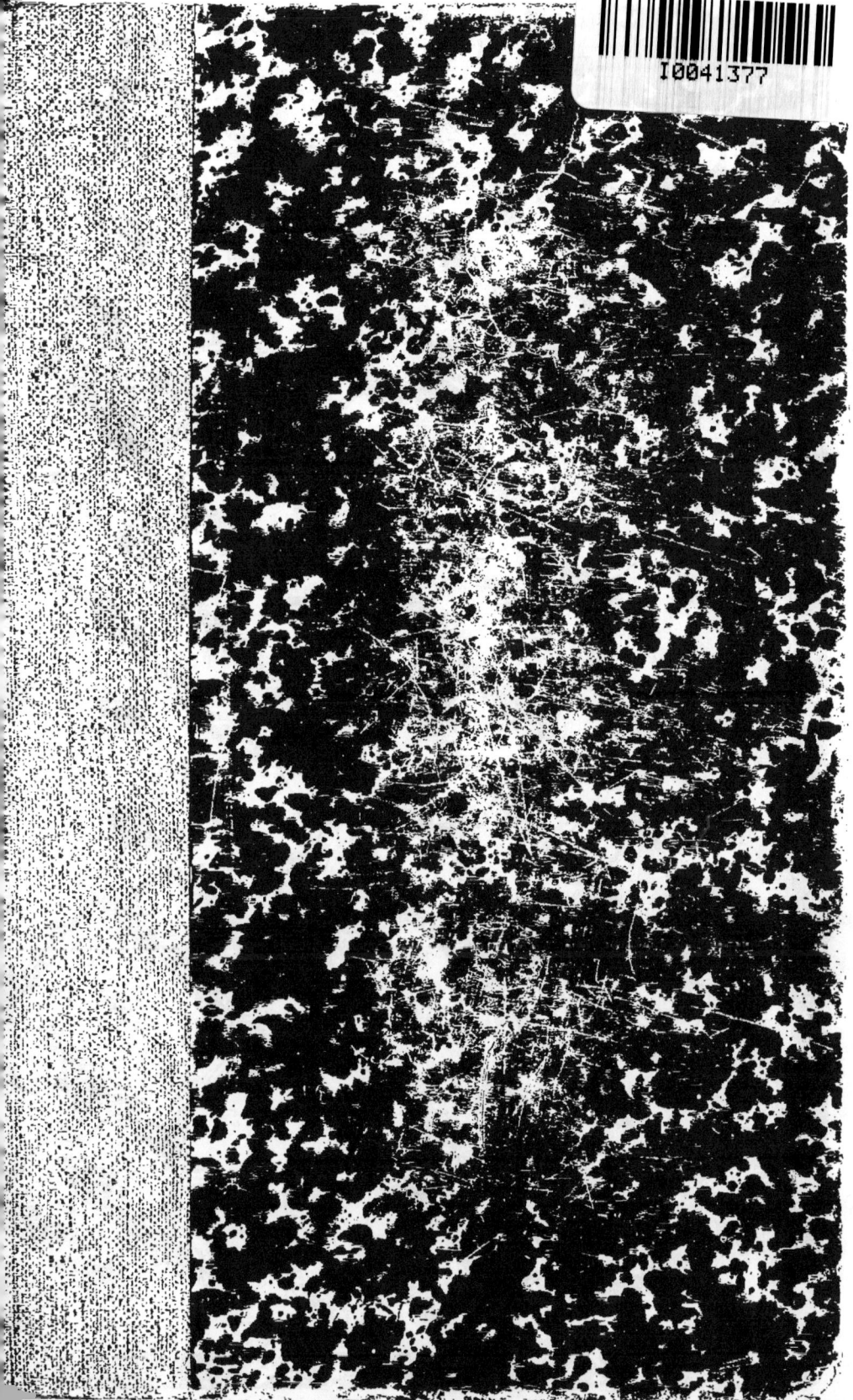

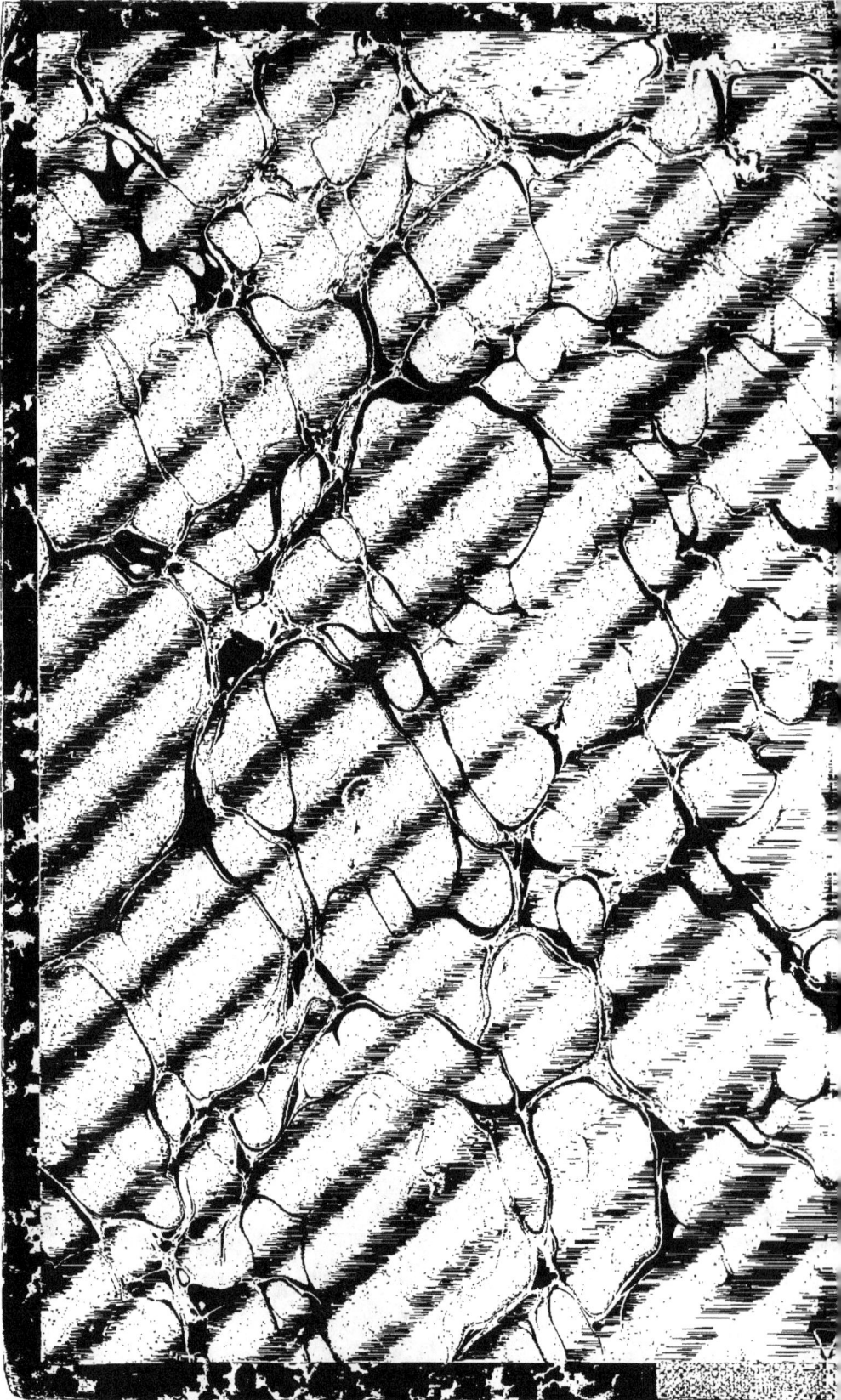

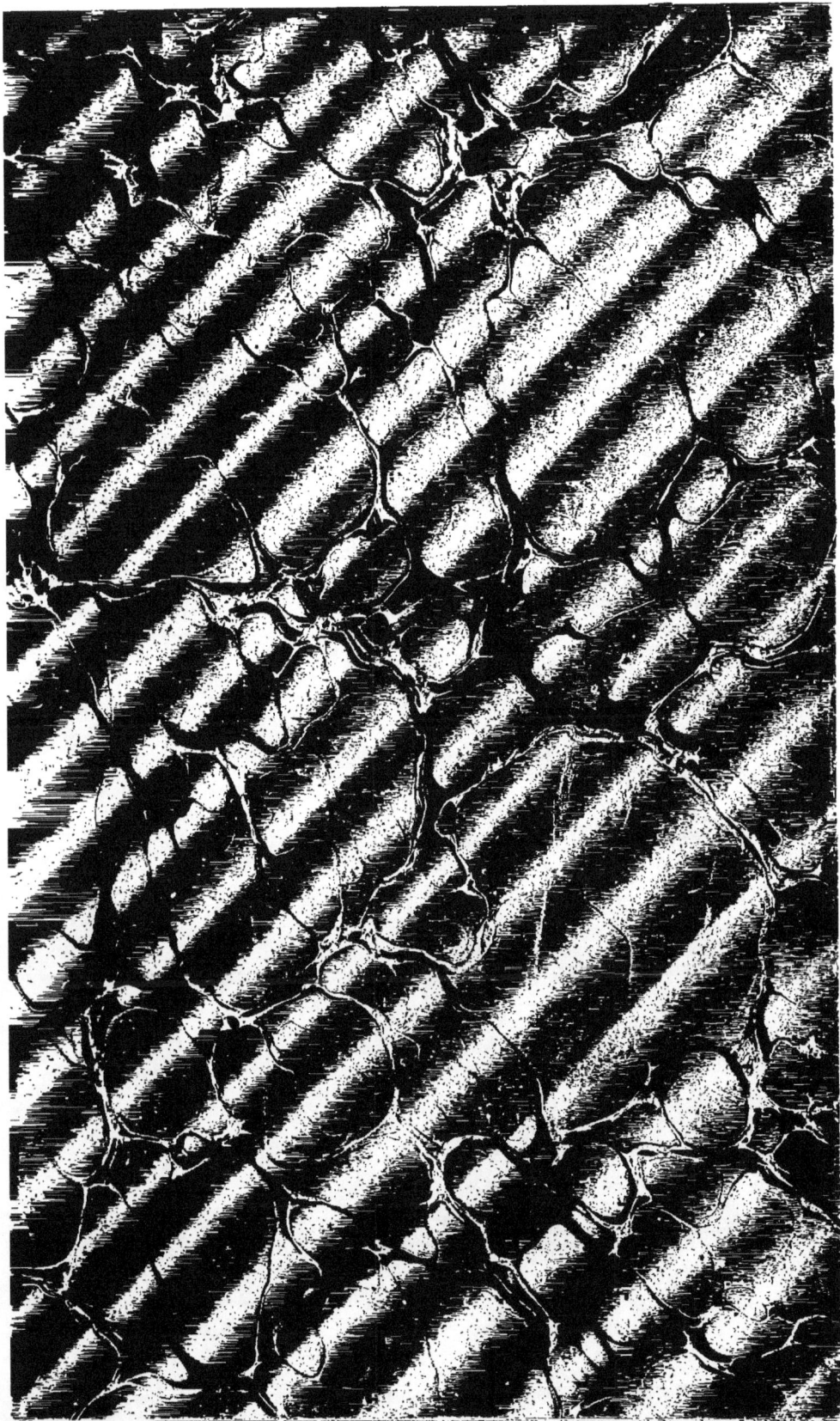

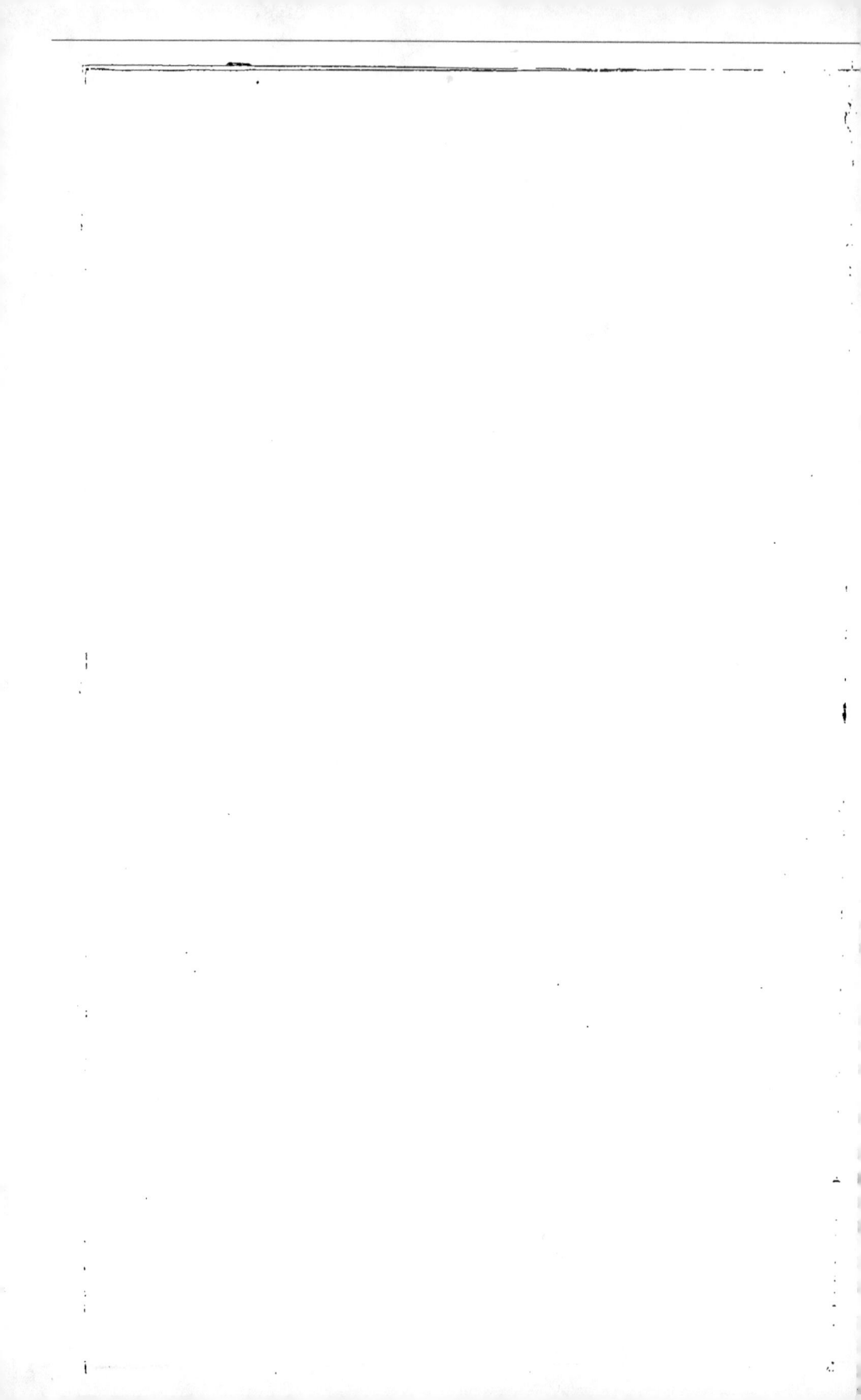

17

(Couvert cette Couverture),

2785

LES ALIMENTS

I

DU MÊME AUTEUR :

Travaux scientifiques des pharmaciens militaires français. Paris, *Asselin*. 1882.

Recherches sur les blés, les farines et le pain. Paris, *Charles-Lavauzelle*. 1894.

La chimie alimentaire dans l'œuvre de Parmentier. Paris, *J.-B. Baillière et Fils*. 1902. 8 fr.

Les travaux de Millon sur les blés. Paris, *Charles-Lavauzelle*. 1905.

Le chimiste Dizé, en collaboration avec A. Pillas, trésorier-payeur général, petit-fils de Dizé. Paris, *J.-B. Baillière et Fils*. 1906. 5 fr.

Sur l'avenir de l'aluminium et son emploi dans l'armée; — sur les essais des ustensiles en aluminium; — sur les altérations produites par l'acide sulfurique dans les magasins de réserve de l'armée; — sur les cuirs employés aux chaussures des troupes; — sur les galons de laine, d'argent et d'or, en usage dans l'armée; — sur l'affinage des bains d'étain chargés de plomb.

(Recherches publiées dans la *Revue du service de l'Intendance militaire* de 1888 à 1905).

Bayen et la pharmacie militaire au xviiie siècle (1887); — Bayen, Lavoisier et la découverte de l'oxygène (1890); — Les travaux de Bayen sur l'étain (1890); — Le centenaire de la mort de Bayen (1898); — Les Ateliers révolutionnaires de salpêtre (1900).

(Articles publiés dans la *Revue Scientifique*).

———

A LA MÊME LIBRAIRIE

Guide pratique des Falsifications et Altérations des substances alimentaires, par Pierre Breteau, pharmacien-major de 2e classe. Préface par M. le professeur Cazeneuve, professeur à la Faculté de médecine de Lyon. 1 vol. in-16 de 400 pages, avec 8 planches coloriées et 143 figures : **7** fr.

LES

ALIMENTS

Analyse — Expertise — Valeur Alimentaire

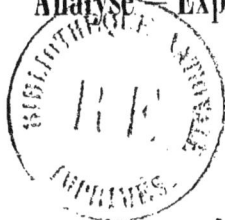

I

CÉRÉALES

PAR

A. BALLAND

ANCIEN PHARMACIEN PRINCIPAL
AU LABORATOIRE DES EXPERTISES DU COMITÉ DE L'INTENDANCE

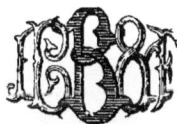

PARIS
LIBRAIRIE J.-B. BAILLIÈRE ET FILS
19, RUE HAUTEFEUILLE, 19
—
1907

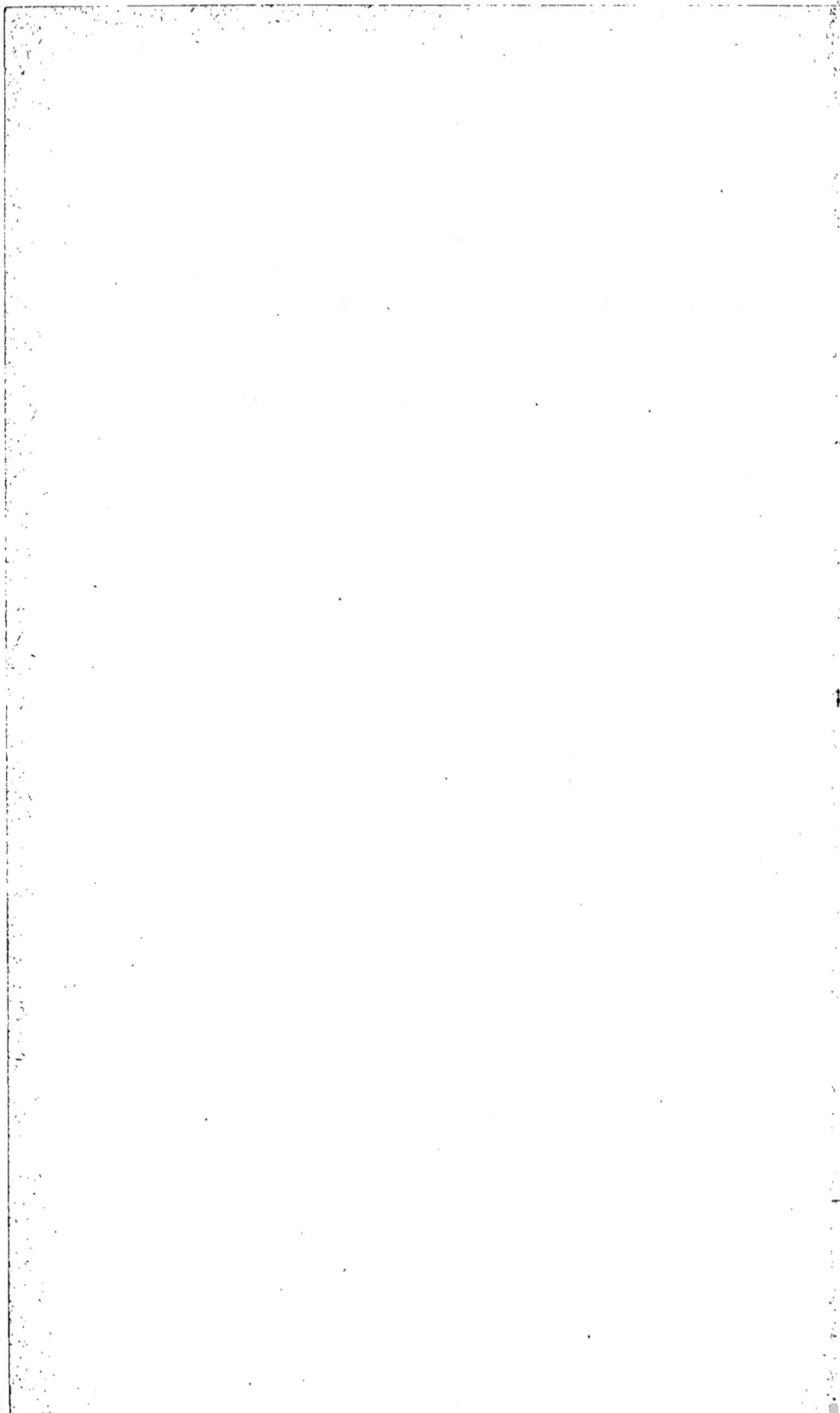

PRÉFACE

—

Le présent ouvrage n'est pas un *Traité des aliments*; c'est un simple exposé, méthodiquement coordonné, de mes travaux sur l'alimentation de l'homme et du cheval, pendant une trentaine d'années. Durant ce long parcours, le bienveillant accueil fait à mes recherches par l'Académie des sciences m'a toujours vivement soutenu; j'ai puisé aussi de nouvelles forces dans le témoignage de haute estime que m'apportait, il y a huit ans, le Conseil supérieur de la Guerre en me proposant au choix du Ministre, pour le grade de Pharmacien-Inspecteur. S'il ne m'a pas été donné d'atteindre la tête d'un corps passionnément aimé, qui a eu l'insigne faveur d'avoir pour chefs BAYEN et PARMENTIER, je m'honore, néanmoins, d'avoir servi dans le rang avec les pharmaciens-principaux Sérullas, Fée, Millon et Roussin.

Tous les produits qui ont servi à mes expériences

étaient d'origine certaine; ils provenaient, en majeure partie, du Service des vivres de l'armée, des grands centres d'approvisionnement de Paris et de Commissions auxquelles j'ai participé, tant aux ministères de la Guerre, de la Marine, de l'Agriculture, du Commerce ou des Colonies, qu'à l'Exposition universelle de 1900.

Afin d'avoir des résultats très comparables, j'ai constamment employé les mêmes procédés analytiques.

Les personnes adonnées aux questions d'alimentation, les fonctionnaires chargés d'assurer le ravitaillement de nos armées de terre et de mer, trouveront donc dans la multiplicité de mes analyses des éléments de comparaison qui manquent dans les ouvrages spéciaux, ou, quand ils s'y trouvent, laissent trop souvent le lecteur indécis en présence des données contradictoires de chimistes qui n'ont point suivi la même voie.

Les praticiens et les experts spécialisés dans les industries de la meunerie, de la boulangerie, de l'épicerie, de la laiterie, des conserves alimentaires et des fourrages auront, pour ainsi dire sous la main, des matériaux qu'ils pourront utiliser en toute confiance.

Les adeptes de la physiologie générale trouveront aussi, dans ces pages, des documents et des faits nouveaux de nature à les intéresser.

Le premier volume est entièrement consacré aux Céréales; le second comprend les Légumes, les Fruits, les Condiments, les Viandes, les Laitages, les Conserves, les Boissons, les Fourrages et se termine par quelques éclaircies sur la distribution du phosphore et du soufre dans les aliments.

A. BALLAND.

Saint-Julien-sur-Reyssouze, 12 août 1906.

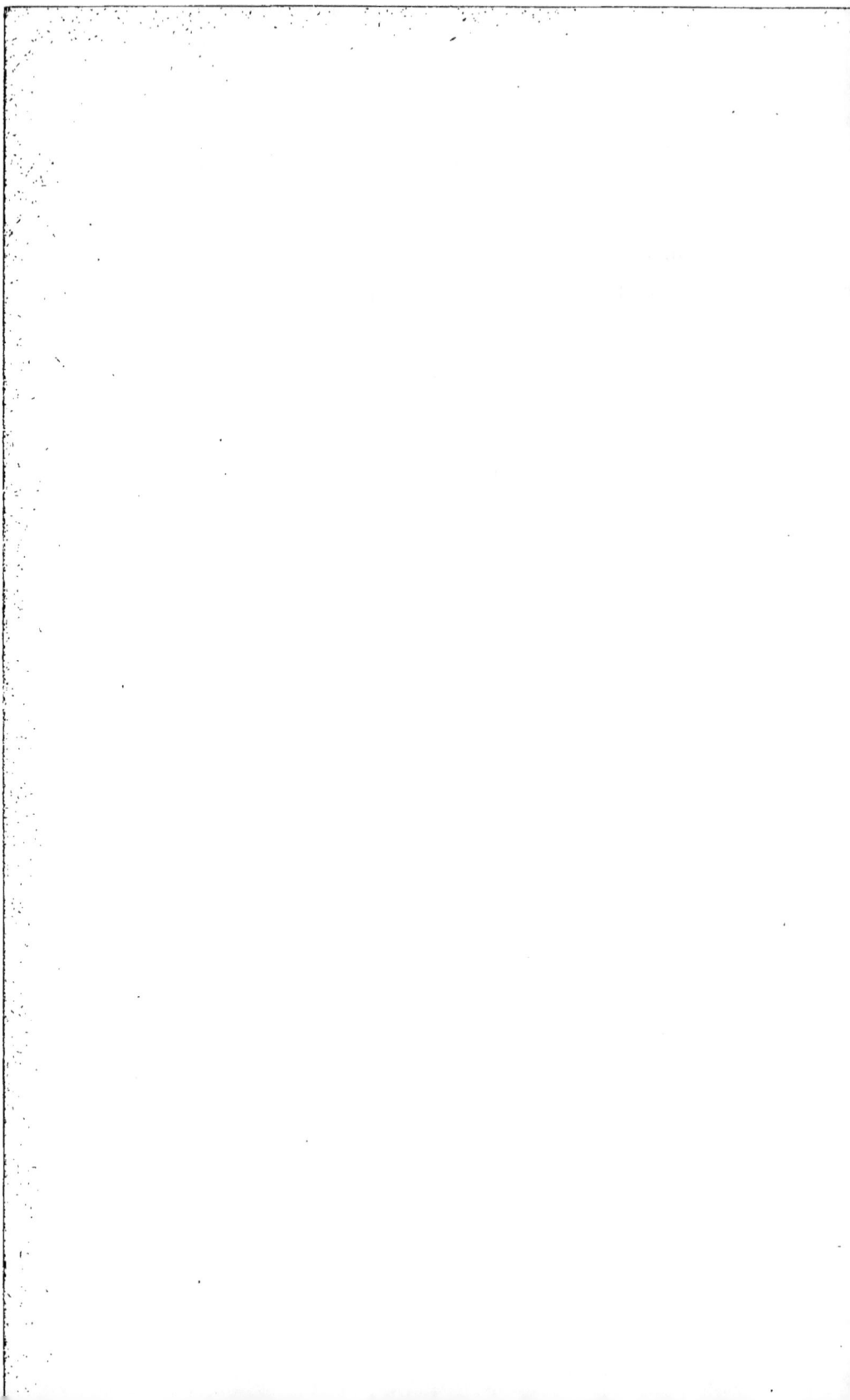

LES ALIMENTS

PREMIÈRE PARTIE

LES CÉRÉALES

Les traditions grecques placent l'origine des céréales dans la vallée d'Enna, en Sicile, l'ancienne Trinacrie, empire de Cérès, où cette divinité initia Triptolème à ses secrets.

Sous le nom de *céréales*, on désigne plus particulièrement le blé, l'orge, l'avoine et le seigle, mais nous classerons comme telles le maïs, les millets, le riz, le sarrasin et les sorghos. Nous y avons ajouté quelques denrées de moindre importance, utilisées dans quelques-unes de nos colonies (éleusine, larmes de Job, paspale, tef).

Tous ces produits, qui peuvent être réduits en farine et servent à l'alimentation de l'homme, appartiennent à la famille des graminées, à l'exception du sarrasin. Nous examinerons d'abord le blé, la seule céréale dont on peut extraire du gluten ; les autres suivront, d'après l'ordre alphabétique.

CHAPITRE PREMIER

PROCÉDÉS EMPLOYÉS POUR L'ANALYSE DES CÉRÉALES

On a opéré simultanément sur quatre échantillons à la fois, en recommençant pour les résultats douteux.

1. *Préparation des échantillons*. — La réduction des grains destinés aux analyses a été obtenue à l'aide d'un petit moulin concasseur à plateaux circulaires en fer, dont les surfaces verticales sont rayées et flutées. Le produit du premier passage a été repassé une ou deux fois, de manière à avoir une poudre homogène suffisamment fine.

2. *Dosage de l'eau*. — On pèse 5 gr. de la matière pulvérisée dans une capsule en platine préalablement tarée ; on porte à l'étuve, on chauffe progressivement jusqu'à 105° ; on laisse cette température pendant au moins sept heures, et l'on pèse avec les précautions ordinaires.

Les résultats sont ramenés par le calcul à 100 parties.

3. *Dosage des cendres ou matières salines*. — On porte au moufle la capsule qui a servi au dosage de l'eau et on procède à l'incinération de la matière. On s'arrête dès que les cendres ne présentent plus de traces noires de charbon. On pèse ; on retranche du poids trouvé le poids connu de la capsule et on ramène à 100 parties.

4. *Dosage des matières azotées* (1). — Dans un ballon

---

(1) Ce mode de dosage, proposé par Kjeldahl en 1883 et adopté par le Comité consultatif des stations agronomiques et des laboratoires

d'environ 250 cmc., on met 5 décigrammes du produit à analyser, 5 décigrammes de mercure (à l'aide d'un tube capillaire jaugé une fois pour toutes) et 20 cmc. d'acide sulfurique pur monohydraté. On porte lentement à l'ébullition, que l'on maintient pendant environ une heure en tenant le ballon incliné et jusqu'à ce que le liquide soit devenu d'une limpidité parfaite. Après refroidissement complet, on ajoute 100 cmc. d'eau distillée ; on agite pour bien dissoudre les cristaux qui se sont formés, et on transvase dans un ballon de distillation d'environ 1 litre, en lavant à différentes reprises avec 80 à 100 cmc. d'eau. On sature l'acide avec un excès de lessive de soude (65 à 70 cmc. de lessive à 36° Baumé), jusqu'à coloration rouge brique du papier de curcuma. On transforme le sel de mercure formé en sulfure par addition de quelques centimètres cubes (7 à 8) d'une solution saturée de sulfure de sodium. On laisse tomber quelques parcelles de zinc en grenailles, afin d'avoir une ébullition plus régulière, et on adapte le ballon à l'appareil distillateur de Schlœsing modifié par Aubin. Ces quatre dernières opérations doivent être menées rapidement pour éviter toute perte d'ammoniaque. On chauffe le ballon et on recueille les produits de la distillation (60 à 80 cmc.) dans un vase à précipiter contenant 20 cmc. d'acide sulfurique

---

agricoles à la suite d'un rapport de Schlœsing, Aimé Girard, Grandeau et Müntz (*Bulletin du ministère de l'Agriculture*, 1887), repose sur les données suivantes : transformation de l'azote albuminoïde en ammoniaque, l'acide sulfurique par décomposition, bouillant du sulfate d'ammoniaque formé par une lessive de soude qui met en liberté toute l'ammoniaque, que l'on recueille par distillation, dans de l'acide sulfurique titré.

L'appareil de Schlœsing, modifié par Aubin, comprend un ballon d'un litre relié par un bon bouchon de caoutchouc à un serpentin ascendant en étain aboutissant à un réfrigérant descendant, réuni lui-même à un tube à boule se terminant en une pointe effilée, qui, pendant la distillation, vient plonger dans la solution acide titrée.

On s'assure, par une opération à blanc, de la pureté des réactifs employés.

normal à 1/10 (1). On arrête l'ébullition au bout d'une demi-heure, après s'être assuré que les dernières gouttes du liquide distillé n'ont plus d'action sur le papier rouge de tournesol et on dose l'excès d'acide suivant les procédés ordinaires (à la touche) avec une solution de soude normale décime.

La quantité de solution alcaline employée fait connaître celle de l'ammoniaque qui s'était combinée avec l'acide sulfurique décime et par suite le poids de l'azote.

On multiplie par 6,25 pour avoir le poids correspondant des matières azotées, puis par 200 pour avoir le poids des mêmes matières dans 100 grammes du produit analysé (2).

5. **Dosage des matières grasses.** — On se sert de tubes en verre (de 0,25 cm. de long, et de 0,015 de diamètre), numérotés, étirés en pointe à la partie inférieure et placés sur un support au-dessus d'autant de petits cristallisoirs en verre numérotés et tarés. On introduit dans chaque tube un

---

(1) L'acide sulfurique normal à 1/10 ou acide sulfurique normal décime s'obtient en mêlant à 100 cmc. d'acide normal une quantité suffisante d'eau distillée pour 1,000 cmc. de liqueur. Chaque centimètre cube représente ainsi 0 gr. 0049 d'acide sulfurique correspondant à 0 gr. 0031 de soude, soit 1 cmc. de soude normale à 1/10.

La solution normale de soude caustique à 1/10 se prépare en dissolvant 3 gr. 10 de soude caustique pure dans quantité suffisante d'eau distillée pour un volume de 1.000 cmc. Un centimètre cube de cette solution correspond à 0 gr. 0017 d'ammoniaque et 0 gr. 0014 d'azote. On vérifie de temps à autre le titre de la solution à l'aide de l'acide sulfurique normal à 1/10, et dans le cas où il aurait varié, on en tient compte dans les calculs ultérieurs.

Au moment de faire usage de toutes ces solutions titrées, on ne doit jamais négliger d'agiter les flacons qui les renferment.

Bien que le procédé Kjeldahl ait subi depuis quelques années plusieurs modifications, nous avons toujours employé le procédé que nous venons de décrire afin d'avoir des résultats plus comparables.

(2) 6,25 est la quantité de matière azotée à 16 p. 100 d'azote qui correspond à 1 gr. d'azote $\left(\frac{100}{16} = 6.25 \right)$; avec ce coefficient, accepté par la plupart des chimistes, on admet donc que toutes les matières azotées contiennent exactement 16 p. 100 d'azote.

petit tampon en coton hydrophile (1), et par-dessus, après l'avoir convenablement tassé, 5 gr. de la matière à analyser. On remplit rapidement d'éther à 65° et l'on bouche de suite l'ouverture supérieure avec un bon bouchon de liège préalablement essayé (2). On laisse au repos pendant plusieurs heures, on enlève alors le bouchon pour permettre à l'éther de s'écouler en partie dans le cristallisoir placé au-dessous ; l'écoulement complet se fait ainsi par fraction en trois fois, à une distance de 2 à 3 heures. On ajoute finalement 8 à 10 cmc. d'éther qui suffisent généralement pour entraîner tout ce qui peut rester de matière grasse. Après évaporation de l'éther à l'air libre, on constate l'odeur de la matière grasse ; on porte la capsule à l'étuve pendant une heure afin de chasser les traces d'eau entraînées par l'éther et l'on pèse. Le poids est multiplié par 20.

6. *Dosage de la cellulose*. — La matière épuisée par l'éther est retirée du tube de façon à éviter tout apport de coton, et portée dans une capsule de porcelaine ; on y verse peu à peu, en agitant avec une baguette de verre, 150 cmc. d'une eau acidulée contenant 50 gr. d'acide chlorhydrique fumant pour 1.000 gr. d'eau. On chauffe à une ébullition très ménagée pendant environ vingt minutes et en agitant, jusqu'à ce que tout l'amidon soit transformé en sucre et ne se colore plus en bleu au contact de l'eau iodée. On jette, en une fois, la liqueur bouillante sur un filtre sans plis, préalablement humecté avec de l'eau chaude. La filtration achevée, le résidu suffisamment égoutté est détaché avec

---

(1) Il est bon de s'assurer par un essai préalable à l'éther que le coton ne contient pas de graisse. J'ai trouvé des cotons hydrophiles qui en contenaient 0 gr. 24 p. 100.

(2) Je me suis servi aussi très avantageusement de tubes de mêmes dimensions bouchés à l'émeri et terminés à leur partie inférieure par un petit tube ouvert de 2 à 3 cm. de long et de 1 mm. 5 de diamètre. Ces tubes ont été fabriqués sur mes indications par M. Leune, de Paris.

soin du filtre, remis dans la capsule et traité à l'ébullition très ménagée pendant quinze à vingt minutes par 100 cmc. d'une lessive renfermant 100 gr. de potasse caustique pour 1.000 gr. d'eau. On agite comme précédemment avec une baguette de verre pour s'opposer à toute carbonisation sur les bords ; on jette sur un filtre sans plis humecté au préalable avec de l'eau chaude et, dès que le liquide a passé, on rince la capsule avec un peu de lessive alcaline qu'on reporte chaude sur le filtre ; puis on continue les lavages à l'eau chaude, à l'aide d'une pissette, de façon à rassembler la cellulose au fond du filtre et jusqu'à ce qu'il n'y ait plus traces de saveur lixivielle, c'est-à-dire jusqu'à ce que les eaux du lavage ne rougissent plus le papier curcuma. On laisse égoutter, on reprend le lavage avec de l'alcool fort et finalement avec un peu d'éther. La cellulose est alors enlevée, étendue sur un verre de montre, desséchée et pesée.

On multiplie par 20.

7. **Dosage des matières sucrées.** — On épuise par l'eau une suffisante quantité de matière (2 à 10 gr.). On fait bouillir les eaux de lavage filtrées avec quelques gouttes d'acide chlorhydrique et, après défécation suivant les procédés ordinaires, on ramène à un volume déterminé, puis on dose le sucre avec la liqueur de Fehling.

On a ainsi toutes les matières sucrées. Pour avoir le saccharose seul, on opère de la même façon, mais sans avoir recours à l'acide chlorhydrique. La différence dans les résultats obtenus représente approximativement les matières sucrées non réductrices.

8. **Dosage des matières amylacées.** — Ces matières, généralement obtenues par différence, représentent non seulement l'amidon, mais aussi d'autres principes hydrocarbonés tels que les sucres, les dextrines, les gommes et la cellulose saccharifiable. Lorsqu'on veut des données plus

approximatives, on opère dans des tubes fermés à la lampe
en suivant les excellentes indications de Frésenius. Pour
chaque dosage on fait trois expériences simultanées dans
trois forts tubes en verre. Dans chacun d'eux on met 5 dgr.
de matières, puis 10 cc. d'eau et 1 cmc. 5 d'acide sulfurique
étendu (160 gr. d'acide monohydraté dans un litre d'eau).
On ferme les trois tubes à la lampe et on les chauffe dans
un bain formé par une dissolution saturée de sel, l'un pendant trois heures et les autres pendant six heures. Après le
refroidissement, on ouvre le premier tube, on étend d'eau
son contenu pour faire 100 cmc. et, après avoir neutralisé
l'acide libre avec un peu de lessive de soude, on procède à
l'essai avec la liqueur de Fehling. On répète la même opération avec un des tubes chauffés pendant six heures et si
l'essai diffère du premier (ce qui arrive rarement), on chauffe
de nouveau le dernier tube pendant trois heures et on dose
le glucose ; les résultats doivent concorder avec le deuxième
essai.

On calcule pour 100 parties, on retranche les matières
sucrées dosées directement et on établit la proportion d'a-
midon en se rappelant que 100 parties de glucose correspondent à 90 parties d'amidon.

Les résultats sont toujours trop élevés, une partie de la
cellulose se transformant en sucre en présence de l'acide. Il
en est de même si l'on dose directement les matières amylacées en utilisant les eaux de lavage acides provenant du
dosage de la cellulose.

9. *Dosage de l'acidité végétale.* — On pèse 5 gr.
de matière que l'on introduit dans un petit flacon à large
ouverture bouché à l'émeri et rincé à l'eau distillée. On
ajoute 25 cmc. d'alcool à 95°. On agite de temps à autre. On
laisse reposer pendant la nuit et le lendemain on prélève, à
l'aide d'une pipette, 10 cmc. du liquide surnageant, en ayant
soin de ne pas le troubler, car l'introduction de matière en

suspension nuirait à l'exactitude des résultats. On les met dans un verre à expérience; on y laisse tomber une goutte de teinture de curcuma et on dose l'acidité en versant goutte à goutte, à l'aide d'une burette graduée en dixièmes de centimètre cube, une solution alcoolique de soude normale à 1/20 jusqu'à persistance de la teinte brune du curcuma (1). Toutes les opérations se font autant que possible à la température de 15°.

On s'assure au préalable si l'alcool n'est pas acide et l'on tient compte, s'il y a lieu, de la correction avant d'évaluer en acide sulfurique monohydraté l'acidité contenue dans les 25 cmc. d'alcool ajoutés aux 5 gr. de matière et on multiplie par 20 le chiffre représentant cette acidité.

---

(1) La *teinture de curcuma* s'obtient en traitant 1 partie de racine de curcuma pulvérisée par 10 parties d'alcool à 60°; on laisse macérer pendant quelques jours, on décante en exprimant et on filtre.

La *solution alcoolique de soude normale* à 1/20 se prépare en dissolvant, à la température de 15 degrés, 1 gr. 55 de soude caustique pure (équivalent 31) dans 1,000 centimètres cubes d'alcool à 60 degrés. (On emploie, de préférence à l'eau distillée, l'alcool à 60°, qui exalte la sensibilité de la teinte brune du curcuma au contact de la soude.)

Chaque centimètre cube de liqueur contenant 0 gr 0015̃5 de soude, correspond à 0 gr,00245 d'acide sulfurique monohydraté (équivalent 49). On s'assure de temps à autre, à l'aide d'une solution d'acide sulfurique normal à 1/20, que le titre de la solution alcaline n'a pas varié. Ces deux solutions doivent se neutraliser à volumes égaux. Si la solution alcaline s'est modifiée, on tient compte, dans les calculs qui suivent, des différences trouvées.

La *solution d'acide sulfurique normal* à 1/20 s'obtient en ajoutant à 50 centimètres cubes de la solution d'acide sulfurique normal une suffisante quantité d'eau distillée pour avoir un volume de 1,000 centimètres cubes.

La *solution d'acide sulfurique normal* se prépare elle-même en prenant 55 à 60 grammes d'acide sulfurique monohydraté que l'on dilue dans un litre d'eau distillée. La solution étant refroidie à la température de 15 degrés, on détermine très exactement, par le chlorure de baryum et la balance, sa richesse en acide sulfurique ($SO_4 H_2$); on la ramène ensuite au titre normal en lui ajoutant un volume d'eau déterminé par une proportion.

1 centimètre cube de cette solution *normale* contient ainsi 0 gr. 049 d'acide sulfurique monohydraté correspondant à 0 gr. 031 de soude.

10. Poids des grains.— Le *poids moyen* des grains s'obtient en prenant au hasard 400 à 500 grains que l'on pèse.
On peut également peser 25 gr. de grains (plus ou moins
suivant leur grosseur), compter le nombre de grains et
ramener le poids à 1 grain, à 100 grains ou à 1000 grains.

Le *poids maximum* est fourni par cent des plus gros grains
et le *poids minimum* par cent des plus petits.

La détermination du poids des grains a une grande
importance lorsque l'on a des doutes sur l'origine d'une denrée (blé, avoine, etc.).

11. Taux des impuretés. — Le taux des impuretés indiqué pour certaines céréales (blé, avoine, orge...) a été
obtenu en pesant 250 gr. de la denrée et en écartant par le
triage à la main tous les grains étrangers, les débris de
végétaux, de terre, etc. On ramène à 100 parties.

12. Céréales récoltées avant leur maturité. — Pour
les céréales non mûres, qui contiennent beaucoup plus de
15 à 18 p. 100 d'eau, on effectue directement le dosage de
l'eau sur 25 gr. On dessèche, d'autre part, à l'étuve, à la température de 30° à 40°, une plus grande quantité de la denrée
(50 à 100 gr.), jusqu'à ce qu'elle ne retienne que 12 à 15
p. 100 d'eau, c'est-à-dire, jusqu'à ce qu'elle soit assez sèche
pour être pulvérisée.

On dose, comme il est dit plus haut, l'eau, les cendres,
l'azote, la graisse, etc., et l'on a ainsi tous les éléments pour
établir, par des calculs, l'analyse de la denrée, soit à l'état
naturel, soit à l'état sec.

CHAPITRE II

BLÉ

La culture du blé peut être qualifiée de préhistorique dans l'ancien monde ; de très vieux monuments de l'Egypte et les livres hébreux montrent cette culture déjà établie et, quand les Egyptiens ou les Grecs ont parlé de son origine, c'est en l'attribuant à des personnages fabuleux, Isis, Cérès et Trip-tolème. La faucille, toute pareille à celle dont se servent encore aujourd'hui nos moissonneurs, figure déjà sur les bas-reliefs égyptiens du temps des Pharaons. Pour les Chi-nois, qui cultivaient déjà le froment 2700 ans avant notre ère, c'était un don du Ciel.

Dans la cérémonie annuelle du semis de cinq grains ins-tituée alors par l'Empereur Chin-Nung, le blé est une des espèces, les autres étant le riz, le seigle, le sorgho et le mil-let à grappe.

« D'après les documents historiques et linguistiques, il est infiniment probable que la région de l'Euphrate (Mésopota-mie) a été le point principal de l'habitation du blé dans des temps préhistoriques très anciens. Peut-être cette habitation s'étendait-elle vers la Syrie, vu la ressemblance du climat, mais à l'Est et à l'Ouest de l'Asie occidentale, le blé n'a probablement jamais été que cultivé antérieurement à toute civilisation connue. Il n'y existait pas à l'état spontané.

« Toutes les variétés de blé semblent provenir d'une espèce unique. Le blé dur n'a jamais été trouvé à l'état sauvage ; la dérivation du blé ordinaire paraît avoir été obtenue en

Espagne et au nord de l'Afrique à une époque peut-être postérieure à l'ère chrétienne (1). »

E. Levasseur a estimé à 680 millions de quintaux la
production mondiale du froment en 1900, avec une augmentation de 100 millions depuis vingt ans.

Le *Bulletin des halles* a donné, pour 1904, une production
de 725 millions de quintaux, au taux de 75 kg. pour un hectolitre. L'Europe arrive en tête avec 394 millions (plus du
tiers pour la Russie), puis l'Amérique avec 202 millions,
l'Asie avec 115 millions et l'Afrique avec 14 millions.

§ I. — EXPÉRIENCES SUR LES BLÉS

I. — Développement du grain de blé (2)

Les recherches dont je vais exposer les résultats ont été
faites sur des produits retirés de quatre champs différents,
trois à proximité d'Amiens et le quatrième dans les environs
de Pont-de-Vaux (Ain). Les épis d'Amiens, suivant qu'ils
étaient cueillis le matin ou le soir, étaient examinés le jour
même ou le lendemain matin ; ceux de Pont-de-Vaux, apportés par la poste dans des boîtes bien closes, étaient analysés
vingt-quatre à trente heures après la récolte.

Pendant toute la durée des expériences, du 16 juin au
2 août 1887, il y a eu très peu de pluie. Dans la Somme,
0 m. 009 en six fois, dont, 0 m. 004 le 28 juillet (3) ; dans
l'Ain, quelques pluies d'orage, la plus forte le 26 juin.

Dès l'apparition du grain, j'ai noté les variations succes-
sives qu'il a éprouvées dans son poids et dans ses divers
principes.

---

(1) A. de Candolle, *l'Origine des plantes cultivées*. Paris, 1896.
(2) *Annales de chimie et de physique*, 6ᵉ série, t. XVI, et *Comptes-rendus de l'Académie des Sciences* du 16 juin 1888.
(3) En 1886, durant la même période, il est tombé à Amiens 0 m. 071
d'eau.

Les quatre champs d'expérience sont représentés par A, B, C, D.

A. *Blé de Bergues.* — Le 17 juin les épis commencent à s'ouvrir, le 23 le grain se forme, le 2 juillet le grain très mou est à peu près formé, le 13 il commence à jaunir; récolte le 1er août. 50 épis donnent une moyenne de 40 grains ; le plus gros en a 52, le plus petit 29. Bonne récolte.

B. *Blé Chérif.* — Le 17 juin l'épi est en fleurs, le 23 le grain apparaît à peine, il est incomplet le 4 juillet; récolte le 1er août. La moyenne est de 50 grains par épi; le plus gros en a 78, le plus petit 34. Rendement au-dessous de la moyenne; grains maigres.

C. *Blé de Picardie.* — Le 20 juin beaucoup d'épis fermés, quelques-uns en fleurs, le 28 grains en formation, le 8 juillet grains généralement formés, très mous; récolte le 2 août. Moyenne des grains pour 50 épis, 45 ; le plus gros 59, le plus petit 34. Grains maigres; faible rendement.

D. *Blé de Bresse.* — Le 19 juin, grains en formation. Le 23, grains formés. Récolte le 18 juillet. Moyenne des grains par épi, 35 ; le plus gros 49, le plus petit 28. Bonne récolte.

Poids des épis et des grains.

— Il est impossible de représenter le poids des épis par une moyenne rigoureuse, car les grains sont en nombre très variable. Le poids moyen des grains est également approximatif, leur grosseur, même à la maturité, étant loin d'être uniforme. La première colonne donne le poids moyen de l'épi d'après cinquante épis cueillis au hasard et coupés immédiatement au-dessus du nœud supérieur. Dans les autres colonnes, on a le poids des grains et le rapport de ces grains à l'épi entier : la moyenne a été prise seulement sur dix épis afin d'éviter des pertes d'eau, car la décortication des premiers grains est longue. D'ailleurs, pour permettre de mieux apprécier la valeur des résultats, on a inscrit à côté le poids moyen de ces dix épis avec la moyenne des grains par épi.

Dates des prises.	Poids moyen de l'épi d'après 50 épis.	Poids moyen de l'épi d'après 10 épis.	Poids moyen de 100 grains.	Moyenne des grains par épi.	100 gr. d'épis renferment Grains.	100 gr. d'épis renferment Autres parties.
	gr.	gr.	gr.		gr.	gr.
A. 23 juin matin.	1,37	1,44	1,38	44	42,4	57,6
2 juillet, soir.	1,80	1,84	2,99	40	65,4	34.6
13 juillet, mat.	3,03	3,38	6,06	44	79,7	20,3
23 juillet, mat.	2,56	2,52	6,10	34	82,6	17,4
1er août......	1,94	2,26	4,55	40	79,7	20,3
B. 23 juin, matin.	1,57	»	»	»	»	»
4 juillet, mat.	2,73	2,71	3,52	49	64 »	36 »
13 juillet, mat.	4,05	4,58	5,46	65	76,3	23,7
23 juillet, mat.	3.03	3,23	6,01	44	82,6	17,4
1er août......	1,93	1,90	3,67	42	79,9	21,1
C. 20 juin, matin.	1,47	»	»	»	»	»
28 juin, soir..	1,62	1,73	0,87	50	25,3	74,7
8 juillet, mat.	2,48	2.59	3,42	51	68,8	31,2
21 juillet, mat.	2,46	2.27	4,20	43	79,2	20,8
2 août.......	1,90	1,92	3,84	40	80,2	19,8
D. 19 juin......	1,01	0,97	1,30	34	44,9	55,1
23 juin......	1,45	1,64	2,60	38	59,8	40,2
3 juillet.....	2,31	2,56	5,18	38	76,4	23,6
13 juillet.....	2,58	2,58	6,60	32	81,7	18,3
18 juillet.....	1,95	1,95	4,98	32	80 »	20 »

Cet exposé montre que le poids de l'épi s'élève rapidement pour atteindre son maximum dans les trente jours qui suivent la floraison; il diminue ensuite progressivement pendant les quinze jours qui précèdent la récolte. Le grain suit la même évolution, mais il n'atteint son maximum de poids que quelques jours plus tard. Inversement, les autres parties de l'épi (rachis et balle) vont en diminuant jusqu'au moment où le grain atteint son maximum; elles sont alors aux grains, à peu près, dans le rapport de 1 à 4. Ce rapport varie peu jusqu'à la maturité complète.

Pendant que s'accomplissent ces transformations extérieures, voyons ce qui se passe à l'intérieur.

Eau. — La dessiccation a été faite à l'étuve de Coulier (1)

(1) Le laboratoire où j'opérais était dépourvu de gaz.

en chauffant progressivement et en maintenant une température de 100° à 105° pendant six heures.

On a opéré simultanément sur deux épis entiers et sur les grains et les enveloppes (1) séparés de deux autres épis.

Dates des prises.	100gr épis contiennent		100gr grains contiennent		100gr enveloppes contiennent	
	Eau. gr.	Matières sèches. gr.	Eau. gr.	Matières sèches. gr.	Eau. gr.	Matières sèches. gr.
A. 23 juin.....	62,4	37,6	73,4	26,6	53,7	46,3
2 juillet...	59,1	40,9	67,8	32,2	42,3	57,7
13 juillet...	46,4	53,6	46,5	53,5	40,6	59,4
23 juillet...	31,6	68,4	34,9	65,1	26,5	73,5
1er août...	10,8	89,2	11,3	88,7	9,1	90,5
B. 23 juin.....	62,6	37,4	»	»	»	»
4 juillet...	63,8	36,2	69,9	30,1	51,7	48,3
13 juillet...	53,4	46,6	55,8	44,2	47.8	52,2
23 juillet...	37,2	62,8	38,2	61,8	28,5	71,5
1er août...	11 »	89 »	11,8	88,2	9,5	90,5
C. 20 juin.....	65,2	34,8	»	»	»	»
28 juin.....	59,9	40,1	79,3	20,7	55,3	44.7
8 juillet...	51,8	48,2	52,9	47,1	43,7	56,3
21 juillet...	42 »	58 »	44,9	55,1	36,6	63,4
2 août.....	12,2	87,8	13,5	86,5	8,8	91,2
D. 23 juin.....	57,3	42,7	63 »	37 »	51,6	48,4
3 juillet...	48,5	51,5	50,2	49,8	42,9	57,1
13 juillet...	34 »	66 »	36,5	63,5	22,7	77,3
18 juillet...	12 »	88 »	12,9	87,1	8,8	91,2

I. Ces résultats étant acquis, si nous ramenons, par le calcul, le poids des grains et des épis donnés précédemment, de l'état vif à l'état sec, c'est-à-dire de l'état normal à l'état de siccité complète, nous voyons que l'épi et le grain, huit à dix jours avant l'époque habituelle de la moisson, ne gagnent plus de matières fixes. En effet, nous avons :

---

(1) Comprenant le rachis et la balle, c'est-à-dire toutes les parties de l'épi autres que le grain.

	Poids moyen de l'épi		Poids moyen de 100 grains	
	vif. gr.	sec. gr.	vif. gr.	sec. gr.
A. 23 juin............	1,37	0,51	1,38	0,37
2 juillet.........	1,80	0,73	2,99	0,96
13 juillet.........	3,03	1,62	6,06	3,26
23 juillet.........	2,58	1,75	6,10	3,97
1er août.........	1,94	1,73	4,55	4,03
B. 13 juin............	1,57	0,59	»	»
4 juillet.........	2,73	0,99	3,52	1,06
13 juillet.........	4,05	1,89	5,46	2,41
23 juillet.........	3,03	1,90	6,01	3,71
1er août.........	1,93	1,70	3,67	3,24
C. 20 juin............	1,47	0,51	»	»
28 juin............	1,62	0,65	0,87	0,18
8 juillet.........	2,48	1,20	3,42	1,61
21 juillet.........	2,46	1,43	4,20	2,31
2 août...........	1,90	1,67	3,84	3,32
D. 23 juin............	1,45	0,61	2,60	0,96
3 juillet.........	2,31	1,19	5,18	2,58
13 juillet............	2,58	1,70	6,60	4,19
18 juillet.........	1,95	1,71	4,98	4,33

II. L'épi et les grains avant la maturité perdent très facilement l'excès d'eau qu'ils renferment.

De jeunes grains et de jeunes épis, abandonnés pendant deux heures à l'air libre, perdent 8 p. 100; au bout de quelques jours, ils ne retiennent plus que 14 à 15 p. 100 d'eau.

Des épis cueillis huit jours avant la récolte perdent, en trois jours, 25 p. 100. Même perte pour les grains préalablement séparés de l'épi. Les épis et les grains contiennent alors 11 à 13 p. 100 d'eau, c'est-à-dire la même quantité qu'à la maturité complète. On sait, d'ailleurs, que les blés récoltés par un temps pluvieux ne retiennent pas plus d'eau que les blés récoltés par un temps sec.

La perte d'eau, dans le grain, s'effectue par toute sa surface. Des grains gorgés d'eau dont le hile a été bouché avec soin ont perdu, dans un temps donné, presque autant que les grains dont le hile est resté ouvert.

Voici quelques chiffres à ce sujet :

Sur des lames de verre enduites d'une mince couche de mastic ordinaire des vitriers, on a fixé des grains, de manière que le hile plongeât entièrement dans le mastic, puis on a placé ces préparations dans une terrine contenant de l'eau, à la température ordinaire. Après six heures, le poids des grains a augmenté de 9,1 p. 100 et après vingt-quatre heures, de 18,7 p. 100.

Les mêmes expériences, entreprises comparativement avec des grains fixés par la pointe opposée au hile, ont donné, après six heures, une augmentation de 16,3 p. 100, et, après vingt-quatre heures, 31,9 p. 100.

Les grains plongés directement dans l'eau ont donné 19,3 et 33,5 p. 100

Inversement, des grains ayant séjourné dans l'eau pendant vingt-quatre heures ont été partagés en trois lots et exposés en même temps à l'air libre, à l'abri du soleil.

Pour le premier, les grains ont été fixés dans le mastic, de façon à empêcher toute communication du hile avec l'air; pour le second, les grains ont été fixés de manière à ménager cette communication; pour le troisième, les grains n'ont subi aucune manipulation.

La perte, pour 100 parties, a été :

	Après 6 heures.	Après 24 heures.
1er lot......................	13,6	20,7
2e lot.........................	16,4	23,5
3e lot.........................	17,6	26,8

III. Le rachis est à la balle dans un rapport qui oscille entre $\frac{1}{2}$ et $\frac{1}{4}$.

IV. Lorsque le grain vient d'atteindre son maximum de poids, il y a moins d'eau dans le rachis que dans la balle. L'écart, qui est alors de 7 à 8 p. 100, a disparu à la maturité.

V. Les matières desséchées perdent, par la chaleur de l'étuve, leur coloration verte et prennent la teinte jaune des épis mûrs.

Conclusions.— 1. L'eau va en diminuant progressivement dans le grain de blé depuis son apparition jusqu'à sa maturité : elle descend de 80 à 12 p. 100 (1).

2. Dans les autres parties de l'épi, elle tombe de 56 à 9 p. 100.

3. Vers le trentième jour, après la floraison, il y a un moment où l'épi et le grain renferment la moitié de leur poids d'eau.

4. Dès que le grain a atteint son maximum de poids, c'est-à-dire vers le trente-cinquième jour après la floraison, il ne reçoit presque plus de matières assimilables de l'épi et perd de l'eau.

Cendres. — Les cendres ont été obtenues par l'incinération des produits ayant servi aux dosages de l'eau. Ces produits ont été préalablement broyés au mortier.

---

(1) Il y a loin de là aux faibles écarts signalés par Reiset [*Mém. sur la valeur des grains alimentaires (Annales de Chimie et de Physique*, 3ᵉ série, t. XXXIX)]. Dans ses expériences, le grain de blé ne renferme que 17,41 p. 100 d'eau, le 15 juillet ; 16,94 le 21 et 16,54 à la récolte. Nous avons vu plus haut avec quelle étonnante rapidité les grains se dessèchent à l'air libre : le dosage de l'eau a dû être fait, sans doute, plusieurs jours après la coupe de l'épi.

Pour 100 gr.

	d'épis		de grains		d'enveloppes	
	à l'état normal.	à l'état sec.	à l'état normal.	à l'état sec.	à l'état normal.	à l'état sec.
A. 23 juin...	1,71	4,54	0,00	0,00	0.00	0,00
2 juillet.	2,13	5,21	0,63	1,95	5,13	8,89
13 juillet.	1,90	3,91	1,09	2,03	4,91	8,26
1er août...	2,86	3,20	1,85	2,08	7,11	7,82
B. 23 juin...	1,23	3,28	»	»	»	»
4 juillet.	1,49	4,11	0,71	2,35	3,12	6,45
1er août..	2,55	2,86	1,39	1,57	5,81	6,41
C. 20 juin...	0,80	2,29	»	»	»	»
28 juin...	1,04	2.59	0,64	3,09	1,16	2,59
8 juillet.	1,77	3,67	1,31	2,78	2,58	4,58
21 juillet.	2,04	3,51	1,42	2,57	4,78	7,54
2 août...	2,67	3,04	1,93	2,23	5,48	6,00
D. 23 juin...	1,93	4,51	0,72	1,94	3,26	6,73
3 juillet.	2,46	4,77	1,04	2,08	6,88	12,04
13 juillet.	2,79	4,23	1,40	2,20	8,33	10,77
18 juillet.	»	»	1,72	1,98	9,37	10,27

I. En rapprochant ces résultats du poids moyen des grains et des épis exposé plus haut, on voit que longtemps avant la récolte tout apport de matières minérales cesse dans l'épi d'abord, puis dans le grain.

II. Pendant que l'épi est peu avancé, l'incinération est assez rapide, mais, par la suite, elle devient fort longue et les cendres sont moins blanches.

III. La proportion des cendres aux différentes époques a toujours été moins élevée dans le rachis que dans la balle. Il n'y a pas de relations bien établies. Ainsi on a trouvé pour 100 parties de matière à l'état sec :

	Balle.	Rachis.
A. 1er août...............	7,95	4,50
C. 8 juillet...............	5,29	1,81
1er août...............	6,38	2,77
D. 13 juillet...............	11,10	3,33

IV. Les cendres provenant du grain contiennent peu de silice et beaucoup de phosphates ; celles des autres parties de l'épi contiennent, au contraire, peu de phosphates et beaucoup de silice (45 à 50 p. 100). Il y a donc sélection pendant le passage de l'épi au grain.

Conclusions. — 1. Le poids des substances minérales fournies par le grain est en rapport constant avec le poids des matières fixes. Elles suivent le développement du grain. La proportion dans les différents blés est peu variable ; elle se rapproche de 2 p. 100.

2. Il n'en est plus de même dans les autres parties de l'épi. Les matières minérales vont en augmentant au début, puis elles diminuent sensiblement en passant des parties voisines du grain au grain lui-même. Elles sont en proportions bien différentes (3 à 12 p. 100), suivant le degré de maturité de l'épi, la variété du blé, la nature du sol, des engrais, etc. Leur composition aussi n'est plus la même : d'un côté, la silice domine et, de l'autre, l'acide phosphorique.

Matières grasses. — On a opéré pour les matières grasses comme on l'a fait pour l'eau, c'est-à-dire qu'au lieu de prendre, par exemple, 5 gr. d'enveloppes (rachis et balle), ou de grains retirés d'un nombre variable d'épis, on n'a pris que les grains et les enveloppes de trois épis. Les produits ont été séchés à l'étuve, à une température inférieure à 100°, puis désagrégés au mortier et épuisés par l'éther.

		d'épis	de grains		d'enveloppes	
		à l'état sec. gr.	à l'état normal. gr.	à l'état sec. gr.	à l'état normal. gr.	à l'état sec. gr.
A.	13 juillet.	2,06	1,19	2,22	0,85	1,43
	23 juillet.	1,56	1,01	1,56	1,19	1,61
	1er août..	1,86	1,83	2,06	0,32	0,35
B.	4 juillet.	1,17	0,27	0,89	0,72	1,49
	13 juillet.	2,58	1,29	2,69	0,86	1,64
	23 juillet.	1,71	1,00	1,61	1,49	2,08
	1er août..	1,59	1,75	1,98	0,43	9,47
C.	8 juillet.	1,67	0,69	1,46	0,99	1,75
	21 juillet.	1,96	1,03	1,86	1,46	2,30
	2 août...	1,42	1,44	1,66	0,46	0,50
D.	3 juillet.	»	1,25	2,51	0,78	1,36
	13 juillet.	2,21	1,05	1,65	1,11	1,43
	18 juillet.	1,61	1,31	1,50	0,65	0,71

Pour 100 gr.

I. Au début, les matières grasses sont teintes par la chlorophylle et ont une odeur herbacée : cette odeur et la teinte verte disparaissent peu à peu avec la maturité. Les matières grasses contenues dans le grain sont toujours plus aromatiques que celles des autres parties de l'épi, qui présentent une odeur vive et pénétrante.

II. Toutes ces matières tachent fortement le papier, et la tache est aussi persistante que celle que l'on obtient avec l'huile d'olive essayée comparativement.

III. Elles existent dans la tige en proportion moins élevée que dans l'épi, où elles vont se déverser.

IV. Dans l'épi coupé avant la maturité, les matières grasses vont en diminuant vers un minimum qui, pour les grains, se rapproche assez du poids trouvé dans les blés récoltés depuis longtemps. Il y a transformation. Dans les autres parties de l'épi, la diminution peut s'expliquer par le passage des matières grasses dans le grain après la coupe de l'épi. Ainsi, des épis coupés aux dates suivantes ont donné quelques jours plus tard, alors qu'après dessiccation à l'air ils ne contenaient plus que 10 à 15 p. 100 d'eau :

	Pour 100 gr. de grains anhydres		Pour 100 gr. d'enveloppes anhydres	
	De suite.	Plus tard.	De suite.	Plus tard.
	gr.	gr.	gr.	gr.
B. 13 juillet.	2,69	1,82	1,64	1,32
23 juillet.	1,61	1.54	2.08	1,13
1er août..	1,98	1,50	0,47	0,49
C. 8 juillet..	1,46	0,57	1,75	0,65
21 juillet.	1,86	1,43	»	»
2 août...	1,66	1,45	0,50	0,50
D. 3 juillet..	2,51	1,39	1.36	0,98
13 juillet.	1,65	1,52	1 13	0,75
18 juillet.	1,50	1,50	0,71	0,71

Conclusions. — 1. Les matières grasses sont en assez faible quantité dans l'épi.

2. Dans le grain, elles restent en rapport à peu près constant avec le poids des matières fixes, elles vont, au contraire, en disparaissant dans les autres parties de l'épi. Elles
passent toutes formées de celles-ci dans le grain où elles
éprouvent une transformation partielle. Dans le grain à
maturité, elles n'atteignent pas 2 p. 100.

Ligneux ou cellulose. — On a opéré sur les produits
provenant du dosage des matières grasses.

	Pour 100 gr. d'épis. à l'état sec.	Pour 100 gr. de grains		Pour 100 gr. d'enveloppes	
		à l'état normal.	à l'état sec.	à l'état normal.	à l'état sec.
	gr.	gr.	gr.	gr.	gr.
A. 17 juin....	30 »	»	»	»	»
2 juillet..	16,57	1,07	3,32	18,93	32,8
13 juillet..	9,14	1.32	2,46	20 »	33,6
23 juillet..	7,03	1,09	1.67	22,43	30,5
1er août ...	9,36	2,14	2,41	32,78	36,1
B. 13 juillet..	12,24	1,21	2,74	20.51	39,2
23 juillet..	8,22	2,29	2.70	24.73	34,9
1er août...	11,29	1,90	2,15	35,12	38,8
C. 20 juin....	2″ ◦	»	•	»	»
28 juin....	21,89	1,71	8,26	11,01	24,6
8 juillet...	14,81	2,50	5,30	16,94	30,1
21 juillet..	7,41	1,80	3,27	24 »	37,8
2 août.....	8,06	1,64	1,89	29,75	32,6
D. 23 juin....	26,70	4,20	11,35	22,79	47,0
3 juillet...	12,67	1,20	2,41	17,40	30,4
13 juillet..	9,35	1,42	2,23	27,44	30,1

Conclusions. — 1. Dans le grain, à ses débuts, le ligneux
est en plus forte proportion que dans le grain à maturité.
On sait, en effet, que presque tout le ligneux du grain se
trouve dans le périsperme qui se forme le premier et doit
emmagasiner le gluten et l'amidon. Il en résulte que les
grains maigres sont les plus riches en ligneux et que plus
il y a de gluten et d'amidon, plus la proportion de ligneux
baisse.

2. Dans les autres parties de l'épi, le poids du ligneux varie peu. Il apparaît comme un produit stable qui se formerait à l'origine.

Dans le grain à maturité, il atteint à peine 2 p. 100 ; dans les autres partie de l'épi (rachis et balle), il atteint en moyenne 30 p. 100.

Acidité. — L'acidité est représentée en acide sulfurique monohydraté (SO^4H^2). Les produits à l'état vif, prélevés comme il est dit pour l'eau, ont été mis dans de petits flacons à large ouverture, bouchés à l'émeri, désagrégés autant que possible, à l'aide de fines pincettes et laissés en contact pendant au moins vingt-quatre heures avec un volume déterminé d'alcool à 90°. L'acidité de la solution alcoolique a été prise avec une solution titrée de soude en se servant comme témoin du papier de curcuma récemment préparé.

	Pour 100 gr. d'épis	Pour 100 gr. de grains.		Pour 100 gr. d'enveloppes.	
	à l'état sec.	à l'état normal.	à l'état sec.	à l'état normal.	à l'état sec.
	gr.	gr.	gr.	gr.	gr.
A. 17 juin.....	0,218	»	»	»	»
2 juillet.....	0,099	0,034	0,105	0,054	0,093
13 juillet...	0,039	0,017	0.031	0,043	0,072
1er août.....	»	0,016	0,018	»	»
B. 17 juin.....	0,179	»	»	»	»
4 juillet.....	0,104	0.028	0,093	0,057	0,118
13 juillet...	0,061	0,022	0,049	0,049	0,093
1er août.....	»	0,015	0,016	»	»
C. 20 juin.....	0,181	»	»	»	»
28 juin.....	0,160	0.093	0,449	0,056	0,102
8 juillet.....	0,059	0,023	0.018	0,040	0,071
21 juillet...	0,063	0,024	0.013	0,081	0,127
2 août......	0,017	0,012	0,013	0,040	0,043
D. 23 juin...:.	0,167	0,061	0.164	0,101	0.208
3 juillet.....	0,065	0,032	0,064	0,067	0,117
13 juillet....	0,061	0.027	0,012	0,101	0,130
18 juillet....	»	0.012	0,013	»	»

1. Dans l'épi coupé avant la maturité, l'acidité va en diminuant dans le grain. Ainsi on a trouvé pour 100 gr. de grains (calculé à l'état sec) :

	De suite.	Plus tard.
	gr.	gr.
D. 23 juin	0,164	0,009
3 juillet	0,064	0,019
13 juillet	0,042	0.013
18 juillet	0,012	0,013

Dans les autres parties de l'épi, elle éprouve peu de changements; il y a donc un lien étroit entre l'acidité et le travail d'élaboration qui s'accomplit dans le grain.

II. Dans la tige en pleine période d'activité, l'acidité est plus élevée que dans l'épi. On a trouvé pour 100 gr. de produits (calculé à l'état sec) :

B. 4 juillet.	Tige	0,207
	Epi entier	0,104
	Rachis et balle	0,118
	Grains	0,093

III. Au début, les liqueurs alcooliques dans lesquelles on dose l'acidité sont fortement colorées en vert. Cette coloration disparaît rapidement au soleil, sans que l'acidité soit modifiée.

Conclusions. — L'acidité du suc nourricier apporté par la tige va en diminuant dès qu'il a passé de l'épi dans le grain. Elle tombe de 0 gr. 093 à 0 gr. 012 p. 100. La diminution se rattache à l'accroissement du gluten et de l'amidon.

Matières sucrées. — On a traité les grains entiers, à l'état normal, par l'eau à l'ébullition pendant quelques minutes, afin d'éviter la formation de l'empois. On les a broyés au mortier, on a ajouté de l'eau, de façon à avoir, après refroidissement, un volume déterminé; on agite fréquemment, et après quelques heures de contact on a dosé le sucre à l'aide de la liqueur cupropotassique.

On a fait de même pour les autres parties de l'épi et les épis entiers, en se plaçant d'ailleurs pour les prises d'essais dans les mêmes conditions que précédemment.

	Pour 100 gr,					
	d'épis		de grains		d'enveloppes	
	à l'état normal.	à l'état sec.	à l'état normal.	à l'état sec.	à l'état normal.	à l'état sec.
	gr.	gr.	gr.	gr.	gr.	gr.
A. 17 juin...	2,38	4,89	0,00	0,00	0,00	0,00
23 juin...	1,65	4.42	»	»	»	»
2 juillet...	1,40	3,42	2,8	8,69	1,80	3,11
13 juillet..	1,19	2,22	»	»	1.75	2,94
23 juillet..	1,09	1,59	»	»	»	»
1er août...	Traces.	Traces.	»	»	»	»
B. 17 juin...	1,80	4,58	»	»	»	»
23 juin...	1,26	3,36	»	»	»	»
13 juillet..	1,13	2,42	»	»	»	»
23 juillet..	0,94	1,49	»	»	»	»
1er août...	Traces.	Traces.	»	»	»	»
C. 16 juin...	3,37	15,04	»	»	»	»
20 juin...	3,10	8,90	»	»	»	»
28 juin...	2,18	5,43	2,09	10,09	2.09	4,67
8 juillet...	2,53	5 24	2,28	4,84	2,90	5,15
21 juillet..	2,41	2,43	0.67	1,21	1,50	2,36
2 août....	Traces.	Traces.	Traces.	Traces.	Traces.	Traces
D. 19 juin...	1,74	»	1,58	»	1,81	»
23 juin...	1,67	3,91	1,73	1,67	1,59	3,29
3 juillet...	0,96	1,85	0,89	1,79	1,23	2,15
13 juillet..	0,87	1,31	0,80	1,26	1,56	2,01
18 juillet..	Traces.	Traces.	Traces.	Traces.	Traces.	Traces

I. Des épis, à peine ouverts, où le grain n'existe pas encore, ont été traités par l'eau à l'ébullition. Le liquide filtré a été partagé en deux lots : dans l'un, on a dosé directement le sucre; dans l'autre, le dosage n'a été fait qu'après ébullition, avec quelques gouttes d'acide chlorhydrique. La quantité de sucre trouvée de part et d'autre est la même : il n'y a donc pas de sucre de canne dans l'épi.

II. En appliquant les mêmes opérations à des épis plus avancés où le grain a fait son apparition, le sucre trouvé après le traitement par l'acide chlorhydrique est en plus forte proportion. Mais alors il y a de l'amidon : cet amidon, facile à caractériser par la teinture d'iode et le microscope. vient du grain et non des autres parties de l'épi qui en sont dépourvues.

III. Si, au lieu de faire agir l'acide chlorhydrique sur des solutions filtrées, on traite directement l'épi par l'eau acidulée à l'ébullition, la proportion de sucre dans l'épi avec ou sans amidon, c'est-à-dire avant ou après l'apparition du grain, est beaucoup plus considérable. L'amidon seul n'est donc pas transformé en sucre réducteur; une partie du ligneux l'est aussi.

IV. L'eau dans laquelle on a fait bouillir des grains entiers, non mûrs, que l'on a écrasés ensuite pour éviter la formation de l'empois, examinée à plusieurs jours d'intervalle, contient la même quantité de sucre réducteur : les ferments naturels du blé n'agissent pas.

Dans les macérations à l'eau froide, conservées à une température de 20° à 25°, très favorable à l'action des ferments, la quantité de sucre, au contraire, va en augmentant progressivement et finit par disparaître. A un moment donné, il y a même plus de sucre dans cette solution que dans la liqueur qui a été soumise à l'ébullition. Il y a donc formation de sucre aux dépens de l'amidon et le ferment dans les jeunes grains est déjà aussi actif qu'il le sera plus tard dans le grain mûr (1).

_____

(1) On sait que les grains de blé germent avant d'avoir atteint la moitié de leur dimension normale et qu'ils peuvent produire des plantes aussi vigoureuses que les grains de semence (VAN TIEGHEM, *Botanique*, p. 897 Paris, p. 1884).

V. Des épis, cueillis avant maturité, ont été partagés en deux lots : dans l'un on a dosé immédiatement le sucre ; dans l'autre, le dosage n'a été fait que quelques jours plus tard, après dessiccation des épis au grand air. Les résultats ramenés par le calcul à 100 gr. de matière privée d'eau ont été les suivants :

	Grains		Rachis et balle.	
	de suite. gr.	plus tard. gr.	de suite. gr.	plus tard. gr.
A. 13 juillet.....	1,47	Traces.	2,94	3,20
B. 13 juillet.....	1,87	Traces.	2,49	2,30
C. 8 juillet.....	4,84	Traces.	5,15	7,70
D. 25 juin.......	4,67	Traces.	3,29	3,95
4 juillet.....	1,79	Traces.	2,15	1,83
13 juillet.....	1,26	Traces.	2,01	Traces.

Ainsi le sucre continue à se transformer dans l'épi que l'on vient de couper. Cette transformation s'opère dans le grain.

Dans les autres parties de l'épi (rachis et balle), le sucre varie moins. On pourrait remarquer qu'il augmente sensiblement au moment où l'épi est le plus riche en matière verte, ce qui permettrait peut-être de rattacher cette augmentation du sucre à la transformation que doit éprouver la matière verte en perdant sa couleur pendant la dessiccation. Pour la diminution qui survient plus tard, on peut admettre que le passage du sucre dans le grain a continué après la coupe de l'épi.

VI. Le sucre diminue dans la tige avec la maturité. Il s'y trouve toujours en moindre proportion que dans l'épi où il va s'emmagasiner.

	Calculé pour 100 gr.	
	tiges sèches. gr.	épis secs. gr.
A. 13 juillet..............	1,38	2,22
B. 4 juillet..............	2,21	5,11
23 juillet.............	0,80	1,49
C. 8 juillet..............	2,84	5,24
21 juillet.............	1,94	2,43

Conclusions. — C'est au début que les matières sucrées sont en plus forte proportion dans l'épi; elles peuvent alors atteindre 15 p. 100 du poids de l'épi à l'état sec. Elles passent en entier dans le grain où elles sont transformées. A la maturité, l'épi n'en contient plus.

Gluten et amidon. — 1. De jeunes grains, non formés, ont été triturés dans un mortier avec de l'acide acétique faible. La macération, exprimée et filtrée après quelques heures, a fourni du gluten lorsqu'on a saturé l'acide par le bicarbonate de soude.

2. En triturant entre les doigts les mêmes grains pendant un certain temps, le gluten apparaît sous forme de filaments très élastiques. Si l'on fait l'expérience sous le champ du microscope à l'aide de deux lamelles de verre, on aperçoit de petites masselotes de gluten qui se colorent en jaune sous l'influence de l'iode.

3. Un examen attentif montre qu'il n'y a pas de gluten dans l'enveloppe blanche qui entoure le grain avant sa formation; l'enveloppe verte, au contraire, qui est au-dessous, en est imprégnée dans sa face interne.

4. Les grains, même en formation, desséchés au soleil, puis désagrégés au mortier ou au moulin, donnent du gluten par lévigation à l'eau, suivant les procédés employés dans l'examin des farines. C'est ainsi que l'on a obtenu le gluten dans les lots qui suivent. Les lavages ont été prolongés de façon à se débarrasser du son autant que possible.

	Gluten humide calculé pour 100 gr. de grains à l'état sec.
A. 23 juillet.........	24,5 gluten mou.
1er août...........	36,6 gluten consistant.
B. 13 juillet.........	34,0 gluten très mou.
23 juillet	37,0 gluten consistant.
1er août..........	32,0 gluten consistant.
C. 21 juillet.........	36,0 gluten consistant.
2 août...........	39,0 gluten consistant.
D. 25 juin...........	29,0 gluten visqueux.
4 juillet..........	25,0 gluten mou.
13 juillet.........	29,0 gluten consistant.
18 juillet.........	29,0 gluten consistant.

5. L'amidon est localisé dans le grain et n'existe pas dans les autres parties de l'épi. Il fait son apparition en même temps que le gluten et va en se développant comme lui, suivant la croissance du grain. Les granulations une fois formées éprouvent des variations incessantes et tendent vers un maximum de diamètre voisin de 40 millièmes de millimètre. Voici quelques résultats obtenus avec la série D : les chiffres représentent des millièmes de millimètre.

21 *juin*. — Grain en formation entouré d'une enveloppe blanche ; intérieur très mou, laiteux..........................	le plus grand diamètre..	9
	le plus fréquent........	2 à 3
25 *juin*. — Grain formé ; enveloppe verte ; pâte molle à l'intérieur..........................	le plus grand diamètre..	40
	le plus fréquent........	14 à 20
4 *juillet*. — Enveloppe jaune verdâtre ; pâte compacte........	le plus grand diamètre..	40
	le plus fréquent........	20 à 2
13 *juillet*. — Aspect du grain mûr ; intérieur consistant, mais non corné....................	le plus grand diamètre..	43
	le plus fréquent........	23 à 29
18 *juillet*. — Grain après moisson....................	Mêmes résultats que le 13.	

Avec la série C, on a obtenu des résultats concordants.

Lorsqu'on reprend les mêmes mensurations sur les épis non mûrs, coupés depuis quelques jours, on a une preuve de plus à ajouter aux précédentes que la vitalité dans le grain persiste après la coupe de l'épi.

Conclusions. — Le gluten fait son apparition dans le grain en même temps que l'amidon. Ces deux principes s'élaborent au fur et à mesure de l'arrivée des matières sucrées et azotées. L'amidon se rattache directement à la disparition du sucre ; il vient du sucre. Le gluten vient de la matière azotée transformée.

Conclusions générales. — Dès que le grain commence

à se manifester dans l'épi on voit apparaître simultanément tous les principes que l'on retrouve à la maturité.

Le ligneux, comme il convient, puisqu'il constitue la trame des tissus qui doivent servir d'enveloppe au grain, apparaît en plus grande quantité et acquiert un développe_ ment plus rapide. Il semble étroitement lié à la matière chlorophyllienne, qui est abondante au début et disparaît dès que l'enveloppe est formée. Cette membrane, à la fois souple et résistante, se laisse traverser avec la plus grande facilité par l'eau intérieure, en retenant, à la façon d'un dialyseur, tous les produits en dissolution et en formation. L'évaporation aidant, elle agit aussi comme un puissant aspirateur et favorise l'appel des sucs nourriciers, qui se précipitent de l'épi dans le hile comme dans une véritable cheminée d'appel. Ces sucs sont formés de matières azotées, grasses et sucrées, en solution dans l'eau avec quelques substances minérales.

Il est incontestable que les matières sucrées se transforment en amidon et que cette transformation s'opère dans le grain, car il n'y a pas d'amidon dans les autres parties de l'épi. C'est à l'état de sucre réducteur que ces matières pénètrent dans le grain et, suivant les idées de Claude Bernard (1), je crois à la transformation directe de ce sucre en amidon; je ne partage pas l'opinion de plusieurs observateurs qui admettent un passage intermédiaire à l'état de sucre de canne (2).

---

(1) CLAUDE BERNARD, *Leçons sur les phénomènes de la vie*, t. I, p. 162. Paris, 1878.

(2) DEHÉRAIN, *Nutrition de la plante* (*Encyclopédie chimique* de Fremy) et article *Migration* du *Dictionnaire de Chimie* de Würtz. D'après Dehérain, le grain de blé contiendrait un peu de sucre de canne. Antérieurement, Millon a aussi retiré du son un sucre particulier donnant à la fois les caractères optiques et chimiques du sucre de canne, mais il fait remarquer qu'il n'a jamais pu le faire cristalliser. Ajoutons que le pharmacien-major Boutineau a trouvé dans les blés de Tunisie,

Les granulations d'amidon, une fois formées, se développent peu à peu et se tassent, en prenant plus de cohésion.

En même temps que s'élabore l'amidon, l'acidité va en diminuant et les matières albuminoïdes se changent en gluten d'abord très fluide, puis de plus en plus visqueux. Cet état nous explique pourquoi il y a peu de gluten au centre du grain : c'est qu'en effet, par le seul fait de l'évaporation de l'eau qui se produit à la surface, il se fraye un passage à travers les grains d'amidon et gagne les couches extérieures, où il se condense.

On peut expliquer de même la présence d'une plus forte proportion de matières salines dans les mêmes régions ; car nos expériences prouvent que ces matières ne suivent pas le développement du ligneux, mais marchent au contraire avec le gluten et l'amidon suivant la croissance du grain.

Les matières grasses arrivent toutes formées et sont retenues en partie par les membranes qui entourent l'embryon. Elles éprouvent aussi des modifications sur lesquelles il est plus difficile de se prononcer (amidon, huiles essentielles, matières colorantes?).

Ainsi, tandis que le grain se crée et passe de la vie active à la vie latente, nous voyons diminuer l'acidité des sucs nourriciers apportés par le hile et nous pouvons suivre la condensation des matières albuminoïdes solubles, en même temps que la transformation des matières sucrées en amidon.

C'est exactement le travail inverse qui s'accomplit pendant la germination, quand le grain se détruit et repasse de

---

du glucose et du saccharose à peu près dans la même proportion (*Des blés en Tunisie. In Revue du Service de l'Intendance*, avril 1901). Les récents travaux de Bourquelot (*Journal de pharmacie et de Chimie*, 1903) prouvent d'ailleurs que le sucre de canne existe dans la plupart des graines.

la vie latente à la vie active. On voit alors l'acidité s'accroître, le gluten redevenir fluide et l'amidon se résoudre en sucre.

Ces transformations sont dues aux ferments localisés dans l'embryon, et l'on sait que ces ferments sont déjà très actifs dans les plus jeunes grains. C'est aussi à eux que je rattacherai les modifications survenues pendant la synthèse du grain. En dehors des conditions vitales de chaleur, de lumière, d'air, d'humidité, etc., c'est donc aux tissus embryonnaires, dépositaires des ferments naturels du blé, et aux membranes extérieures du grain, agissant à la fois comme aspirateur et dialyseur, qu'on doit attribuer la formation du gluten et de l'amidon.

Mais voici qui intéresse plus directement l'Agriculture.

Mathieu de Dombasle croyait qu'après la fécondation du froment le poids de la plante, dans son ensemble, ne variait plus ; Boussingault (1) a montré, au contraire, qu'elle continuait à fixer les éléments du sol et de l'atmosphère et Isidore Pierre (2) a prouvé que ce n'était qu'un mois avant sa maturité, c'est-à-dire environ quinze jours après la floraison, qu'elle possédait en bloc la presque totalité des principes qu'on y devait retrouver au moment de la récolte. Nos expériences limitées à l'épi prouvent que, pendant les huit à dix jours qui précèdent l'époque ordinaire de la moisson, le grain ne vit que par l'épi et que le complément d'élaboration qu'il reçoit, et qui se manifeste surtout par une perte d'eau, s'opère aussi bien sur le blé coupé que sur le blé sur pied. Le grain présente absolument les mêmes qualités. On peut donc sans inconvénient moissonner huit à dix jours avant l'époque habituelle. Ce fait a son importance

---

(1) Boussingault, *Recherches sur le développement successif de la matière végétale dans la culture du froment* (*Annales de Chimie et de Physique*, 3e série, t. XVII).

(2) Pierre Isidore, *Chimie agricole*, 5e éd., t. II, p. 360. Paris, 1872.

pour les pays où l'on a coutume de faire suivre la récolte du froment d'une récolte secondaire de sarrasin. On connaît le tempérament délicat de cette plante que les premiers froids empêchent trop souvent d'arriver à maturité. Dans de telles conditions, une avance de huit à dix jours, c'est la récolte assurée.

En Bresse, où cette récolte secondaire est très avantageuse lorsqu'elle n'est pas compromise par la température, les agriculteurs ont déjà cherché à substituer aux semences du pays le sarrasin de Bretagne, qui est plus résistant, mais dont la qualité est inférieure. On ne saurait trop les engager à moissonner plus tôt.

Dosage rigoureux des éléments azotés. — Les conditions dans lesquelles ont été faites, à Amiens, les expériences précédentes ne m'ayant pas permis de donner un dosage rigoureux des éléments azotés, j'ai repris, en partie, en 1898, sur des blés semés à Pont-de-Vaux (Ain), et à Epinay-sur-Seine, de nouvelles recherches dont voici l'exposé sommaire :

Blés de Pont-de-Vaux cueillis le 28 juin 1898 et analysés le 29 au laboratoire du Comité de l'Intendance.

	Champ A.	Champ B.
Poids moyen de l'épi d'après 10 épis.......	1,65	1,80
Poids moyen de 100 grains................	3,20	4,41
Moyenne des grains par épi..............	34	31
100 grammes d'épis renferment....... { Grains..............	76,8	66,5
Enveloppes (rachis et balle).............	23,2	33,5

Analyses des grains

	A		B	
	à l'état normal.	à l'état sec.	à l'état normal.	à l'état sec.
Eau........................	58,50	0,00	66,50	0.00
Matières azotées..............	5,44	13,10	4,26	12,72
Cellulose...................	1,93	4,64	1,44	4,30
Cendres......·..............	1,11	2,68	1,14	3,40
Matières non dosées	33.02	79,58	26,66	79,58
	100,00	100,00	100,00	100,00

Analyses des enveloppes (rachis et balles).

	A		B	
	à l'état normal.	à l'état sec.	à l'état normal.	à l'état sec.
Eau..........................	37,50	0,00	41,70	0,00
Matières azotées..............	2,68	4,28	2,52	4,32
Cellulose.....................	19,06	30.50	18,84	32,32
Cendres......................	7.50	12,00	5,36	9,20
Matières non dosées..........	33,26	53,22	31,58	54,16
	100;00	100,00	100,00	100,00

Blés cueillis dans les mêmes champs le 15 juillet et analysés le 17.

	Champ A.	Champ B.
Poids moyen de l'épi d'après 10 épis......	1.44	2,68
Poids moyen de 100 grains.................	4,20	7,88
Moyenne des grains par épi................	32	29
100 grammes épis renferment..... { Grains...............	81,9	81,7
Enveloppes (rachis et balle)..............	18,1	18,3

Analyses des grains.

	A		B	
	à l'état normal.	à l'état sec.	à l'état normal.	à l'état sec.
Eau..........................	18.80	0,00	35,20	0,00
Matières azotées..............	8.91	10,97	6,63	10,23
Cellulose....................	1,11	1,37	0,81	1,25
Cendres......................	1,20	1.18	1,07	1,66
Matières non dosées..........	69,98	86,18	56,29	86,86
	100,00	100,00	100,00	100,00

Analyses des enveloppes (rachis et balles).

	A		B	
	à l'état normal.	à l'état sec.	à l'état normal.	à l'état sec.
Eau..........................	11,30	0.00	16,30	0,00
Matières azotées..............	4,85	5,17	3,69	4,41
Cellulose....................	27,07	30,52	22,27	26,60
Cendres......................	7,85	8,84	10,00	11,95
Matières non dosées..........	48.93	55,17	47,74	57,04
	100,00	100,00	100,00	100,00

Blé semé en novembre 1897, à Epinay-sur-Seine, cueilli les 10,
29 juin et 22 juillet 1898 et analysé aux mêmes dates.

BLÉ CUEILLI LE 10 JUIN.

20 pieds mesurant 1 m. de hauteur pèsent 171 gr., dont :
épis, 17,50; tiges avec les feuilles, 123,00; racines, 30,50. —
1. Analyse des épis; — 2. Id., tiges avec les feuilles; —
3. Racines; — 4. Composition calculée pour 20 pieds; —
5. Id., pour un pied moyen.

	1	2	3	4	5
Eau	72,50	74,30	77,40	127,69	6,385
Matières azotées	2,62	1,49	0,62	2,48	0,124
Cellulose	8,14	7,22	7,14	12,48	0,624
Cendres	1,01	1,41	2,26	2,59	0,129
Matières non dosées	15,73	15,58	12,58	25,76	1,288
	100,00	100,00	100,00	171,00	8,550

BLÉ CUEILLI LE 29 JUIN

20 pieds mesurant 1 m. 20 pèsent 173 gr., dont : grains,
16 gr.; rachis et balles, 17; tiges avec les feuilles, 116; racines, 24. — 1. Analyse des grains; — 2. Id., rachis et balle;
— 3. Tiges avec les feuilles; — 4. Racines.

	1	2	3	4
Eau	72,20	54,80	68,60	73,40
Matières azotées	3,15	2,35	1,25	1,13
Cellulose	1,05	14,37	9,20	9,78
Cendres	0,83	2,44	1,69	2,66
Matières non dosées	22,77	26,04	19,26	13,03
	100,00	100,00	100,00	100,00

Il y a par suite, dans 20 pieds de blé :

	Grains.	Rachis et balle.	Tiges et feuilles.	Racines.		
Eau	11,55	9,32	79,58	17,62	=	118,07
Matières azotées	0,50	0,40	1,45	0,27	=	2,62
Cellulose	0,17	2,44	10,67	2,34	=	15,62
Cendres	0,13	0,41	1,96	0,64	=	3,14
Matières non dosées	3,65	4,43	22,34	3,13	=	33,55
	16.00	17,00	116,00	24,00	=	173,00

Et dans un pied moyen :

Eau..............................	5 4	
Matières azotées..................	0,131	
Cellulose..........................	0,781	2,746 matières fixes.
Cendres...........................	0,157	
Matières non dosées...............	1,677	

8,650

BLÉ CUEILLI LE 22 JUILLET.

20 pieds de 1 m. 20 pèsent 82 grammes, dont :

Grains.........................	19,00
Rachis et balle..................	6,00
Tiges et feuilles.................	51,40
Racines........................	5,60

82,00

	ÉPIS.			
	Grains.		Rachis et balle.	
	à l'état normal.	à l'état sec.	à l'état normal.	à l'état sec.
Eau..................	39,10	0,00	13,40	0,00
Matières azotées.......	6,82	11,20	6,37	7,36
Cellulose..............	1,40	2,30	24,50	28,30
Cendres..............	1,03	1,70	11,25	13,00
Matières non dosées....	51,65	84,80	44,48	51,34
	100,00	100,00	100,00	100,00

	Tiges avec les feuilles.		Racines.	
	à l'état normal.	à l'état sec.	à l'état normal.	à l'état sec.
Eau..........	35,60	0,00	35,00	0,00
Matières azotées........	1,57	2,44	0,79	1,22
Cellulose.......... ...	22,54	35,00	23,40	36,00
Cendres..............	3,34	5,20	3,83	5,90
Matières non dosées....	36,95	57,36	36,98	56,88
	100,00	100,00	100,00	100,00

Il y a, par suite, dans 20 pieds de blé :

	Grains.	Rachis et balle.	Tiges et feuilles.	Racines.	
Eau................	7,43	0,80	18,30	1,96 =	28,49
Matières azotées....	1,30	0,38	0,81	0,04 =	2,53
Cellulose..........	0,26	1,47	11,58	1,31 =	14,62
Cendres...........	0,20	0,68	1,72	0,22 =	2,82
Matières non dosées.	9,81	2,67	18,99	2,07 =	33,54
	19,00	6,00	51,40	5,60 =	82,00

Et dans un pied moyen :

Eau................................	1,124
Matières azotées....................	0,127
Cellulose...........................	0,731 } 2,677 matières fixes.
Cendres............................	0,141
Matières non dosées................	1,677
	4,100

Répartition de l'eau, des matières azotées, de la cellulose et des cendres dans un pied de blé moyen, à différentes périodes de son développement.

		10 juin.	29 juin.	22 juill.
Eau................	Epis................	0,635	»	»
	Grains..............	»	0,578	0,372
	Rachis et balle......	»	0,466	0,040
	Tiges et feuilles.....	4,569	3,979	0,915
	Racines.............	1,181	0,881	0,098
Matières azotées.....	Epis................	0,023	»	»
	Grains..............	»	0,025	0,065
	Rachis et balle......	»	0,020	0,019
	Tiges et feuilles......	0,092	0,073	0,040
	Racines.............	0,009	0,013	0,002
Cellulose	Epis................	0,071	»	»
	Grains..............	»	0,009	0,013
	Rachis et balle......	»	0,122	0,074
	Tiges et feuilles......	0,444	0,533	0,579
	Racines.............	0,109	0,117	0,065
Cendres	Epis................	0,009	»	»
	Grains..............	»	0,007	0,010
	Rachis et balle......	»	0,020	0,034
	Tiges et feuilles.....	0,086	0,098	0,086
	Racines.............	0,034	0,032	0,011
Matières non dosées.	Epis................	0,137	»	»
	Grains..............	»	0,182	0,490
	Rachis et balle......	»	0,221	0,134
	Tiges et feuilles......	0,959	1,117	0,930
	Racines.............	0,192	0,157	0,103
		8,550	8,650	4,100

Observations et conclusions. — 1. Les analyses effectuées sur les blés de Pont-de-Vaux confirment ce que nous avons relaté en 1889, au sujet du poids des épis et des grains, de l'eau, de la cellulose et des matières minérales représentées par les cendres. Les matières azotées apparaissent dans le grain, dès sa formation, et elles sont en plus forte proportion dans les grains jeunes, non développés, où l'amidon ne s'est pas entièrement accumulé.

2. Les expériences sur les blés d'Epinay donnent lieu à de nombreuses remarques, et particulièrement aux suivantes :

Au moment de l'épiage, l'eau est à peu près également répartie dans les diverses fractions de la plante ; plus tard, elle va en diminuant progressivement d'abord dans le rachis et la balle, puis dans la tige et les feuilles, et finalement dans les racines et les grains.

3. Les matières azotées dominent dans les jeunes grains, alors qu'elles sont en proportions moitié moindres dans les autres parties de la plante. Elles commencent à diminuer dans les racines et la diminution, d'autant plus sensible que le grain se fortifie, s'étend progressivement des racines à la tige et aux feuilles et, de celles-ci, au rachis pour aller se concentrer dans le grain qui, dans toutes les phases de son évolution, reste toujours plus azoté que les autres parties de la plante.

4. La cellulose va en diminuant dans le grain, depuis sa formation, jusqu'à son entier développement ; elle reste à peu près stationnaire dans les autres parties de la plante, tout en se maintenant un peu plus élevée dans les racines.

5. Les matières minérales sont proportionnellement plus élevées dans le grain en formation que dans le grain complet. Au moment de la formation du grain, ce sont les racines qui en contiennent le plus, puis, finalement, le maximum se trouve dans la balle et les racines n'en présentent pas davantage que les tiges.

6. Dans la plante entière, le maximum d'eau s'observe au début, puis les matières fixes (matières azotées, minérales, cellulose, etc.) vont en augmentant et il arrive un moment où ces matières, tout en poursuivant leur migration à travers les diverses parties de la plante, restent stationnaires. Pendant ce temps l'eau diminue progressivement jusqu'aux derniers jours qui précèdent la moisson, et, à ce moment, le poids de la plante entière est à peine la moitié de ce qu'il était à l'époque de l'épiage.

II. — Influence des climats sur la maturation des blés(1).

De toutes les causes qui agissent sur la maturation des récoltes, il n'en est pas qui aient d'actions plus directes que la chaleur et la lumière. A ce point de vue, il m'a semblé intéressant de rapprocher des observations faites par Hervé-Mangon à Sainte-Marie-du-Mont, dans la Manche (2), quelques observations analogues entreprises à Orléansville, dans notre colonie algérienne.

Voici d'abord quelques détails sur la climatologie de ce centre agricole, particulièrement favorable à la culture des céréales.

Orléansville se trouve à peu près sous la même longitude que Rouen, par 36°15 de latitude nord, au centre de la vallée du Chéliff et à 136m. au-dessus du niveau de la mer. La présence des montagnes, souvent élevées (l'Ouaransenis a une altitude de 1991 m.) qui enserrent cette vallée de trois côtés, au nord, à l'est et au sud, explique les chaleurs excessives qui y règnent en été. L'hiver y est fort tempéré :

---

(1) *Comptes-rendus Acad. Sc.*, du 19 janvier 1880.
(2) *Comptes-rendus Acad. Sc.*, des 10 et 17 novembre 1879.

les pluies n'apparaissent que vers la fin d'octobre et en novembre et décembre.

Dans la classification des climats algériens proposée par Mac-Carthy, Orléansville se rattache au climat maritime.

La température moyenne de l'hiver (décembre, janvier, février) a été de 11°77 pour 1876-1877, de 9°71 pour 1877-1878 et de 11°96 pour 1878-1879.

La température moyenne de l'été (juin, juillet, août) a été de 30°50 en 1877, 29°70 en 1878 et 29°98 en 1879. C'est la température moyenne de l'été à Laghouat, qui est en plein climat saharien.

Les plus basses températures s'observent en janvier : — 1°5 en 1877, 0° en 1878 et + 2°0 en 1879.

Les plus hautes, du 15 juillet au 15 août : 46°4 en 1877, 47°8 en 1878 et 46°0 en 1879. Laghouat atteint à peine 45°.

La température moyenne annuelle a été de 20°06 en 1877, 19°70 en 1878 et 19°40 en 1879.

La pression barométrique moyenne est de 749 m.

Les données qui précèdent résultent du dépouillement des observations journalières prises à la station météorologique de l'hôpital militaire d'Orléansville, conformément aux instructions du Conseil de santé des armées insérées au *Formulaire pharmaceutique des hôpitaux militaires de 1870*. Celles qui suivent ont la même origine. La température moyenne de chaque jour a été obtenue en prenant la moyenne entre la température *maximum* et la température *minimum* de la journée ; la température moyenne mensuelle est la résultante des températures moyennes journalières.

Températures moyennes mensuelles d'Orléansville en 1877, 1878, 1879.

	1877	1878	1879
Janvier.................	11°00	7°80	11°70
Février.................	11.70	10.95	12.80
Mars....................	15.30	13.75	13.80
Avril...................	18.40	18.50	15.40
Mai.....................	22.50	22.10	18.30
Juin....................	26.90	26.80	27.60
Juillet.................	32.00	30.70	30.05
Août....................	32.60	31.70	32.30
Septembre...............	27.10	27.20	24.30
Octobre.................	17.60	22.00	20.90
Novembre................	15.20	13.50	16.50
Décembre................	10.40	11.40	9.20

Partant de là, et connaissant l'époque exacte, pour un champ donné, des semailles et des récoltes du blé, il nous est facile, ainsi que l'a fait Hervé-Mangon, de déterminer le nombre de degrés de chaleur qu'il faut au blé pour arriver à maturité.

Or, du blé semé à Orléansville le 2 novembre 1877 a été récolté le 11 mai 1878 et du blé ensemencé le 14 novembre 1878 était récolté le 15 mai 1879.

Le calcul établi montre que, pour atteindre son évolution complète, ce blé a dû emmagasiner 2498 degrés de chaleur en 1877-1878 et 2432 degrés en 1878-1879. Ce sont, très approximativement, les chiffres trouvés par Hervé-Mangon pour le blé cultivé en Normandie (2365° pour une moyenne de neuf ans); mais, pour arriver à cette somme de chaleur, le blé en Normandie met en moyenne *deux cent soixante-dix jours,* tandis que dans la plaine du Chéliff, il n'en met que *cent quatre-vingts.*

Ces expériences, faites sur des blés de variétés différentes et sous des climats si opposés, offrent un exemple des liens d'étroite affinité qui relient entre eux les individus d'un même genre; elles prouvent de plus que les dissemblances que l'on constate dans la végétation de régions diverses sont moins profondes qu'un examen superficiel pourrait le faire supposer et qu'elles obéissent en réalité à des lois que de nombreuses et exactes observations météorologiques permettront peut-être un jour de généraliser, au grand profit de l'agriculture.

III. — Hydratation des blés (1).

Pendant que j'étais attaché à l'hôpital militaire d'Orléansville, j'ai eu l'occasion de constater combien les blés de la plaine du Chéliff étaient peu hydratés. Il m'a paru intéressant de suivre ces blés dans nos magasins de France, et le Comité de l'Intendance a pensé qu'il pourrait y avoir quelque utilité pour l'Administration de la guerre à entreprendre cette étude au point de vue spécial de l'hydratation. Sur la proposition du Comité, une décision ministérielle prescrivait, le 18 juillet 1890, une série d'expériences sur les blés et les farines de la plaine du Chéliff. Ces expériences devaient être faites suivant un programme arrêté d'avance, à Orléansville, par Roncin, pharmacien-major de l'hôpital militaire, et, à Paris, par le laboratoire du Comité.

Les trois blés examinés, d'essence dure, ont été récoltés en 1890, l'un au nord de la plaine, l'autre au midi et le troisième au centre.

Les trois échantillons de farine, de même essence, ont été prélevés, l'un dans une boulangerie de la ville, et les deux autres, à la manutention militaire.

L'eau a été déterminée à sept reprises différentes.

A Orléansville, le 4 août, sur les produits récemment

---

(1) *Comptes-rendus Acad. Sc.*, du 27 avril 1891.

récoltés et à Paris, aux dates suivantes : le 20 août, sur les mêmes produits expédiés dans des sacs en toile ; le 15 octobre, sur les mêmes produits déposés, depuis le 20 août, dans un local très sec ; le 24 novembre, sur les mêmes produits placés, depuis le 15 octobre, dans un local ayant accès avec l'air extérieur ; les 6 et 31 décembre, sur les mêmes produits après un séjour dans une pièce humide depuis le 24 novembre ; enfin, le 13 février suivant sur les produits retirés de la pièce précédente le 31 décembre et remis dans un lieu sec modérément chauffé.

Le tableau suivant donne l'ensemble des résultats obtenus ;

	Blé du Nord	Blé du Midi	Blé du Centre	Farine du commerce	Farine militaire.	
4 août.......	9.03	8.83	9.83	10.20	10.60	10.70
20 août.......	11.26	11.00	11.60	12.34	11.48	11.68
15 octobre....	11.50	11.50	11.90	12.40	12.30	12.30
24 novembre..	15.04	14.58	14.28	14.10	14.08	14.18
6 décembre..	15.10	14.70	14.80	15.70	16.00	15.40
31 décembre..	15.40	16.40	15.90	16.60	16.70	17.50
13 février.....	12.60	12.50	12.40	13.20	13.80	13.00

Voici, d'autre part, une série d'expériences sur les mêmes blés en grains conservés sous une cloche reposant sur une terrine contenant de l'eau, de façon à se trouver dans une atmosphère saturée d'humidité, mais sans contact direct avec l'eau.

La mise sous cloche a commencé le 31 décembre 1890, dans un local dont la température maxima n'a pas dépassé 8° à 10° ; les expériences ont été arrêtées le 8 février 1891. A ce moment, le blé présentait quelques moisissures :

	Blé du Nord.	Blé du Midi.	Blé du Centre.
31 décembre..........	15.40	16.40	15.90
10 janvier............	16.05	16.91	16.92
18 janvier............	16.67	17.44	17.39
25 janvier............	17.10	17.80	17.98
1er février..........	17.40	18.07	18.17
8 février	17.60	18.37	18.57

Les farines dans les mêmes conditions renfermaient, après six jours, 18 p. 100 d'eau, et, après dix jours, 20 à 21 p. 100 : c'est un maximum qui n'a pas été dépassé.

Il résulte de tous ces dosages que les céréales d'un climat chaud et sec, contenant 8 à 9 p. 100 d'eau au moment de leur récolte, peuvent, par le fait de leur séjour en d'autres régions ou dans des locaux plus ou moins humides, comme les entrepôts qui avoisinent la plupart des ports, prendre facilement 14, 16 et même 18 p. 100 d'eau, c'est-à-dire une augmentation de 6 à 10 p. 100.

Il y a donc intérêt, pour l'administration de la Guerre qui dispose de moyens de transports spéciaux, à acheter en particulier les blés de la plaine du Chéliff immédiatement après la moisson. Ces blés, très lourds sous un petit volume, sont susceptibles d'une longue conservation ; ils sont très riches en gluten et leur mélange avec les blés de France relèverait la valeur alimentaire du pain de munition, qui reste sensiblement amoindrie depuis que l'on écarte de nos établissements militaires les blés étrangers, généralement beaucoup plus azotés que nos blés indigènes.

IV. — Préexistence du gluten dans le blé (1).

L'hypothèse d'après laquelle le gluten n'existerait point tout formé dans le blé, mais résulterait de l'action simultanée de l'eau et d'un ferment spécial, a été soutenue par Weyl et Bischoff (2).

Ces chimistes admettent que toute cause qui empêche la fermentation prévient la formation du gluten : c'est ainsi, disent-ils, que les farines chauffées pendant longtemps à la température de 60° ou traitées par une solution de sel marin

(1) *Comptes-rendus Acad. Sc.*, du 30 janvier 1893.
(2) *Bull. de la Soc. chim.*, 1880.

à 15 p. 100 ne donnent plus de gluten. Dans un mémoire sur les farines publié en 1883, j'ai montré qu'il était possible de retirer du gluten dans ces conditions et même en portant les farines à une température de 100° pendant huit heures.

Les recherches de W. Johannsen (1) l'ont également conduit à rejeter l'hypothèse de Weyl et Bischoff.

Toutefois, il ajoute :

Cependant l'hypothèse d'un ferment est devenue très vraisemblable par quelques expériences que Kjeldahl a eu l'occasion de faire au laboratoire de Carlsberg. Il existe, en effet, une analogie frappante entre l'influence de la température sur l'action des ferments étudiés auparavant par Kjeldahl (2) et sur la préparation du gluten. En opérant à 0°, on n'obtenait pas de gluten ; mais à des températures croissantes, on en obtenait une quantité de plus en plus grande jusqu'à un maximum de 40° ; au-dessus de cette température, la quantité de gluten diminuait de nouveau.

Nous donnerons comme exemple la série d'expériences qui suit : des portions de 40 gr. de farine sont chauffées à diverses températures ; on ajoute ensuite à chacune 30 gr. d'eau chauffée au degré correspondant et, après une demi-heure de repos à la même température, on lave sur un tamis en crin.

Le résultat est indiqué dans le tableau ci-dessous :

Température..	0°	5°	10°	15°	25°	40°	50°	60°	70°
Poids de gluten humide.....	0 gr.	6 gr.	10 gr.	11 gr.5	13 gr.	15 gr.5	11 gr.5	7 gr.	4 gr.

J'ai repris, en décembre 1890 et pendant les froids de 1892-93, les expériences de Kjeldahl. J'ai pu retirer du gluten de farines maintenues pendant plusieurs jours à — 8° en faisant les pâtons et en opérant la lévigation avec de

---

(1) W. JOHANNSEN, *Sur le gluten et sa présence dans le grain de blé* (*Résumé du compte-rendu des travaux du laboratoire de Carlsberg.* 2e vol., 1893.)

(2) *Meddeelser fra Carlsberg laboratorium ;* Résumé français, t. I, pp. 121-186.

l'eau à + 2°. J'en ai également retiré de pâtons faits avec de
l'eau à 75° et lavés à la main avec de l'eau à 52° (maintenue
à cette température dans un entonnoir métallique à robinet,
convenablement chauffé) ; un de mes aides, plus endurant,
a pu aussi en retirer avec de l'eau à 60°.

C'est ainsi qu'une même farine a donné :

gr.
27.0 p. 100 de gluten humide à + 2°
27.6   —   —   à + 15°
30.0   —   —   à + 60°

Dans ce dernier cas, le gluten est très mou ; il est, au
contraire, très ferme dans le premier cas.

Voici qui paraîtra encore plus décisif, étant donnée l'action connue de l'acide sulfureux sur les ferments.

Il s'agit de farines laissées dans un local soumis pendant
trente-six heures à l'action désinfectante de l'acide sulfureux obtenu par la combustion du soufre à raison de 60 gr.
par mètre cube. Il n'est pas possible de retirer du gluten de
ces farines par les moyens habituels ; mais, si l'on fait des
pâtons avec de l'eau salée, on peut l'isoler facilement.

On atteint le même but en mêlant à la farine sulfurée un
poids déterminé de gluten humide, bien lavé, provenant
d'une farine ordinaire et en ajoutant assez d'eau pour faire
un pâton convenable : la lévigation donne, en plus du gluten ajouté, tout le gluten de la farine sulfurée.

Le gluten préexiste donc dans le blé (1).

---

(1) Depuis la publication de cette note, le pharmacien-major Manget
(*Contribution à l'étude de la chimie industrielle des farines*, in
Revue du service de l'Intendance, 1901) a retiré du gluten de farines,
qui avaient été dégraissées à l'aide du chloroforme dont on connaît
l'action microbicide, puis étuvées à 105° pendant trois quarts d'heure.

V. — Décortication des blés (1).

Les premiers essais de décortication des blés sont anciens. Dans une suite de recherches présentées en 1854 à l'Académie des sciences, Millon exposait les avantages que l'on peut retirer du nettoyage du blé par voie humide ; il indiquait les meilleures conditions dans lesquelles on doit se placer pour pratiquer le lavage et l'essorage et faisait connaître les appareils qu'il a imaginés à cet effet.

Le lavage des blés est entré depuis dans les habitudes de la meunerie et les laveuses perfectionnées employées aujourd'hui au nettoyage des blés reposent encore sur les données scientifiques établies par Millon.

L'ingénieux chimiste, avec l'ampleur de vue qui lui était coutumière, a fait entrevoir aussi l'importance de la décortication et les conséquences économiques qui doivent en résulter (2). Toutefois il n'obtenait qu'une décortication partielle en portant le grain lavé aux meules avant qu'il ait repris toute sa siccité : l'enveloppe extérieure du blé se détachait alors en feuillets « d'une légèreté incroyable et d'une composition chimique tout à fait différente de celle qui appartient aux sons ordinaires » avec lesquels, d'ailleurs, elle restait mélangée.

La substitution des cylindres aux meules a favorisé plus tard la décortication en facilitant, dans les blés après mouillage, la séparation de l'enveloppe extérieure ; mais ces enveloppes n'étaient toujours pas rejetées de la farine et du son, et, en définitive, le problème de la décortication n'avançait guère. Depuis peu, il viendrait d'entrer en Allemagne dans une voie nouvelle.

La décortication se pratiquerait en grand en faisant pas-

---

(1) *Comptes-rendus Acad. Sc.*, du 18 mars 1895.
(2) Voir : *les Travaux de Millon sur les blés*. Paris, 1905.

ser successivement dans une laveuse, un décortiqueur et
un aspirateur, les grains préalablement bien criblés; ceux-
ci sortiraient des appareils entièrement secs et débarrassés
du péricarpe, avec une perte d'environ 4 p. 100. D'après
Steinmetz, de Leipzig-Gohlis, le promoteur de ce nouveau
système de décortication, le blé ainsi traité peut être entiè-
ment transformé en farine panifiable.

J'ai eu entre les mains, ayant passé par les appareils de
Steinmetz, les résidus du décortiquage, le blé décortiqué et
la farine entière obtenue avec ce même blé.

Les produits du décortiquage sont constitués par des
lamelles souples très minces, souvent assez étendues, ayant
la couleur du blé et absolument dépouillées d'amidon.

Le blé présente une teinte plus pâle que celle du blé
ordinaire; le péricarpe comprenant l'épicarpe, le mésocarpe
et l'endocarpe, est absent, sauf dans le sillon du grain, qui
est resté à peu près intact avec une partie des poussières
qu'on y trouve habituellement. C'est plutôt un blé mondé
qu'un blé décortiqué. Les bords du péricarpe laissé dans le
sillon vont en s'amincissant de l'intérieur à l'extérieur,
comme s'ils avaient été usés par suite d'un léger frottement
des grains mouillés les uns contre les autres.

La farine est fortement piquée et présente les caractères
des farines blutées à 90, mais le microscope n'y décèle plus,
comme dans celle-ci, la présence des poils du blé. Elle a,
comme on le voit par les analyses suivantes, la même composition que le blé d'origine décortiqué.

	Produits du décorticage p. 100.	Blé décortiqué p. 100.	Farine entière p. 100.
Eau..................	9,80	14,00	13,40
Matières azotées.....	3,69	10,12	10,13
— grasses....	0,40	1,65	1,70
Cellulose............	21,20	0,84	0,82
Cendres.............	1,90	1,30	1,10

Les produits du décorticage laissent des cendres siliceuses et infusibles tandis que celles du blé et de la farine sont riches en phosphates fusibles ; la matière grasse extraite par l'éther est comme résineuse et sans odeur, celle du blé et des farines étant au contraire huileuse et aromatique ; le poids de la cellulose provenant du traitement par l'acide chlorhydrique et la potasse dilués est exactement celui que Poggiale a trouvé dans les sons ayant traversé successivement les organes digestifs de deux chiens et d'une poule (1). C'est d'autre part approximativement la composition que Aimé Girard assigne au péricarpe du blé qu'il évalue à 4,45 p. 100 du poids du grain et qu'il a reconnu absolument impropre à l'alimentation (2). Si l'on s'en tient à ces données, les procédés de décortication de Steinmetz auraient donc pour effet de débarrasser les blés et les farines de 3 à 4 p. 100 de produits inertes qui viennent entraver la digestion et grossir démesurément les matières excrémentitielles des personnes qui ne se nourrissent que de pains faits avec des farines peu blutées ou avec des farines de tout grain, comme le pain dit *de Graham*, vanté encore par plusieurs médecins.

Il convient d'observer que le blé que j'ai examiné est un blé rond, présentant un sillon relativement mince et peu accusé, par conséquent plus favorable à la décortication que des grains longs à sillon épais et profond ; il ne faudrait pas cependant attacher trop d'importance à cette remarque, car,

---

(1) *Comptes-rendus Acad. Sc.*, t. XXXVII, p. 273.

(2) AIMÉ GIRARD. *Mémoire sur la composition chimique et la valeur alimentaire des diverses parties du grain de froment* (*Comptes-rendus Acad. Sc.*, t. IC, p. 17). Aimé Girard a trouvé dans le péricarpe du blé une plus forte proportion de matières azotées (7,81 p. 100). Mes résultats se rapprochent de ceux de Poggiale, qui n'a obtenu que 3,38 p. 100. J'ai trouvé d'autre part la même quantité de matières azotées dans des sons de cylindres très ténus qui s'étaient produits dans des conditions spéciales et m'avaient été remis autrefois par M. Cornaille, de Cambrai.

d'après Millon, le son fourni par ce repli diffère du son de · la superficie : il est plus blanc, plus souple et nuit moins à la farine.

J'ai constaté aussi que l'acidité du blé n'atteint que 0 gr. 038 p. 100, alors que celle de la farine s'élève à 0 gr. 093 p. 100. Si l'acidité du blé mondé ne s'écarte pas trop de l'acidité des blés ordinaires, ce qui prouve que les téguments situés au-dessous du péricarpe n'ont pas été atteints, on voit qu'il n'en est plus de même pour la farine : les altérations ont commencé dès que ces téguments (testa, endoplèvre et tégument séminal), riches en matières fermentifères, ont été lacérés et mis à nu par la mouture. C'est un genre de farines absolument impropres à la conservation et qui gagnent à être consommées de suite : le pain bis qu'elles fournissent est ainsi plus odorant, plus savoureux et moins noir.

VI. — Conservation des blés (1).

Dans son ouvrage sur la conservation des grains, Duhamel du Monceau cite une expérience faite sur 94 pieds cubes de froment (environ 3 m.³ 200) de la récolte de 1743 qui a été conservée par lui pendant plus de six ans, avec la seule précaution de l'éventer de temps à autre.

« Nous fîmes moudre de ce grain, écrit-il, pour en faire du pain et de la pâtisserie qui se trouvèrent très bons ; mais, pour être plus certain de la qualité de ce grain, nous le fîmes vendre au marché, ayant eu la précaution de recommander à celui qui était chargé de cette vente de ne le vendre que par petites parties aux boulangers de la ville

---

(1) *Comptes-rendus Acad. Sc.* du 24 juin 1895.

sans leur dire de quelle façon ce froment avait été conservé pour éviter l'effet des préjugés. Ce grain fut vendu le plus cher du marché. Les boulangers qui en avaient acheté la première fois continuèrent à s'en fournir et, quand cette petite provision fut finie, ils avouèrent que ce froment produisait une très belle fleur, qu'il buvait beaucoup d'eau lorsqu'on le pétrissait et qu'il fournissait plus de pain que les autres grains du marché (1). »

Parmentier rapporte, d'autre part, qu'en 1774 on fit goûter au roi et à la famille royale du pain fabriqué avec du blé de 221 ans qui se trouvait dans la citadelle de Metz depuis 1523 (2).

Ces exemples, que l'on pourrait multiplier, montrent que le blé se conserve longtemps avec toutes ses qualités. Il ne paraît pas éprouver de modifications sensibles dans sa composition chimique; c'est du moins ce qui résulte d'expériences suivies sur des blés conservés pendant une dizaine d'années. Leur acidité en particulier, comme on le voit par les exemples suivants, a peu changé :

	Acidité p. 100	
	Année de la récolte	Après dix ans
Blé d'Araucanie, 1893,........	0,032	0,030
Blé d'Armentière, 1890.......	0,016	0,035
Blé d'Australie..............	non dosée	0,025
Blé dur d'Auvergne, 1889.....	0,028	0,020
Blé tendre d'Auvergne, 1890...	0,047	0,036
Blé de Bergues, 1887........	0,046	0,040
Blé de Bombay.............	indét.	0,025
Blé de Bordeaux............	»	0,039
Blé de Bourgas.............	»	0,026
Blé de Bresse, 1893..........	0,033	0,029

(1) *Traité de la conservation des grains et en particulier du froment,* par Duhamel du Monceau, inspecteur de la marine dans tous les ports et havres de France, pp. 55-60. Paris, 1753.

(2) Voir : *la Chimie alimentaire dans l'œuvre de Parmentier,* p. 207. Paris, J.-B. Baillière et fils, 1902.

Acidité p. 100

	Année de la récolte.	Après dix ans.
Blé de Bresse, 1894...........	0,033	0,003
Blé de Castelnaudary, 1893...	0,035	0,030
Blé de Château-Thierry, 1894.	0,021	0,029
Blé du Cher, 1894...........	0,021	0,025
Blé du Crépy, 1890...........	0,027	0,029
Blé de La Plata, 1894........	0,038	0,020
Blé de la Nièvre, 1894........	0,021	0,029
Blé tendre de l'Oise, 1890.....	0,054	0,039
Blé de l'Orégon, 1894.........	0,033	0,026
Blé de Rosario, 1890.........	0,049	0,030
Blé de l'Uruguay, 1894........	0,033	0,030

La faible acidité que l'on trouve dans les vieux blés (1) présente un saisissant contraste avec l'acidité que l'on observe dans les anciennes farines. Dans les farines de mouture récente, l'acidité, en effet, prend de suite une marche ascendante et la composition chimique se modifie plus ou moins rapidement suivant le taux du blutage : une bonne conservation, dans les conditions ordinaires, reste limitée à quelques mois. Rien de semblable pour les blés bien récoltés.

L'industrie offrant aujourd'hui, à des prix relativement peu élevés, des moulins métalliques très portatifs, peu encombrants, faciles à diriger et pouvant être actionnés à bras d'hommes ou par des chevaux, il semble qu'en utilisant ces moulins dans les places de guerre, les camps retranchés et même dans les postes avancés de nos colonies (2), on pourrait augmenter considérablement les approvisionne-

(1) Dans les blés mal conservés, on trouve des acidités bien supérieures à celles que nous indiquons. C'est ainsi que le pharmacien-major Sarthou a relevé de 0,069 à 0,123 dans des blés conservés en silos par les Arabes (V. *Revue Intendance*, juillet 1904).

(2) On voit de ces moulins, aux expositions de meunerie, qui occupent une surface d'un mètre carré, ne pèsent que 150 kilogrammes et produisent à l'heure 50 kilogrammes de farine panifiable.

ments de blés destinés aux armées de terre et de mer et diminuer d'autant les réserves en farines, ce qui permettrait d'en effectuer le renouvellement dans de meilleures conditions.

§ II. — ALTÉRATIONS DES BLÉS

I. — Blés germés (1).

J'ai eu l'occasion d'examiner, à Cambrai, des blés du pays récoltés en 1882 après une période de pluies exceptionnelles.

J'ai cherché les modifications qu'avaient pu éprouver ces blés au point de vue de l'eau, de l'acidité, de la cellulose, des substances azotées et des matières grasses et sucrées.

Au fur et à mesure des besoins, le blé a été réduit en farine grossière à l'aide d'un petit moulin à café et la farine utilisée de suite.

L'eau, la graisse, le sucre, la cellulose et l'acidité ont été dosés suivant nos procédés habituels.

A défaut d'appareils spéciaux pour le dosage de l'azote, j'ai cherché à comparer entre elles les matières azotées en modifiant le mode d'essai proposé autrefois par Robine pour apprécier les farines (2).

---

(1) *Comptes-rendus Acad. Sc.* du 12 février 1883.

(2) L'*appréciateur des farines*, imaginé par Robine (*Essai sur les falsifications qu'on fait subir aux farines, aux grains et sur les moyens de les reconnaître*, par Parisot et Robine. Paris, 1840) est un aréomètre dont la tige est partagée en divisions allant de 78 à 120 degrés. L'acide acétique employé doit être assez étendu d'eau distillée pour que l'appareil s'y enfonce jusqu'au degré 93, à 15°.

On délaie la farine dans autant de fois 31 cc. 25 d'acide acétique, qu'il y a de fois 4 grammes dans la quantité de farine employée pour l'essai. Si l'on opère, par exemple, avec 24 gr. de farine, on prend 6 fois 31 cc. 25, soit 187 cc. 50 d'acide acétique ; on fait le mélange au mortier en ajoutant l'acide peu à peu et, après dix minutes de trituration, on verse le tout dans une éprouvette. On laisse au repos pendant une heure pour permettre à l'amidon et au son de se déposer; on décante la liqueur surnageante, qui est laiteuse, dans une éprouvette suscep-

J'ai introduit, dans un flacon bouché à l'émeri, 20 gr. de farine et 130 cmc. d'acide acétique de faible densité. Le mélange maintenu à la même température (14° à 15°) a été agité souvent, et après vingt-quatre heures, on a pris, à l'aide d'un densimètre très sensible, la densité du liquide décanté et filtré.

L'acide dilué, en dissolvant le gluten et les autres matières azotées solubles, acquiert, dans ces conditions, une densité proportionnelle à la quantité des matières dissoutes.

Bien qu'approximatif (l'acide acétique dissolvant la dextrine et les sucres), ce mode d'essai donne néanmoins des résultats comparables.

Dans quelques cas, j'ai déterminé le poids des matières solubles dans l'eau froide et, approximativement, la proportion d'albumines qui s'y trouvaient.

Les résultats ont été ramenés à 100 parties de blé.

Première série d'expériences. — *Blé du Nord de qualité moyenne prélevé sur le marché de Cambrai le 30 septembre 1882.*

On a fait cinq lots semblables : l'un a été conservé intact et les autres humectés trois fois par jour avec un peu d'eau et remués chaque fois. Tous ont été placés dans la même pièce, suffisamment aérée et éclairée et à la température constante de 14° à 15°.

1er LOT.— Blé naturel, examiné le 1er octobre 1882.

2e LOT. — Blé du 1er lot humecté d'eau les 2 et 3 octobre et examiné le 7, après dessiccation à l'air libre.

3e LOT. — Blé du 1er lot humecté d'eau du 2 au 6 octobre et

tible de recevoir l'appréciateur. Le degré auquel s'enfonce l'instrument (la température du liquide doit être de 15°) indique la quantité de pains de 2 kg. que doivent donner 159 kg. de farine.

L'appréciateur Robine donne des résultats incertains, il n'a jamais été utilisé par les boulangers.

examiné le 10, après dessiccation à l'air libre. Le blé, à ce moment, présente des traces de germination.

4ᵉ LOT. — Blé du 1ᵉʳ lot humecté d'eau du 2 au 9 octobre et examiné le 13, après dessiccation à l'air libre. La germination est manifeste.

5ᵉ LOT. — Blé du 1ᵉʳ lot humecté d'eau du 2 au 12 octobre et examiné le 16, après dessiccation à l'air libre. La germination est très apparente.

	1er lot.	2e lot.	3e lot.	4e lot.	5e lot.
Eau....................	15,51	»	»	»	15,76
Gluten humide...........	22,50	22,50	21,50	21,00	17,50
Matières sucrées...........	»	1,56	2,13	»	»
Matières solubles dans l'eau.	»	6,24	7,80	»	»
Cellulose.................	2,43	»	»	»	3,30
Acidité..................	0,023	0,025	0,028	0,031	0,036

1. Le gluten du 1ᵉʳ lot se formait facilement; il était consistant, extensible et se développait bien lorsqu'on le portait brusquement à l'étuve chauffée à 150 degrés. Celui du 5ᵉ lot se rassemblait difficilement; il était mou, visqueux, noirâtre et se dilatait fort peu à l'étuve.

2. L'acide acétique de densité 1,017 a pris la densité 1,022 avec le blé du 1ᵉʳ lot et la densité 1,023 avec les blés des 4ᵉ et 5ᵉ lots.

Lorsqu'on a employé, pour la même quantité d'acide acétique, 40 grammes de farine au lieu de 20, la densité s'est élevée à 1,027 et 1,028.

3. Parmi les matières solubles dans l'eau, il a été constaté une plus forte proportion d'albumine dans le 3ᵉ lot que dans le 2ᵉ.

Deuxième série d'expériences. — *Blé du Nord de très bonne qualité prélevé sur le marché de Cambrai, le 14 octobre 1882.*

1ᵉʳ LOT. — Blé naturel.

2ᵉ LOT. — Blé du 1ᵉʳ lot humecté d'eau tous les jours du 14 au

21 octobre, examiné le 26, après dessiccation à l'air libre. Germination très apparente.

	1er lot. Pour 100.	2e lot. Pour 100.
Eau......................	15,70	13,35
Gluten humide...........	22,50	20,00

Le gluten est de bonne qualité, consistant, très dilatable à l'étuve pour le 1er lot ; pour le 2e lot, il est mou, noirâtre et se développe fort peu à l'étuve.

Troisième série d'expériences. — *Blé de Bresse de qualité ordinaire venant des environs dè Pont-de-Vaux (Ain). Récolte de 1882.*

1er LOT. — Blé naturel.

2e LOT. — Blé du 1er lot humecté d'eau pendant dix jours, du 28 novembre au 7 décembre ; examiné le 12 décembre, après dessiccation à l'air libre. La germination est très apparente.

	1er lot. Pour 100.	2e lot. Pour 100.
Eau............,......................	14.61	13.90
Gluten humide.......................	16.00	12.50
Matières grasses.....................	1.47	1.39
Matières sucrées.....................	1.30	3.60
Matières solubles dans l'eau..............	5.72	10.40
Matières solubles dans l'acide acétique dilué.	9.62	11.96
Cellulose............................	2.60	3.24
Matières salines.....................	1.63	1.65
Acidité.............................	0.028	0.044

1. Dans le 1er lot, le gluten est de bonne qualité ; il est défectueux dans le 2e lot.

2. La densité de l'acide acétique s'est élevée pour le 1er lot de 1,017 à 1,021 et pour le 2e de 1,017 à 1,022.

3. Les matières albumineuses provenant du traitement des farines par l'eau froide sont en plus forte proportion dans le blé germé.

D'autre part, on remarquera que la différence de poids

des matières solubles dans l'acide acétique dilué correspond exactement à la quantité de glucose produite, soit 2 gr. 30, ce qui prouve que le poids des matières albuminoïdes en solution dans l'acide acétique n'a pas varié.

Quatrième série d'expériences. — *Blés du Nord.*

1er Lot. — Blé du Nord prélevé sur le marché de Cambrai le 30 septembre 1882 ; Germination très apparente. Examiné le 1er octobre.

2e Lot. — Blé du Nord, ne présentant pas de traces de germination, prélevé en même temps sur le même marché. Examiné le 1er octobre.

3e Lot. — Blé du Nord, présentant des traces de germination, prélevé sur le marché de Cambrai le 28 octobre et examiné le 30.

4e Lot. — Blé du Nord ne présentant pas de traces de germination, prélevé et examiné en même temps que le précédent.

	Pour 100			
	1er lot	2e lot	3e lot	4e lot
Eau............	16.88	16.88	»	»
Gluten humide.	20.00	23.00	18.80	»
Acidité........	0.039	»	0.032	0.012

1. Le gluten est de bonne qualité dans le 2e lot et de qualité défectueuse dans les 1er et 3e lots.

2. La densité de l'acide acétique dilué s'est élevée, pour les quatre lots, de 1017 à 1022-1023.

3. Le son provenant de la farine qui a servi à l'extraction du gluten, recueilli avec soin sur un tamis et convenablement desséché, a été trouvé en plus forte proportion dans les blés germés.

Conclusions générales. — Si l'on compare et discute les résultats qui précèdent, on voit que les blés germés contiennent la même quantité de matières azotées que les blés ordinaires de même provenance ; qu'ils sont plus riches en sucre et en cellulose et plus pauvres en matières grasses :

faits conformes aux recherches de G. Fleury (1) sur la
germination des graines oléagineuses et aux expériences de
Boussingault (2) sur la végétation dans l'obscurité.

Ils ne renferment pas plus d'eau que les blés de la même
région récoltés dans de bonnes conditions atmosphériques.

Le gluten a été modifié profondément ; il a perdu toutes
les qualités qui le rendent si précieux dans le travail de la
panification ; il est devenu mou, noir, visqueux ; il s'est dé-
sagrégé et en partie transformé en albumines solubles.

II. — Blés graissés.

En remuant les blés avec des pelles en bois imprégnées
de matières grasses, on facilite leur tassement et on augmente ainsi leur poids à l'hectolitre, tout en leur donnant
plus d'apparence. J'ai rencontré ce genre de fraude, dans
des magasins de l'Etat, sur des blés dont le poids à l'hectolitre avait été surfait par cet artifice. La petite quantité de
matière grasse ajoutée se reconnaît en lavant les grains
entiers avec de l'éther que l'on évapore à part ou en les
frottant vivement avec du papier buvard qui se tache.

§ III. — ANALYSES DE BLÉS EFFECTUÉES AU LABORATOIRE DU COMITÉ DE L'INTENDANCE (3).

Les blés d'origine authentique proviennent notamment
du service des vivres de la guerre, de concours agricoles, de

---

(1) *Recherches chimiques sur la germination*, par G. FLEURY, pharmacien aide-major, docteur ès-sciences. (*Annales de chimie et de physique*, 4ᵉ série, tome IV, 1865.)
(2) BOUSSINGAULT. *De la végétation dans l'obscurité*. (*Annales de chimie
et de physique*, 4ᵉ série, tome XIII, 1868.)
(3) On trouvera dans la *Revue de l'Intendance* (années 1895 et 1896)
plus de 200 analyses de blés français ou étrangers, que nous n'avons
pas jugé devoir reproduire.

l'Exposition universelle de 1900, de M. Ch. Lucas, directeur du marché des grains et farines, de MM. Waller frères et d'autres grandes maisons de Paris (Delaunay, Loir, Regnault-Desroziers, Renoult, Vaury, etc.).

Les blés de France, classés d'après les régions agricoles adoptées par le ministère de l'agriculture, viennent en tête, puis les blés de nos colonies et les blés étrangers, suivant l'ordre alphabétique des nationalités.

Avant d'exposer nos résultats, donnons quelques indications sommaires sur les régions agricoles de la France, sur ses colonies et sur l'époque des moissons dans les principaux pays de production.

Régions agricoles de la France. — La France est partagée en dix régions agricoles réparties comme il suit :

1re *Région* (nord-ouest). Elle comprend neuf départements : Finistère, Côtes-du-Nord, Morbihan, Ille-et-Vilaine, Manche, Calvados, Orne, Mayenne, Sarthe.

2e *Région* (nord). Elle comprend onze départements : Nord, Pas-de-Calais, Somme, Seine-Inférieure, Oise, Aisne, Eure, Eure-et-Loir, Seine-et-Oise, Seine, Seine-et-Marne.

3e *Région* (nord-est). Elle comprend huit départements : Ardennes, Marne, Aube, Haute-Marne, Meuse, Meurthe-et-Moselle, Vosges, Haut-Rhin.

4e *Région* (ouest). Elle comprend neuf départements : Loire-Inférieure, Maine-et-Loire, Indre-et-Loire, Vendée, Charente-Inférieure, Deux-Sèvres, Charente, Vienne, Haute-Vienne.

5e *Région* (centre). Elle comprend neuf départements : Loir-et-Cher, Loiret, Yonne, Indre, Cher, Nièvre, Creuse, Allier, Puy-de-Dôme.

6e *Région* (est). Elle comprend onze départements : Côte-d'Or, Haute-Saône, Doubs, Jura, Saône-et-Loire, Loire, Rhône, Ain, Haute-Savoie, Savoie, Isère.

7e *Région* (sud-ouest). Elle comprend neuf départements :

Gironde, Dordogne, Lot-et-Garonne, Landes, Gers, Basses-Pyrénées, Hautes-Pyrénées, Haute-Garonne, Ariège.

8ᵉ *Région* (sud). Elle comprend dix départements : Corrèze, Cantal, Lot, Aveyron, Lozère, Tarn-et-Garonne, Tarn, Hérault, Aude, Pyrénées-Orientales.

9ᵉ *Région* (sud-est). Elle comprend dix départements : Haute-Loire, Ardèche, Drôme, Gard, Vaucluse, Basses-Alpes, Hautes-Alpes, Bouches-du-Rhône, Var, Alpes-Maritimes.

10ᵉ *Région*. Corse.

Colonies françaises.— ALGÉRIE ET TUNISIE. — L'Algérie occupe une surface d'environ 670.000 kilomètres carrés ; la population actuelle se rapproche de 5 millions d'habitants. La ville la plus importante, Alger, en compte près de 100.000.

La Tunisie a une superficie d'environ 150.000 kilomètres carrés. La population dépasse 1.600.000 habitants. La capitale, Tunis, en compte 176.500.

CONGO FRANÇAIS ET DÉPENDANCES. — Les possessions du Congo français et dépendances, réorganisées par décret du 20 janvier 1904, comprennent : la colonie du Gabon, le Moyen-Congo, le territoire de l'Oubanghi et celui du Tchad. Ces vastes territoires ont une population de 12 à 15 millions d'habitants. La capitale, Brazzaville, est aujourd'hui le centre d'une agglomération qui s'accroît de jour en jour.

Le chef-lieu de la colonie du Gabon, Libreville, créé en 1849, compte à peine 5.000 habitants, dont seulement 200 Européens (fonctionnaires et commerçants).

COTE D'IVOIRE. — Dès le xivᵉ siècle, des négociants dieppois avaient installé des comptoirs à Grand-Bassam et à Assinie pour exploiter l'ivoire, la poudre d'or et la gomme arabique ; mais ce n'est que dans ces dernières années que la colonie a été définitivement organisée. La superficie est d'environ 250.000 kilomètres carrés, presque la moitié de celle de la France. Les deux tiers sont couverts de forêts. On ne connaît pas exactement la population, que l'on évalue à 2.250.000 habitants.

La Côte d'Ivoire est placée, tout en conservant son autonomie, sous la haute autorité du gouverneur général de l'Afrique occidentale française. Ce nouveau gouvernement, d'après les décrets des 1er et 15 octobre 1902, comprend : 1° la colonie du Sénégal ; 2° la colonie de la Guinée française ; 3° la colonie de la Côte d'Ivoire ; 4° la colonie du Dahomey ; 5° les territoires de la Sénégambie et du Niger.

COTE DES SOMALIS ET DÉPENDANCES. — L'établissement d'O-bock remonte à 1858 ; celui de Djibouti ne date que de 1888. Les divers territoires groupés sous la dénomination de *Côte française des Somalis* (décret du 20 mai 1896) sont encore imparfaitement limités. On compte environ 250 kilomètres de côtes, et la frontière, du côté de l'Abyssinie, est nominalement constituée par une ligne imaginaire courant parallèlement à 90 kilomètres des côtes. Bien qu'il n'y ait pas encore eu de recensement, la population indigène est évaluée à 200.000 individus. La capitale, Djibouti, est en pleine transformation depuis la construction du chemin de fer qui doit relier l'Éthiopie à cette ville ; elle compte 15.000 habitants dont 2.000 Européens.

DAHOMEY ET DÉPENDANCES. — L'ensemble des possessions françaises de la côte occidentale d'Afrique, situées sur la côte des Esclaves, entre la colonie anglaise de Lagos à l'est et le Togo allemand à l'ouest, a reçu la dénomination de *Dahomey et dépendances* en 1894 (décret du 22 juin). La superficie est d'environ 22.400 kilomètres carrés et la population de 1 million d'habitants. Porto-Novo en compte 50.000 et Abomey 15.000.

GUADELOUPE ET DÉPENDANCES. — La Guadeloupe a été découverte par Colomb en 1493. Les premiers Français, des missionnaires envoyés par François 1er, ne parurent dans l'île qu'en 1523. La culture de la canne à sucre qui, pendant

longtemps, a assuré à elle seule la fortune de la colonie, n'a
été commencée que vers 1640.

La Guadeloupe, avec ses dépendances : les îles de Marie-
Galante, de la Désirade, des Saintes, de Saint-Barthélemy
et de Saint-Martin, comprend une superficie d'environ
1.780 kilomètres carrés avec 170.000 habitants, dont 7.760
au chef-lieu.

GUINÉE. — La Guinée, rattachée d'abord au Sénégal, n'a
été érigée en colonie distincte qu'en 1890. Elle fait aujour-
d'hui partie du gouvernement général de l'Afrique occidentale française, tout en conservant son autonomie adminis-
trative et financière. On peut admettre qu'elle est habitée
par 1.500.000 indigènes, pour une superficie de 125.000 kilomètres carrés. Le chef-lieu, Conakry, a 15.000 habitants.

GUYANE. — C'est en 1498 que Colomb découvrit la Guyane ;
deux ans après, Vincent Pinçon en parcourut toutes les
côtes et il fut suivi plus tard par une foule d'aventuriers
attirés par des trésors que l'on croyait exister à l'intérieur
du pays. La Guyane française fut occupée tour à tour par les
Français (1604), les Hollandais, les Anglais et les Portugais ;
elle est restée à la France depuis 1817.

Le territoire, en dehors de Cayenne et de quelques com-
munes rurales, n'est qu'une immense forêt vierge. D'après
le recensement de 1895, on compte 30.310 habitants, pour
une surface représentant le tiers de celle de la France.
Cayenne, qui a été fondée en 1635, renferme 12.600 habitants.

INDE. — Les établissements français de l'Inde, depuis les
traités de 1815, se répartissent en fractions de territoires,
isolés les uns des autres : territoires de Pondichéry, Karikal,
Yanaon, Mahé et Chandernagor. Leur superficie est de
50.803 hectares. Au recensement de 1897, la population
était de 279.581 habitants. Le chef-lieu, Pondichéry, en
compte près de 50.000.

INDO-CHINE. — A la suite de nombreux remaniements administratifs et politiques, l'Indo-Chine française est actuellement divisée en cinq parties distinctes : le Tonkin, l'Annam, la Cochinchine, le Cambodge et le Laos. Ces cinq contrées sont placées sous l'autorité d'un gouverneur général et ont un budget général commun indépendant des budgets locaux de chaque subdivision.

Le Tonkin (capitale Hanoï, 150.000 habitants) couvre une superficie d'environ 119.000 kilomètres carrés, avec une population de 15 millions d'habitants, dont 1.500 Européens.

L'Annam (capitale Hué) est constitué par une bande de terre de 1.200 kilomètres de longueur sur une largeur moyenne d'environ 150 kilomètres. La population, peu dense, atteint à peine 6 millions d'habitants.

La Cochinchine (capitale Saïgon, 19.200 habitants) a une superficie d'environ 60.000 kilomètres carrés, comprenant approximativement 2.262.000 habitants, dont 4.200 Européens.

Le Cambodge (capitale Phnom-Penh, 45.000 habitants) compte environ 1.500.000 habitants répartis sur une étendue de 120.000 kilomètres carrés.

Le Laos occupe la vallée du Mékong sur une longueur de plus de 1.500 kilomètres. La population est évaluée à 3 millions d'habitants. Le siège de l'administration est à Vientiane, 4.000 habitants, à 440 kilomètres de Luang-Prabang par le Mékong.

MADAGASCAR ET DÉPENDANCES. — La superficie de Madagascar est d'environ 600.000 kilomètres carrés ; elle dépasse celles de la France, de la Belgique et de la Hollande réunies. Les côtes se développent sur plus de 5.000 kilomètres. La population peut être évaluée à 3 millions d'indigènes et 15.000 Européens. La capitale, Tananarive, compte 60.400

indigènes et 2.800 Européens ; elle a augmenté de 13.000 en quatre ans.

Les établissements de Diégo-Suarez, de Nossi-Bé et de Sainte-Marie-de-Madagascar ont été rattachés à l'administration de Madagascar en 1896.

MARTINIQUE. — Découverte par Colomb, en 1493, le jour de la fête de Saint-Martin. Sa superficie est d'environ 99.000 hectares (80 kilomètres de longueur sur une largeur moyenne de 30 kilomètres). Population : environ 190.000 habitants dont 18.000 au chef-lieu, Fort-de-France.

MAYOTTE, COMORES ET DÉPENDANCES. — La superficie de ces îles est de 1.777 kilomètres carrés et leur population d'environ 85.000 habitants.

Mayotte, qui appartient à la France depuis 1843, en compte 13.000 ; la Grande-Comore 46.000 ; Anjouan 20.000 et Mohéli 6.000.

Ces trois dernières îles ont été réunies à Mayotte et placées sous l'autorité d'un gouverneur unique en 1899 (décret du 9 septembre).

NOUVELLE-CALÉDONIE ET DÉPENDANCES. — Découverte par Cook en 1774, la Nouvelle-Calédonie a été occupée par la France en 1853. L'île mesure environ 400 kilomètres de long sur 50 kilomètres de large, couvrant une superficie de plus de 2 millions d'hectares.

Les dépendances sont : l'île des Pins, les îles Loyalty, les îles Huon, les îles Chesterfield et l'archipel des îles Walli.

La population est d'environ 60.000 habitants, dont 40.000 indigènes. Nouméa, la capitale, compte 7.800 habitants.

OCÉANIE : TAHITI. — Les établissements français de l'Océanie comprennent une centaine d'îles disséminées sur une étendue de 600 lieues de long sur 300 de large, formant un territoire d'environ 4.100 kilomètres carrés. Ils comprennent les archipels de la Société, des Marquises, des Tuamotu et des Gambier ; les îles de Tubuaï, Raivavale et Rapa ; et, depuis 1889, les îles Rurutu et Rimatara.

Le siège du gouvernement est à Tahiti, l'île la plus importante de l'archipel de la Société ; la capitale, Papeete, compte un peu plus de 4.000 habitants.

La population totale de toutes les îles est d'environ 27.000 habitants, dont 1.800 blancs.

RÉUNION. — La Réunion, appelée d'abord la *Grande-Mascaraigne* en l'honneur du Portugais Pedro Mascarehnas, qui la visita en 1545, prit le nom d'*île Bourbon* en 1649. En 1790, elle devint *île de la Réunion*, reprit en 1815 le nom de Bourbon, et en 1848 le nom de Réunion, qu'elle a conservé depuis.

La superficie de l'île est de 2.610 kilomètres carrés (26.100 hectares), et sa population de 174.000 habitants. Le chef-lieu, Saint-Denis, en compte 30.000.

SAINT-PIERRE ET MIQUELON. — Le groupe de Saint-Pierre et Miquelon se compose de l'île de Saint-Pierre, de l'île de Miquelon qui, elle-même, se divise en grande et petite Miquelon, et d'une dizaine d'îlots de peu d'importance.

L'île Saint-Pierre a environ 7 kilomètres de long sur 6 de large. Miquelon, dans sa plus grande longueur, a 36 kilomètres sur 24 de large (21.157 hectares). La population totale est d'environ 6.000 habitants et dépasse 12.000 pendant la saison de la pêche. Le chef-lieu, Saint-Pierre, compte 5.240 habitants.

SÉNÉGAL. — Pendant plusieurs siècles, le Sénégal n'a été qu'un simple établissement de commerce localisé dans les îles de Gorée et de Saint-Louis, et n'ayant sur le continent que de rares comptoirs. Il a été rattaché en 1902 au gouvernement général de l'Afrique occidentale française. Sa population est évaluée à 1.130.000 habitants. Saint-Louis en compte 25.000 ; Dakar, 14.000 ; Rufisque, 8.000.

SÉNÉGAMBIE ET NIGER. — Les territoires de la Sénégambie

et du Niger comprennent, d'après le décret du 1er octobre
1902, des régions du Haut-Sénégal et du Soudan qui rele-
vaient antérieurement du Sénégal. Kayes, le chef-lieu de ces
territoires, compte 8.000 habitants. Les principaux centres
sont : Bafoulabé, 3.000 habitants; Kita, 2,950; Médine,
5.000 ; Nioro, 4,000; Tombouctou, 8.000

***Epoque des moissons dans les principaux pays de
production du blé.*** — *Janvier.* Australie, Nouvelle-Zélande,
Chili, République Argentine. — *Février-Mars.* Indes. — *Avril.*
Egypte, Syrie, Asie-Mineure. — *Mai.* Algérie et Tunisie,
Maroc, Asie centrale, sud des Etats-Unis (Floride et Texas).
— *Juin.* Californie, Orégon, Louisiane, Kansas, Missouri,
Espagne, Italie, Turquie. — *Juillet.* Roumanie, Bulgarie,
Hongrie, France, Russie méridionale, Haut Canada. — *Août.*
Bas-Canada, Manitoba, Colombie. — *Septembre.* Canada
septentrional. — *Octobre.* Russie septentrionale. — *Novembre-
Décembre.* Afrique méridionale, Australie du Sud.

I. — Blés de France.

1re Région. — PROVENANCE : Ille-et-Vilaine (Rennes).
Orne (Laigle).

	Laigle.	Rennes.
	1895	1893.
Eau....................	13,70	13,80
Matières azotées.......	8,96	10,41
— grasses.......	1,45	1,90
— amylacées....	72,17	70,03
Cellulose.............	2,08	2,14
Cendres..............	1,64	1,72
	100,00	100,00

		gr.	gr.
	Moyen............	4,12	3,87
Poids de 100 grains	Maximum......	5,30	5,65
	Minimum.......	2,80	2,36

	Poids moyen de l'hectolitre. kg.	Production moyenne à l'hectare	
		en hectolitres.	en quintaux.
Ille-et-Vilaine..........	75.00	16.19	12.14
Orne....................	76.62	13.50	10.17
Moyenne pour la région..	76.51	15.97	12.22

Ces données et celles qui suivront concernant le poids moyen des blés ou leur rendement sont empruntées à la *Statistique agricole de 1900* publiée par le ministre de l'agriculture.

2e Région. — PROVENANCE : Aisne (Château-Thierry, Soissons); Eure (Charleval, Vernon); Eure-et-Loir (Chartres); Nord et Pas-de-Calais; Oise (Abbeville-Saint-Lucien, Beauvais, Crépy, Fouquerolles, Lafraye, Senlis); Seine (Aubervilliers, Gennevilliers, Stains); Seine-Inférieure (Greuville, Luneray, Venestanville); Seine-et-Oise (Boissy-l'Aillerie, Corbeil, Gonesse, Louvres et Mareil); Seine-et-Marne (Coulommiers, Guignes, Melun, Montereau, Mormant); Somme (Ham).

	Charleval 1894	Chartres 1894	Chât.-Thierry 1894	Soissons 1890	Vernon 1890
Eau.................	16,70	13,50	13,60	15,30	15,60
Matières azotées....	9,50	10,13	9,70	9,98	9,18
— grasses....	2,00	1,60	1,75	1,30	1,35
— amylacées.	67,56	70,47	70,41	68,48	69,12
Cellulose...........	2,52	2,74	3,28	2,94	3,05
Cendres............	1,72	1,56	1,26	2,00	1,70
	100,00	100,00	100,00	100,00	100,00
	gr.	gr.	gr.	gr.	gr.
Poids moyen..	4.56	3,63	3,76	4,77	4,25
de minim..	6,10	5,78	5,25	5,88	5,85
100 grains maxim..	2,66	3,37	2,22	3,40	2,30

BLÉS DU NORD ET DU PAS-DE-CALAIS (1895).

	Dattel	Goldentrop	Nursery	Blé roseau	Stand'up
Eau	13,60	12,55	13,55	13,60	13,75
Matières azotées.........	9,09	9,76	8,96	10,51	10,34
— grasses.........	1,25	1,40	1,60	1,50	1,60
— amylacées......	72,82	72,81	71,91	71,09	70,79
Cellulose	1,84	1,80	2,28	1,54	1,78
Cendres...............	1,40	1,68	1,70	1,76	1,74
	100,00	100,00	100,00	100,00	100,00
	gr.	gr.	gr.	gr.	gr.
Poids de { moyen.......	4,33	5,52	5,25	4,85	5,28
100 gr. { maximum....	4,72	6,15	6,10	5,50	5,80
{ minimum	3,70	4,85	4,50	4,20	4,30

BLÉS DE L'OISE.

ABBEVILLE-SAINT-LUCIEN, 1900 : 1° Blé Dattel ; — 2° Kiss-England ; — 3° Blé mélangé ; — 4° Blé mélangé ; — 5° Blé blanc mélangé; — 6° Blé blanc à paille rouge. Ces échantillons ont été remis par M. Maurice Lenglen.

	1	2	3	4	5	6
Eau..................	15,80	15,60	15,30	14,50	13,30	14,30
Matières azotées.......	8,99	10,25	10,88	11,19	9,78	11,35
— grasses.......	1,70	1,80	1,90	1,45	1,70	1,50
— amylacées....	69,11	68,60	67,92	69,02	71,25	68,80
Cellulose.............	2,65	2,30	2,40	2,35	2,55	2,40
Cendres............,...	1,75	1,45	1,60	1,49	1,42	1,65
	100,00	100,00	100,00	100,00	100,00	100,00
Poids de { moyen......	4,02	3,94	3,39	4,31	3,90	3,92
100 { maximum ..	5,10	5,20	5,70	5,50	4,80	5,00
grains. { minimum...	3,10	3,40	2,80	3,70	3,20	3,60

BEAUVAIS; FERME DE L'HÔTEL-DIEU, RÉCOLTE 1901 : 1° Blé Briquet jaune; — 2° Champlan; — 3° Dattel;— 4° Gros bleu. Ces quatre blés, remis par M. Lenglen, ont été récoltés dans une terre argileuse, avec sous-sol calcaire; fumure à l'hectare : 200 kg. de superphosphate et 100 kg. de nitrate de soude. —5° Crépy, 1894.— 6° Crépy, 1895.

	1	2	3	4	5	6
Eau	12,30	12,80	13,30	12,50	12,90	13,25
Matières azotées	11,90	9,24	10,50	10,08	8,13	9,75
— grasses	1,65	1,75	1,50	1,60	1,95	1,45
— amylacées	69,40	72,21	70,50	72,00	72,54	71,52
Cellulose	2,75	2,40	2,55	1,92	2,60	2,00
Cendres	2,00	1,60	1,65	1,90	1,88	1,98
	100,00	100,00	100,00	100,00	100,00	100,00
Poids de (moyen	5,18	4,23	3,93	5,88	4,01	4,34
100 { maximum	6,10	5,40	5,60	6,80	5,42	5,85
grains (minimum	3,40	2,30	3,00	4,30	2,42	3,05

BEAUVAIS ; INSTITUT AGRICOLE DES FRÈRES DE BEAUVAIS, sept. 1902 : 1° Blé Bélotourka ; — 2° Blé Hérisson, sans barbe ; — 3° Blé pétanielle blanche ; — 4° Blé pétanielle noire de Nice (poids d'un épi, 3 gr. 20, dont 41 grains pesant 2 gr. 48) ; — 5° Blé précoce (poids d'un épi, 2 gr. 83 dont 55 grains pesant 2 gr. 25) ; — 6° Blé à six rangs (poids d'un épi, 4 gr. 2, dont 58 grains pesant 3 gr. 78).

	1	2	3	4	5	6
Eau	14,20	12,60	13,00	12,90	12,90	12,80
Matières azotées	10,50	11,20	10,22	13,72	10,92	11,20
— grasses	2,10	1,40	1,35	1,60	1,50	1,25
— amylacées	69,50	70,85	72,48	67,83	70,13	71,05
Cellulose	2,10	2,25	1,35	1,85	2,85	1,60
Cendres	1,60	1,70	1,60	2,10	1,70	2,10
	100,00	100,00	100,00	100,00	100,00	100,00
Poids de (moyen	4,29	2,83	6,89	5,81	4,10	6,50
100 { maximum	5,85	3,40	8,30	6,60	4,80	7,90
grains. (minimum	2,85	1,80	5,65	5,70	3,50	5,20

FOUQUEROLLES, 1900 : 1° Blé Carter ; — 2° Blé Goldendrop. — LAFRAYE, 1900 : — 3° Blé Bordier ; — 4° Blé Dattel ; — 5° Blé de pays ; — 6° Senlis, 1895.

	1	2	3	4	5	6
Eau	15,30	15,90	15,20	15,30	15,50	14,00
Matières azotées	10,09	10,56	10,72	11,82	11,19	9,51
— grasses	1,45	1,50	1,50	1,70	1,70	1,35
— amylacées	69,81	68,24	69,03	67,65	67,36	71,64
Cellulose	2,10	2,45	2,15	2,25	2,75	1,96
Cendres	1,25	1,35	1,40	1,28	1,50	1,54
	100,00	100,00	100,00	100,00	100,00	100,00

		1 gr.	2 gr.	3 gr.	4 gr.	5 gr.	6 gr.
Poids de	moyen.....	4,46	4,36	4,35	4,16	4,05	3,34
100	maximum..	5,35	5,25	5,90	5,26	5,20	5,30
grains.	minimum ..	3,90	3,55	4,00	3,30	3,40	3,05

BLÉS DE LA SEINE (1895).

1. Blé récolté à Aubervilliers ; — 2. Id. ; — 3. Blé récolté à Gennevilliers ; — 4. Blé de Saumur récolté à Stains.

	1	2	3	4
Eau.............	14,10	14,00	14,50	13,55
Matières azotées....	11,61	11,18	10,10	11,18
— grasses....	1,60	1,50	1,60	1,50
— amylacées .	69,29	69,86	69,66	70,35
Cellulose brute......	2,00	1,98	2,16	1,98
Cendres............	1,40	1,48	1,98	1,44
	100,00	100,00	100,00	100,00

		gr.	gr.	gr.	gr.
Poids de	Moyen....	4,24	4,59	4,41	4,51
100	Maximum.	5,60	5,80	5,80	5,70
grains	Minimum.	3,15	3,25	2,70	3,40

BLÉS DE LA SEINE-INFÉRIEURE.

Les dix échantillons ont été remis par le professeur Aug. Carrière. — *Blés de Greuville.* — 1. Blé Bordier, grain blanc, paille blanche, fumure à l'hectare 30.000 kilogr. de fumier et 300 kilos superphosphate, récolte de 1898. — 2. Dattel, fauché mi-mûr en 1897 ; grains blancs à paille rouge ; fumure à l'hectare,50.000 kilogr. fumier ; — 3. Datte fauché mi-mûr en 1898 ; grains blancs à paille rouge ; fumure à l'hectare, 30.000 kilos fumier, 80 kilos nitrate et 409 kilos superphosphate. — 4. Dattel fauché très mûr, en 1898 ; grains blancs à paille rouge ; fumure à l'hectare,50.000 kilogr. fumier ; — 5. Dattel versé ; fumure 60.000 kilogr. fumier ; — 6. Dattel sélectionné versé ; fumure, 50.000 kilogr. fumier, 80 kilogr. nitrate, 500 kilogr. superphosphate ; — 7. Roux-Dieu, création nouvelle, versé ; grains rouges à paille blanche ; fumure,50.000 kilog. fumier et 500 kilogr. superphosphate. — *Blés de Luneray.* — 8. Dattel, récolte 1897 ; fumure, 150 kilogr. nitrate et 450 kilogr. superphosphate. — 9. Téverson, versé, grains rouges, paille rouge ; fumure avec sarrasin enfouis comme engrais vert et 450 kilogr. superphosphate. — *Blés de Venestanville.* — 10. Dattel, fumure avec fumier seul.

Les semences des blés 2, 3 et 4 ont été achetées chez MM. Vilmorin, de Paris, il y a six ans ; les semences des blés 1 et 7 ont été achetées à Orchies (Nord), l'année qui a précédé la récolte. Les blés Dattel mi-mûrs et très mûrs, malgré la similitude des analyses, se comportent différemment à la mouture, qui se fait toujours mieux pour les blés mûrs. Il convient d'ailleurs de remarquer que les matières azotées, grasses, amylacées et cellulosiques s'y trouvent à des états différents.

	1.	2.	3.	4.	5.
Eau..............	12,30	14,80	12,80	12,30	13,00
Matières azotées....	8,12	9,05	9,36	9,36	8,90
— grasses....	1,80	1,85	1,50	1,80	1,50
— amylacées.	74,68	71,20	72,79	72,89	73,00
Cellulose..........	1,40	1,40	1,65	1,95	1,80
Cendres..........	1,70	1,70	1,90	1,70	1,80
	100,00	100,00	100,00	100,00	100,00
		gr.	gr.	gr.	gr.
Poids (moyen....	4,09	4,38	4,54	3,87	3,37
de 100 { maximum.	4,85	4,75	5,25	4,50	4,40
grains (minimum..	2,90	2,45	3,20	2,60	1,90

	6.	7.	8.	9.	10.
Eau..............	15,10	12,40	13,80	13,20	12,90
Matières azotées....	8,67	8,12	7,89	9,66	8,90
— grasses....	1,50	1,60	1,45	1,60	1,65
— amylacées.	71,98	75,03	73,31	72,09	73,35
Cellulose..........	1,50	1,15	1,65	1,65	1,90
Cendres..........	1,25	1,70	1,90	1,80	1,30
	100,00	100,00	100,00	100,00	100,00
	gr.	gr.	gr.	gr.	gr.
Poids (moyen....	4,16	5,03	3,62	3,26	3,67
de 100 { maximum.	4,80	5,80	4,50	4,10	4,20
grains (minimum.	2,60	3,10	3,00	2,50	2,70

BLÉS DE SEINE-ET-MARNE.

	Coulommiers 1895	Guignes (1) 1895	Melun 1895	Montereau 1895	Mormant 1893
Eau................	14,00	13,80	13,50	13,60	12,70
Matières azotées....	9,10	9,67	10,10	9,67	10,68
— grasses....	1,65	1,45	1,25	1,50	1,60
— amylacées.	71,57	71,70	71,51	71,65	71,16
Cellulose..........	2,14	1,84	2,04	1,84	2,34
Cendres...........	1,54	1,54	1,60	1,74	1,52
	100,00	100,00	100,00	100,00	100,00
Acidité pour 100....	0,055	0,038	»	0,034	0,032
	gr.	gr.	gr.	gr.	gr.
Poids (moyen....	4,00	4,42	3,79	4,05	4,60
de 100 { maximum.	5,25	5,10	6,25	5,20	6,20
grains (minimum.	2,85	3,35	1,75	2,80	2,62

BLÉS DE SEINE-ET-OISE.

	Boissy (2) 1894	Corbeil 1894	Gonesse 1895	Louvres 1895	Mareil (3) 1895
Eau	15,80	12,20	14,25	14,20	13,10
Matières azotées........	9,13	10,22	8,41	8,41	7,81
— grasses........	1,35	1,60	1,40	1,70	2,00
— amylacées	69,38	72,36	72,96	71,87	73,23
Cellulose	2,64	2,00	1,62	2,30	2,24
Cendres...............	1,70	1,62	1,36	1,52	1,62
	100,00	100,00	100,00	100,00	100,00
	gr.	gr.	gr.	gr.	gr.
Poids de (moyen.......	5,00	4,76	4,54	4,38	3,93
100 { maximum ...	6,28	6,08	5,70	5,55	4,70
grains. (minimum....	2,85	2,67	3,10	3,00	2,90

(1) La *Revue de l'Intendance* de juillet 1896 donne les analyses de douze échantillons de blés récoltés dans le rayon de Guignes.

(2) Voy. *Revue de l'Intendance*, janvier 1895, six analyses de blés récoltés à Boissy-l'Aillerie et présentés au Congrès de la Meunerie de 1894.

(3) Blé originaire de la Nouvelle-Zélande, 5e récolte. La *Revue de l'Intendance* de juillet 1896 donne plusieurs analyses de blés de Gonesse et de Louvres.

BLÉS DE LA SOMME.

	Blé blanc 1894	Blé roux 1894	Blé roux 1895	Ham 1893
Eau.....................	12,90	14,40	15,00	13,20
Matières azotées..........	9,82	10,05	8,66	9,90
— grasses..........	1,70	1,60	1,60	1,60
— amylacées......	70,84	68,46	71,42	72,06
Cellulose...............	3,18	3,75	1,70	1,84
Cendres...............	1,56	1,74	1,62	1,40
	100,00	100,00	100,00	100,00
	gr.	gr.	gr.	gr.
Poids de moyen.......	3,71	3,81	4,36	4,27
100 maximum....	4,80	5,25	5,80	5,52
grains. minimum	2,15	2,35	2,90	2,42

	Poids moyen à l'hectolitre	Production moyenne à l'hectare en hectolitres	Production moyenne à l'hectare en quintaux
Aisne...............	78,00	23,40	17,40
Eure...............	78,72	18,10	14,25
Eure-et-Loir..........	79,16	22,84	18,08
Nord...............	77,00	27,00	20,79
Pas-de-Calais.........	76,30	19,00	14,50
Oise	78,00	23,14	18,00
Seine...............	75,00	44,34	33,25
Seine-Inférieure......	76,73	19,77	15,17
Seine-et-Oise.........	76,00	25,59	19,45
Seine-et-Marne.......	79,80	26,07	20,80
Somme.............	75,00	19,00	14,25
Moyenne pour la région	77,02	22,37	17,23

3e Région. — PROVENANCE : Marne ; Meurthe-et-Moselle (Lunéville, Nancy, Toul) ; Haut-Rhin ; Vosges.

	Marne 1889	Meuse 1899	Ht-Rhin 1903	Vosges 1899	
Eau.....................	15,60	10,10	15,50	11,00	11,80
Matières azotées.........	11,44	10,90	10,36	10,90	10,13
— grasses.........	1,25	1,40	1,50	1,45	1,30
— amylacées......	67,25	74,30	69,18	72,65	73,25
Cellulose...............	2,74	1,90	1,76	2,50	2,40
Cendres	1,72	1,40	1,70	1,50	1,12
	100,00	100,00	100,00	100,00	100,00

		1	2	3	4	5
		gr.	gr.	gr.	gr.	gr.
Poids de	moyen	4,90	3,30	3,29	3,06	3,47
100	maximum	5,85	4,15	»	3,85	4,20
grains.	minimum.....	3,73	2,70	»	2,45	2,85
			kg.		kg.	kg.
Poids à l'hectolitre......		»	74,8	»	75,0	75,0

Blés de Meurthe-et-Moselle (1899).

	Lunéville		Rayon de Nancy.			
Eau...................	11,80	11,60	10,60	11,80	11,30	11,20
Matières azotées	11,67	10,90	9,88	11,05	8,75	10,75
— grasses	1,35	1,40	1,55	1,55	1,35	1,55
— amylacées ...	72,03	72,72	74,31	71,80	75,15	72,95
Cellulose.............	1,90	2,20	2,20	2,60	1,95	2,40
Cendres...............	1,25	1,18	1,46	1,20	1,50	1,15
	100,00	100,00	100,00	100,00	100,00	100,00
	gr.	gr.	gr.	gr.	gr.	gr.
Poids de moyen......	4,27	3,86	3,98	3,68	3,63	3,52
100 maximum..	5,00	4,50	4,80	4,50	4,40	4,20
grains. minimum...	3,75	3,20	3,30	3,00	2,90	2,80
	kg.	kg.	kg.	kg.	kg.	kg.
Poids à l'hectolitre....	75,0	78,0	79,3	75,7	77,5	75,5

	Rayon de Toul.				
Eau...................	11,70	11,50	10,80	10,70	11,10
Matières azotées.........	8,67	9,88	9,83	10,51	10,80
— grasses.........	1,35	1,35	1,40	1,40	1,25
— amylacées......	74,78	74,19	74,52	74,34	73,65
Cellulose...............	2,30	1,90	2,25	1,75	1,90
Cendres	1,20	1,18	1,20	1,30	1,30
	100,00	100,00	100,00	100,00	100,00
	gr.	gr.	gr.	gr.	gr.
Poids de moyen	3,39	3,54	3,51	3,61	3,70
100 maximum.....	4,10	4,15	4,40	4,20	4,70
grains. minimum.....	2,70	2,95	2,80	2,95	3,00
	kg.	kg.	kg.	kg.	kg.
Poids à l'hectolitre.......	76,5	75,5	74,8	75,7	75,0

Les échantillons de la Meuse, des Vosges et de Meurthe-et-Moselle, ont été prélevés par ordre du ministre de la Guerre sur les marchés de ces régions, à la suite de réclamations de fournisseurs qui prétendaient que l'administration était trop exigeante pour ses achats.

	Poids moyen à l'hectolitre	Production moyenne par hectare	
		En hectolitres	En quintaux.
Marne...................	76,60	18,03	13,77
Meuse..................	75,00	16.63	12.47
Meurthe-et-Moselle........	77,72	17,57	13,65
Haut-Rhin...............	77,00	16,65	12,47
Vosges..................	75,50	16,54	12,49
Moyenne pour la région.....	75,93	17,25	13,10

4e *Région*. — PROVENANCE. — Indre-et-Loire (Tours); Loire-Inférieure (région de Nantes); Maine-et-Loire (Saumur); Vienne (Châtellerault, Mirebeau); Haute-Vienne (Limoges).

	Châtellerault 1895	Limoges 1894	Mirebeau 1894	Nantes 1895	Saumur 1890	Tours 1895
Eau...............	13,50	16,10	10,80	13,65	12,90	13,90
Matières azotéss....	9,75	9,35	10,45	9,51	10,74	9,67
— grasses....	1,75	1,30	1,35	1,45	1,65	1,55
— amylacées.	71,62	68.71	73,46	70,87	69,93	71,50
Cellulose..........	1,94	2,64	2.60	2,44	2.98	2,08
Cendres...........	1,44	1,90	1,34	2,08	1,80	1,30
	100,00	100,00	100,00	100.00	100,00	100,00
	gr.	gr.	gr.	gr.	gr.	gr.
Poids (moyen.	4,65	4,87	4,57	5,03	4,34	4,40
de { maxim.	6,20	6,10	5,50	6,40	5,27	5,30
100 grains (minim.	3,15	2,96	2,77	3,60	3,55	2,95

	Poids moyen à l'hectolitre.	Production moyenne à l'hectare.	
		En hectolitres.	En quintaux.
Indre-et-Loire...........	76.74	18.98	14.57
Loire-Inférieure.........	78.45	16.35	13.83
Maine-et-Loire..........	76.20	17.00	12.90
Vienne.................	77.53	18.47	14.09
Haute-Vienne...........	77.84	11.26	8.75
Moyenne pour la région..	77.65	15.69	12.19

5e Région. — Provenance : Allier ; Cher (Bourges) ; Loiret-Cher (Blois) ; Indre (Issoudun, La Châtre) ; Loiret (Châtillon-sur-Loire, Gien, Jargeau, Malesherbes, Orléans, Pithivier) ; Nièvre (Clamecy) ; Puy-de-Dôme (Aigueperse, Pionsat) ; Yonne (Charny, Frécambault).

	Allier 1895	Blois 1893	Bourges 1894	Clamecy 1894	Issoudun 1894	La Châtre 1895
Eau................	13,00	12.20	11,10	15,50	13,10	13,50
Matières azotées....	10.10	10.14	10,45	9,50	9,74	9,92
— grasses....	1,55	1,85	1,45	2,25	1,75	1,50
— amylacées.	71,13	71,83	73,00	68,81	71,09	71,56
Cellulose..........	2,28	2.58	2,44	2,42	2,64	1,92
Cendres...........	1.94	1,40	1,56	1,52	1,68	1,60
	100,00	100,00	100,00	100,00	100,00	100,00
	gr,	gr.	gr.	gr.	gr.	gr.
Poids ⎧ moyen.	4,73	4.50	3,95	4,82	4,13	5,32
de ⎨ maxim.	6,80	5,80	5,30	6,16	5,70	6,75
100 grains ⎩ minim.	3,07	2,80	2,05	3,08	2,80	3,55

Blés du Loiret

	Châtillon 1895	Gien 1895	Jargeau 1895	Malesherbes 1895	Orléans 1898	Pithiviers 1894
Eau................	14,05	12,00	13,90	13,80	14,60	11,20
Matières azotées....	9,33	9,51	10,01	9,33	9,11	11,07
— grasses....	1,60	1,50	1,85	1,50	1,65	1,60
— amylacées.	71,26	73,65	70,24	71,39	70,54	72,57
Cellulose..........	2,02	1,84	2,24	2,34	2,30	2,10
Cendres...........	1,74	1,50	1,76	1,64	1,80	1,46
	100,00	100,00	100,00	100,00	100,00	100,00
	gr.	gr.	gr.	gr.	gr.	gr.
Poids ⎧ moyen.	4,21	4,21	4,31	4,17	4,10	4,73
de ⎨ maxim.	5,75	5,65	5,50	5,62	5,40	5,67
100 grains ⎩ minim.	3,40	3,10	3,20	2,77	2,60	2,62

Blés du Puy-de-Dôme (1894).

Blés présentés au Congrès de la meunerie. — 1. Blé demidur Pionsat. — 2. Blé bleu, mélangé d'un peu de Victoria ; a été récolté en terrain argileux ; épi à six rangs, paille forte et longue, poids à l'hectolitre 76 kg. 3 ; rendement à l'hectare, 32 hl. — 3. Blé Chiddam, blé tendre à épi rouge, a été récolté dans le même terrain ; épi à six rangs, paille robuste et courte, poids à l'hectolitre, 75 kg. ; rendement à l'hectare, 33 hl. — 4. Petit Raquelin, récolté en terre légère : épi à grandes arêtes, paille robuste et courte ; poids à l'hectolitre 80 kg.; rendement à l'hectare, 25 hl. — 5. Blé bleu de Noé, récolté en terrain argileux, épi carré, paille faible et longue; poids à l'hectolitre, 82 kg.; rendement à l'hectare, 34 hl.

	1.	2.	3.	4.	5.
Eau................	11,20	15,10	15,90	15,40	16,40
Matières azotées....	10,70	9.58	10,04	9,96	9,73
— grasses....	1,30	1,80	1,76	1,70	1,84
— amylacées.	73.66	69.94	67,78	68,64	67,31
Cellulose..........	1,64	2.08	2,70	2,54	2,70
Cendres..........	1,50	1.50	1,82	1,76	2,02
	100,00	100,00	100,00	100,00	100,00
Acidité pour 100....	0,033	0,038	0,041	0,032	0,022
	gr.	gr.	gr.	gr.	gr.
Poids { moyen.	5,31	5,05	5,05	4,42	4,05
de { maxim.	6,90	6,70	6,88	5,80	4,80
100 grains { minim.	3,05	2,82	3,12	2,60	2,88

BLÉS DE L'YONNE (1894).

Blés présentés au Congrès de la meunerie de 1894. *Blés de Charny* : 1. Blé Victoria d'automne, tendre ; première récolte dans le pays, en terrain calcaire. Epi long, gros et carré; paille très longue et robuste ; seul blé résistant bien l'hiver. — 2. Même origine ; 6ᵉ récolte au pays, en terrain siliceux calcaire. Epi long, carré ; paille longue et robuste. — 3. Blé dur, rouge, inversable de Bordeaux. 1ʳᵉ récolte du pays en terrain siliceux calcaire. Epi court, gros et carré, paille longue, robuste et blanche. Ce blé a souffert de l'hiver. — 4. Id. 4ᵉ récolte au pays, en terrain sablonneux, calcaire. Epi court et carré, paille longue et robuste ; blé peu résistant aux gros hivers. — 5. Blé bleu de Noé, tendre, récolté en terrain argileux. Epi gros et court, paille longue et faible. — 6. Blé rouge d'Ecosse, dur, récolté en terrain siliceux. Epi

long et plat, paille longue et faible. — *Blés de Frécambault.*
— 7. Blé bleu de Noé tendre, récolté en terrain pierreux.
Epi long et plat ; paille raide, longue, robuste. — 8. Blé
rouge inversable de Bordeaux, dur, récolté en terre légère.
Epi gros et carré, paille ronde et forte. — 9. Blé Victoria
d'automne, tendre, 6e récolte au pays, en terrain siliceux.
Epi court, rougeâtre et carré, paille longue et raide. — 10.
Blé anglais Shériff's, mitadin, 2e génération récoltée en
France, en terre grasse. Epi blanc, court et carré, un peu
aplati, paille blanche, courte et raide.

	1.	2.	3.	4.	5.
Eau..............	14,40	14,60	14,30	15,60	15,20
Matières azotées....	9.62	9.75	9,72	8,81	9,43
— grasses....	1,50	1,85	2,05	1,50	1,75
— amylacées.	71,12	69,68	69,55	70,25	69,44
Cellulose..........	2,18	2,64	2,84	2,48	2,68
Cendres..........	1,18	1,48	1,54	1,36	1,50
	100,00	100.00	100,00	100,00	100,00
Acidité pour 100...	0,022	0,022	0,022	0,022	0,022
	gr.	gr.	gr,	gr.	gr.
Poids ⎧ moyen.	4,63	4,83	5,15	5,30	5,35
de ⎨ maxim,	6,00	5,84	6,60	6,70	6,30
100 grains ⎩ minim.	3,26	3,58	3,95	4,08	4,25
	kg.	kg.	kg.	kg.	kg.
Poids à l'hectolitre.	88,0	85,0	90,0	83,0	80,0
Rendem. à l'hectare.	37 hl.	32 hl.	30 hl.	32 hl.	30 hl.

	6.	7.	8.	9.	10.
Eau..............	15,30	15,30	15,50	14,30	15,20
Matières azotées....	9.05	9,73	9,81	9,15	8,97
— grasses....	2,05	1,85	1,55	1,45	1,90
— amylacées.	69,84	69,12	69,42	71,62	70,23
Cellulose..........	2,24	2,54	2,36	1,78	2,24
Cendres..........	1,52	1.46	1,36	1,70	1,46
	100,00	100,00	100,00	100,00	100,00
Acidité pour 100....	0,022	0,035	0,022	0,027	0,022

		1 gr.	2 gr.	3 gr.	4 gr.	5 gr.
Poids de 100 grains	moyen.	5,03	5,39	5,12	4,93	5,06
	maxim.	5,90	6,50	6,70	6,10	5,90
	minim.	4,12	3,30	3,90	3,70	3,98

	kg.	kg.	kg.	kg.	kg.
Poids à l'hectolitre..	78.0	83,0	85,0	80,0	82,0
Rendem. à l'hectare.	32 hl	33 hl.	35 hl.	35 hl,	30 hl.

	Poids moyen à l'hectolitre.	Production moyenne à l'hectare.	
		En hectolitres.	En quintaux.
Allier..................	80.00	17.30	13.80
Cher...................	77.60	18.40	14.30
Loir-et-Cher...........	77.84	20.40	15 89
Indre..................	78.12	16.00	12.50
Nièvre.................	76.00	17.41	13.23
Loiret.................	78.63	21.83	17.17
Puy-de-Dôme..........	77.00	20.00	15.40
Yonne.................	75.00	17.50	13.12
Moyenne pour la région.	77.56	18.28	14.18

6e Région. — PROVENANCE : Ain (Pont-de-Vaux, St-Julien-sur-Reyssouze); Doubs (Besançon); Jura (Dôle); Haute-Saône (Vesoul); Saône-et-Loire (Saint-Clément, Sennecé).

	Besançon 1894	Dôle 1894	Pont-de-Vaux 1893	Saint-Clément 1894	Sennecé 1894	Vesoul 1893
Eau..................	13,70	15,00	13,10	15,60	15,90	14,30
Matières azotées.......	10,82	8,75	9,59	10,20	9,90	9,90
— grasses......	1,45	1,65	1,85	1,35	1,90	1,60
— amylacées ...	70,01	69,62	71,46	68,41	67,80	70,16
Cellulose.............	2,16	3.00	2,64	2,94	2,64	2,74
Cendres..............	1,86	1,98	1,36	1,50	1,86	1,30
	100,00	100,00	100,00	100,00	100,00	100,00
Acidité pour 100	»	0,032	0,032	0,031	0,021	0,033

		gr.	gr.	gr.	gr.	gr.	gr.
Poids de 100 grains.	moyen....	4,20	3,57	4,10	4,25	4,46	3,89
	maximum.	5,57	4,70	5,60	5,92	4,80	4,92
	minimum.	2,37	1,93	2,32	2,80	2,90	2,55

BLÉS RÉCOLTÉS A SAINT-JULIEN-SUR-REYSSOUZE.

	1894	1895	1896	1897	1900	1904
Eau	13,10	14,30	16,20	12,00	14,40	12,20
Matières azotées	10,37	9,53	9,44	9,36	9,25	11,34
— grasses	1,80	1,50	1,75	1,80	1,80	2,00
— amylacées	70,71	70,63	69,03	72,91	70,60	70,91
Cellulose	2,48	2,42	1,98	2,25	2,20	1,85
Cendres	1,54	1,62	1,60	1,68	1,75	1,70
	100,00	100,00	100,00	100,00	100,00	100,00
	gr.	gr.	gr.	gr.	gr.	gr.
Poids de (moyen	3,77	3,74	3,58	3,77	3,93	3,90
100 { maximum	4,80	4,85	4,50	4,85	4,50	4,45
grains. (minimum	2,70	2,40	2,60	2,90	3,10	2,83

	Poids moyen à l'hectolitre	Production moyenne à l'hectare	
		En hectolitres	En quintaux
Ain	76,00	19,00	14,44
Doubs	75,20	19.14	14.37
Jura	75,00	15,55	11,66
Haute-Saône	75,97	18,37	13,95
Saône-et-Loire	77,20	16,60	12,82
Moyenne pour la région	76,06	16,63	12,65

7e Région. — PROVENANCE : Gironde (Bordeaux); Lot-et-Garonne (Baudrin); Basses-Pyrénées (Anglet).

	Anglet 1902	Baudrin 1894	Bordeaux 1890
Eau	14,10	15,90	13,30
Matières azotées	11,48	9,37	10,16
— grasses	2,05	1,55	1,40
– amylacées	69,16	69,22	70,94
Cellulose	1,62	2,34	2,20
Cendres	1,59	1,62	2,90
	100,00	100,00	100,00
	gr.	gr.	gr.
Poids de (moyen	4,45	4,52	4,58
100 { maximum	5,48	5,80	6,02
grains. (minimum	3,05	3,28	2,84

	Poids moyen à l'hectolitre	Production moyenne à l'hectare	
		En hectol.	En quint.
Gironde....................	79,03	12,82	10,12
Lot-et-Garonne............	79,70	13,40	10,70
Basses-Pyrénées	78,00	9,90	7,72
Moyenne pour la région....	78,94	12,98	10,24

8e *Région*. — Provenance : Aude (Castelnaudary); Tarn (Castres).

	Castelnaudary 1893	Castres. 1896.
Eau.....................................	12,00	14,70
Matières azotées.........................	12,00	10,43
— grasses..........................	1,90	1,44
— amylacées......................	69,50	69,63
Cellulose	3,04	2,00
Cendres................................	1,56	1,80
	100,00	100,00
	gr.	gr.
Poids de (moyen......................	3,74	4,10
100 } maximum......................	4,97	»
grains ' minimum..................	2,27	»

	Poids moyen à l'hectolitre	Production moyenne à l'hectare	
		En hect.	En quintaux
Aude.....................	78,00	13,75	10,72
Tarn.....................	79,00	11,15	8,81
Moyenne pour la région....	78,76	11,45	9,02

9e *Région*. — Provenance : Alpes-maritimes (Nice); Bouches-du-Rhône (Aix); Drôme (Montélimar).

	Aix, 1890 Tuzelle	Montélimar, 1894 Tuzelle	Nice, 1890 Pétanielle
Eau........................	13,30	14,60	12,50
Matières azotées............	8,52	9,36	10,15
— grasses............	1,60	1,25	1,40
— amylacées........	72,86	70,59	72,38
Cellulose...................	1,96	2,68	1,64
Cendres...................	1,76	1,52	1,92
	100,00	100.00	100,00

	1 gr.	2 gr.	3 gr.
Poids de (moyen............	4,29	5,06	6,13
100 { maximum........	5,20	6,20	7,00
grains. (minimum........	3,05	3,32	4,68

	Poids moyen à l'hectare	Production moyenne à l'hectare	
		en hectol.	en quintaux.
Alpes-Maritimes............	79,96	10,00	7,98
Bouches-du-Rhône	80,00	13,60	10,90
Drôme....................	78,50	19,00	14,91
Moyenne de la région......	77,80	14,26	11,12

10e Région. — PROVENANCE : Corse.

	Aléria 1902		Bastia	
	Tuzelle	Tuzelle	Dur, 1897	Dur, 1902
Eau..............	10,90	11,00	12,30	12,50
Matières azotées....	9,52	9,38	11,74	12,60
— grasses....	1,55	2,00	2,00	1,60
— amylacées.	74,33	74,22	69,81	69,25
Cellulose..........	2,20	1,80	2,05	2,20
Cendres..........	1,50	1,60	2,10	1,85
	100,00	100,00	100,00	100,00
	gr.	gr.	gr.	gr.
Poids (moyen.	4,54	4,13	3,40	4,90
de { maxim.	5,60	5,20	4,50	6,65
100 grains (minim.	3,04	2,70	2,48	3,20

	Poids moyen à l'hectolitre.	Production moyenne à l'hectare.	
		En hectolitres.	En quintaux.
Corse......................	80,00	9,00	7,20
Moyenne pour les dix régions.	77,23	16,71	12,91

Production totale pour la France, 1900.

En hectolitres.	En quintaux.
114.710.880	88.598.900

Vers 1815, la France ne produisait que 40 millions d'hectolitres de blé et le rendement moyen à l'hectare n'était que
de 8 à 9 hl.

II. — Blés des colonies françaises.

Algérie et Tunisie (1).

BLÉS DURS.

	Alger 1902	Bir-Rahalou 1899	Bône 1897	Boufarik 1899	Tunis 1899	Tunis 1901
Eau..............	12,30	12,50	11,80	12,90	14,10	13,00
Matières azotées....	13,16	11,90	12,43	12,18	13,60	13,02
— grasses....	1,40	1,55	1,74	1,45	1,80	1,75
— amylacées.	69,29	69,65	70,15	69,57	67,30	69,13
Cellulose..........	1,95	2,25	1,98	2,50	1,80	1,40
Cendres..........	1,90	1,15	1,90	1,40	1,40	1,70
	100,00	100,00	100,00	100,00	100,00	100,00
	gr.	gr.	gr.	gr.	gr	gr.
Poids de 100 grains { moyen.	4.77	5,34	3,90	5,81	4,71	4,46
maxim.	6,05	5,90	5,00	6,15	5,30	6,00
minim.	2,70	4,50	2,93	5,20	3,15	2,80

BLÉS TENDRES.

	Alger 1899	Bel-Abbès 1894	Bel-Abbès 1895	Philippeville 1894	Philippeville 1895
Eau..............	12,50	12,60	12,25	12,60	13,00
Matières azotées....	11,90	9,98	10,43	11,16	11,29
— grasses....	2,00	1,90	1,70	1,85	1,75
— amylacées.	69,39	71,54	72,28	70,89	69,12
Cellulose..........	2,96	2,44	1,98	2,00	2,18
Cendres..........	1,25	1,54	1,36	1,50	2,06
	100,00	100,00	100,00	100,00	100,00
	gr.	gr.	gr.	gr.	gr.
Poids de 100 grains { moyen.	4,13	4,45	4,40	4,21	5,03
maxim.	4,55	5,30	5,30	5,30	6,20
minim.	3,75	2,80	3,13	2,65	3,40

(1) Voir, d'autre part, 21 analyses insérées dans la *Revue de l'Inten-dance* de 1895 et 1896.

Côte des Somalis, Indes françaises, Soudan.

Le blé de la côte des Somalis a été récolté dans la vallée de l'Errer, en Abyssinie; il présente les caractères des blés durs comme ceux de l'Inde (Chandernagor, Salem) et du Soudan (Kati).

	Errer 1899	Chandernagor 1899	Salem 1899	Kati	
				1897	1898
Eau................	12,70	12,40	11,50	10,80	11,30
Matières azotées.....	12,14	17,96	14,58	12,04	12,74
— grasses....	1,70	1,65	2,00	2,05	1,85
— amylacées.	69,11	63,89	68,32	70,76	69,61
Cellulose...........	1,65	2,60	1,60	2,33	2,45
Cendres...........	2,70	1,50	2,00	2,00	2,05
	100.00	100,00	100,00	100,00	100,00
	gr.	gr.	gr.	gr.	gr.
Poids (moyen.	4,13	3,76	3,60	2,30	2,11
de { maxim.	5,10	5,00	4,18	3,30	2,00
100 grains (minim.	3,20	2.90	2,80	1,20	1,25

Madagascar.

J'ai déjà publié, dans les *Annales d'hygiène et de médecine légale* (1), cinq analyses de blés provenant de petits essais effectués dans la région de Bétafo, en 1899. Depuis, j'ai reçu de M. le général Galliéni de nouveaux échantillons provenant d'essais de culture en grand, entrepris par ses ordres (2). Ces échantillons portaient les indications suivantes :

SAC N° 1. — Blé du village d'Ambohidravaka, district d'Antsirabé, province du Vakinankaratra; semé en mars. — Nature du sol : plaine, terre rouge, terrain sec.

SAC N° 2. — Blé du village de Mahazina, faritany d'Ambano, district d'Antsirabé; semé le 17 avril 1903, récolté le 1er octobre 1903.— Nature du sol : coteaux, terre noire, terrain sec, orientation nord.

---

(1) *Annales d'Hygiène publique et de médecine légale*, 3e série, tome XLIX, avril 1903.
(2) *Revue de l'Intendance*, avril 1904.

Sac nº 3. — Blé du village de Fierenana, faritany d'Ambohijafy, district d'Antsirabé; semé en mars. — Nature du sol : coteaux, terre noire, sol sec, exposition ouest.

Voici, d'autre part, quelques renseignements sur le pays où ces denrées ont été récoltées. Antsirabé, chef-lieu de la province du Vakinankarata, est située à 150 kilomètres au sud de Tananarive, par près 20° latitude sud, sur le plateau central qui domine la Grande-Ile. La grande plaine d'Antsirabé, où se portent aujourd'hui, de préférence, les efforts de la colonisation, jouirait d'un climat absolument privilégié. Les températures moyennes mensuelles parvenues au Bureau central météorologique de France, auquel je dois ces documents, donnent en effet, depuis que des observations météorologiques sont prises à Antsirabé :

1902		1903	
Mai	16°1	Janvier	20°1
Juin	14,1	Février	20,1
Juillet	14,1	Mars	20,6
Août	15,7	Avril	19,2
Septembre	18,3	Mai	17,5
Octobre	18,6	Juin	15,2
Novembre	20,8	Juillet	13,7
Décembre	20,3	Août	15,3
		Septembre	15,1

La plus basse température 0°,2 a été observée en juin et la plus haute 31°,4 en décembre. L'écart extrême serait donc de 31°, alors que, d'après Grandidier, il n'est que de 17° à Tamatave et de 23° à Tananarive.

Les saisons sont bien tranchées : la saison sèche, relativement froide, commence dans les premiers jours d'avril pour finir en novembre; elle est suivie de cinq mois de pluies.

Les analyses ont donné :

	No 1	No 2	No 3
Eau.........................	14,00	13,70	13,80
Matières azotées..............	15,82	15,26	14,98
— grasses..............	1,45	1,42	1,48
— amylacées...........	64,78	65,77	66,54
Cellulose....................	1,90	2,00	1,54
Cendres.....................	2,05	1,85	1,66
	100,00	100,00	100,00
Acidité p. 100................	0,031	0,034	0,032
Gluten humide p. 100.........	40,300	39,84	38,10
Poids moyen de 100 grains....	4,08	3,83	3,79
Poids maximum de 100 grains.	4,82	4,81	4,80
Poids minimum de 100 grains..	3,15	2,51	2,71
Poids à l'hectolitre...........	79gk2	76kg9	80kg4

Le gluten a été retiré des poudres grossièrement tamisées, représentant approximativement un taux d'extraction de 75 p. 100 du blé primitif.

Le poids à l'hectolitre a été déterminé d'après le poids d'un litre de grains.

Les données qui précèdent établissent que les blés à Antsirabé viennent en tête des blés commerciaux les plus azotés ; qu'ils sont relativement peu riches en matière grasse et en cellulose, et, par suite, particulièrement aptes à donner des farines de premier choix.

Les grains, un peu plus petits que ceux d'Algérie, sont moins durs et cependant plus azotés ; ils se rapprochent, par leurs caractères extérieurs et leur composition, des meilleurs blés de la Plata.

Les observations météorologiques mentionnées plus haut permettent de fixer à 2.600° la somme de chaleur nécessaire au blé d'Antsirabé (n° 2) pour accomplir le cycle entier de sa végétation. Si l'on rapproche ce résultat de ceux qui ont été obtenus par Hervé-Mangon en Normandie (2.365°) et par moi-même en Algérie (2.462°), on est amené à penser avec Marié Davy (1) que la somme des températures moyennes diurnes accumulées depuis le semis jusqu'à la récolte du froment tend à s'élever, lorsqu'on va du pôle à l'équateur. Dans la plaine d'Antsirabé, cette somme de chaleur est atteinte en cent soixante-six jours, dans la plaine du Chéliff en cent quatre-vingts et dans les plaines de Normandie en deux cent soixante-dix (V. p. 40).

Les expériences de laboratoire ont été confirmées par les spécialistes auxquels je me suis adressé. M. Regnault-Desroziers, président de la Chambre syndicale des grains et farines, m'a écrit : « Tous mes collègues ont été d'accord avec moi pour trouver les échantillons de blés superbes, surtout le n° 1 et le n° 3. Ils sont unanimes pour penser que la farine en sera excellente et que ces blés seraient particulièrement appréciés en cas d'exportation sur la place de Marseille... L'opinion des praticiens est tout à fait d'accord avec le résultat de vos analyses : on peut, en toute confiance, conseiller de propager la culture de ces très belles céréales. »

Nouvelle-Calédonie.

1. Blé dur d'Afrique. — 2. Blé d'Algérie. — 3. Blé dur du Canada. — 4. Blé de Toscane. Ces blés, d'excellente qualité, ont figuré à l'Exposition universelle de 1900.

	1	2	3	4
Eau................	12.50	13.00	12.30	12.60
Matières azotées....	15.27	13.11	14.00	14.70
— grasses....	1.40	1.55	1.70	1.65
— amylacées.	66.83	68.71	68.40	66.80
Cellulose..........	2.10	1.15	1.75	2.15
Cendres...........	1.90	1.85	1.85	2.10
	100.00	100.00	100.00	100.00

(1) Influence de la chaleur sur la durée de la végétation (*Annuaire de l'Observatoire de Montsouris pour 1878*, p. 187).

		1 gr.	2 gr.	3 gr.	4 gr.
Poids	moyen.	3,86	4,06	5,14	3,57
de	maxim.	4,30	5,20	»	4,95
100 grains	minim.	2,80	3,10	»	3,08

III. — Blés des pays étrangers.

Allemagne. — Araucanie. — Australie.

	Allemagne 1889		Araucanie	Australie
	Blé de Dantzig	Blé de Pologne	1893	1899
Eau...............	15.00	13,80	12,10	12,50
Matières azotées....	10,36	12,28	10,28	11,06
— grasses....	1,45	1,65	1,35	1,25
— amylacées.	68.71	67,33	71,87	72,44
Cellulose..........	2,74	3,10	2,54	1,45
Cendres...........	1,74	1,84	1,86	1,30
	100,00	100,00	100,00	100,00

		gr.	gr.	gr.	gr.
Poids	moyen.	3,19	2,62	5,05	4,50
de	maxim.	4,64	4,20	6,47	5,40
100 grains	minim.	1,74	1,44	2,97	3,20

Canada.

	Blés de Manitoba, 1899.				
Eau...............	13.80	12,70	13,40	13,50	13,60
Matières azotées....	11.60	13,06	13,02	11,81	12,52
— grasses....	1,65	2,00	1,78	1,69	1,68
— amylacées.	69,07	68,93	67,85	69,62	68,72
Cellulose..........	1,60	1,95	2,20	1,56	1,58
Cendres...........	1,28	1,36	1,75	1,82	1,90
	100,00	100,00	100,00	100,00	100,00

		gr.	gr.	gr.	gr.	gr.
Poids	moyen.	3,72	3,75	3,16	3,06	3,08
de	maxim.	4,00	4,00	3,80	3,50	3,50
100 grains	minim.	3,20	3 40	2,80	2,60	2,70

LES CÉRÉALES

Chili. — Danube. — Egypte.

	Chili	Danube		Egypte
	1894	1894	1895	1895	1890
Eau......................	10,90	11,10	12,30	12,10	11,90
Matières azotées	9,30	10,74	9,67	10,82	8,54
— grasses.........	1,80	1,55	1,50	1,50	2,00
— amylacées......	74,78	72,29	72,47	71,78	73,10
Cellulose................	1,84	2,38	2,30	1,98	2,32
Cendres................	1,38	1,94	1,76	1,82	2,14
	100,00	100,00	100,00	100,00	100,00
	gr.	gr.	gr.	gr.	gr.
Poids de { moyen........	2,87	3,35	3,17	3,44	3,89
100 { maximum	5,55	4,65	4,40	4,75	5,90
grains. { minimum.....	2,27	1,75	2,10	2,20	2,47

Etats-Unis.

	Blés d'hiver			Blés de printemps.	
	1895	1897	1897	1895	1897
Eau......................	11,40	11,20	14,50	12,40	12,50
Matières azotées..........	13,27	11,05	11,20	12,97	13,96
— grasses.........	1,40	2,10	2,00	2,20	2,25
— amylacées......	69,89	71,80	68,98	68,53	67,30
Cellulose	2,24	2,05	1,90	2,18	2,50
Cendres................	1,80	1,80	1,42	1,72	1,49
	100,00	100,00	100,00	100,00	100,00
	gr.	gr.	gr.	gr.	gr.
Poids de { moyen........	2,74	3,00	3,33	2,94	2,07
100 { maximum.....	3,95	4,80	4,60	3,90	3,60
grains. { minimum.....	1,97	2,40	2,20	2,20	2,00

Indes. — Nouvelle-Zélande. — République Argentine

	Indes Bombay 1894	Nouvelle Zélande 1890	République Argentine		
			Blé Barletta 1895	Blé Français 1895	Blé Rosario 1895
Eau......................	10,40	13,70	12,75	12,00	12,15
Matières azotées.........	10,59	9,21	13,27	13,12	13,58
— grasses.........	1,75	1,70	1,60	1,40	1,45
— amylacées......	73,46	71,33	67,86	69,48	68,52
Cellulose	1,82	2,44	2,78	2,00	2,54
Cendres................	1,98	1,62	1,74	2,00	1,76
	100,00	100,00	100,00	100,00	100,00

		1 gr.	2 gr.	3 gr.	4 gr.	5 gr.
Poids de	moyen	4,55	4,09	2,94	3,34	2,53
100	maximum	6,30	5,50	4,20	4,77	3,35
grains.	minimum	2,28	3,74	1,90	2,00	1,70

Russie (1).

Nicolaïeff, 1895

	Azima	Ghirka	Sandomirka	Ulka	Blé dur
Eau	10,80	12,00	12,30	11,35	11,50
Matières azotées	15,58	14,73	10,82	13,96	14,05
— grasses	1,65	2,25	1,50	1,85	1,45
— amylacées	68,13	66,50	71,34	69,26	68,56
Cellulose	1,94	2,56	2,64	1,88	2,54
Cendres	1,90	1,96	1,40	1,70	1,90
	100,00	100,00	100,00	100,00	100,00

		gr.	gr.	gr.	gr.	gr.
Poids de	moyen	3,42	1,75	2,94	2,89	3,34
100	maximum	4,35	3,15	3,70	4,25	4,90
grains.	minimum	2,35	0,92	2,30	1,85	1,90

Transvaal. — Turquie. — Uruguay.

	Transvaal, 1899		Turquie 1895	Uruguay 1894
Eau	11,90	14,20	11,35	10,90
Matières azotées	11,20	10,98	10,16	15,17
— grasses	1,65	1,85	1,40	1,65
— amylacées	71,20	68,57	72,73	68,62
Cellulose	1,95	2,45	2,34	2,48
Cendres	2,10	1,95	2,02	1,18
	100,00	100,00	100,00	100,00

		gr.	gr.	gr.	gr.
Poids de	moyen	3,18	3,12	3,68	3,44
100	maximum	3,70	4,00	4,90	4,05
grains.	minimum	2,40	2,30	2,22	1,90

(1) Voy. les analyses, publiées dans la *Revue de l'Intendance*, de nombreux échantillons remis par MM. Waller.

IV. — Observations générales sur les blés (1).

1. Les écarts extrêmes que nous avons obtenus dans nos analyses de blés sont :

	Minimum p. 100	Maximum p. 100
Eau......................	8.84	16.90
Matières azotées.......	7.18	15,58
— grasses.......	1,10	2,40
— amylacées....	65.41	76,17
Cellulose...............	1.15	3,94
Cendres...............	1,12	2,56
Poids de 100 grains { moyen....	1.76	6,13
{ maximum.	2,95	7,15
{ minimum.	0,85	5,20

Le maximum d'humidité a été observé dans des blés de France examinés peu de temps après leur récolte.

Le minimum d'azote s'est trouvé dans un blé des États-Unis (Orégon) et le maximum dans les blés de Russie.

Le maximum de cellulose vient d'un blé de l'Oise.

Un blé dur d'Auvergne a donné les plus gros grains ; les blés durs de Russie produisent les plus petits.

2. Le poids moyen du blé ne dépend pas de l'écart trouvé entre les gros et les petits grains, mais de la proportion dans laquelle se trouvent ces divers grains. Dans deux blés de poids moyens différents, on peut donc rencontrer les plus gros grains dans le blé dont le poids moyen est inférieur.

Il n'y a pas de rapport entre le poids moyen des grains et l'essence des blés ; on trouve, en effet, des blés tendres, durs et mitadins dont le poids moyen des grains est identique.

---

(1) *Comptes-rendus de l'Acad. des Sciences* du 28 décembre 1896 et *Revue de l'Intendance*, décembre 1896.

Il n'y a également aucun rapport général à établir entre le poids moyen des grains et le poids des blés à l'hectolitre; cependant, pour quelques variétés de blés russes de même provenance, les azima Nicolaïeff, par exemple, on constate que le poids moyen des grains baisse lorsque le poids de l'hectolitre va lui-même en diminuant.

3. La quantité d'eau trouvée dans les blés n'est pas constante. Elle varie pour un même blé, suivant l'état hygrométrique de l'atmosphère ou suivant l'état d'humidité du local où il est conservé. Pour établir une comparaison rigoureuse entre les blés, il est donc nécessaire de les ramener au même degré d'hydratation, ou plus simplement à l'état sec.

4. Tout en remarquant que le poids des cendres peut être influencé par des poussières ou des particules terreuses retenues dans le sillon du grain, il ne paraît pas que l'on puisse établir de rapport entre les matières salines, l'essence des blés, le poids moyen des blés et le poids des blés à l'hectolitre.

5. Il en est de même pour les matières grasses : on rencontre des blés durs et des blés tendres de poids moyen différent, qui ont exactement la même quantité de graisse; toutefois, c'est dans les blés durs que l'on a observé les plus fortes proportions de matières grasses.

En rapprochant les matières grasses des matières minérales, représentées sur le poids des cendres, on ne relève aucun rapport direct entre ces deux éléments.

6. La répartition de la cellulose dans les blés ne se rattache à aucune donnée générale. On trouve des blés d'essences différentes et de provenances diverses qui renferment exactement la même quantité de cellulose. Il n'y a de même aucun rapprochement à établir entre les matières cellulosiques et le poids moyen des grains ou le poids des blés à l'hectolitre. On observe cependant que les plus fortes quantités de cellulose se trouvent dans des blés tendres. On relève aussi,

dans des variétés de blés de même provenance, par exemple
dans les azima de Nicolaïeff, que la cellulose va en augmentant lorsque le poids moyen des grains ou le poids des blés
à l'hectolitre diminue.

Il n'y a pas de relation entre les cendres, la graisse et la
cellulose.

7. Le dosage des matières azotées offre un intérêt capital
en raison du rôle prépondérant que l'on attribue à ces matières dans l'alimentation.

Si l'on envisage les blés dans leur ensemble, on trouve
des blés tendres qui contiennent plus de matières azotées
que des blés durs; mais, dans une région déterminée, les
blés durs sont généralement plus azotés.

Il ne semble pas que l'on puisse établir de liens étroits
entre le poids des matières azotées et le poids moyen des
grains ou le poids des blés à l'hectolitre; mais on remarque
que les blés durs les plus azotés se rencontrent de préférence dans les blés dont le poids moyen des grains est peu
élevé. On observe aussi qu'il y a moins d'azote dans les
Azima Nicolaïeff, lorsque le poids à l'hectolitre baisse.

Quelques auteurs admettent une relation intime entre les
matières azotées des blés et leurs matières minérales. Cette
assertion n'est pas justifiée : il n'y a pas plus de rapport
entre ces éléments qu'entre les matières azotées, la graisse
et la cellulose.

8. La matière amylacée est en opposition directe avec la
matière azotée; les blés les plus riches en amidon sont les
plus pauvres en azote.

9. L'acidité végétale des blés oscille le plus souvent entre
0 gr. 020 p. 100 et 0 gr. 040 p. 100. Elle est indépendante de
l'essence du blé, de la variété, du climat, du sol.

Causes qui font varier la composition des blés.—
On voit, par tout ce qui précède, combien est variable la

composition des blés. Elle est, en effet, étroitement liée au climat, au sol et au mode de culture.

En général, les pays chauds sont plus favorables au développement de la matière azotée ; mais il y a des exceptions : nous avons des blés d'Egypte qui sont moins azotés que les blés d'Algérie et de Tunisie et même moins azotés que la moyenne des blés de France. Dans les pays à climats variés tels que la France et les Etats-Unis, les plus fortes proportions d'azote se rencontrent dans les blés des régions les plus chaudes. On a constaté aussi que les blés de France de 1904, année très chaude, étaient plus azotés que ceux des années ordinaires.

Comme exemple de l'influence simultanée du climat et du sol, nous avons le blé dur de Bordeaux, toujours plus azoté dans la Gironde que dans les départements du Jura, de Seine-et-Marne, de Seine-et-Oise et de l'Yonne où nous l'avons retrouvé. Nous pouvons citer aussi le blé de Saumur, cultivé en Seine-et-Marne. Tous ces blés ont une tendance à se rapprocher des blés des régions où ils sont transportés. Le poids moyen du grain se modifie en même temps que la composition.

Un autre exemple des plus frappants nous est encore fourni par un blé d'origine française récolté dans l'Amérique du Sud, à La Plata. Ce blé contient plus de 13 p. 100 de matières azotées ; c'est une proportion que nous n'avons trouvée dans aucun blé de France. Le poids moyen des grains est tombé au-dessous de la moyenne de nos blés indigènes.

L'influence de la culture apparaît bien dans les blés d'Aubervilliers et de Gennevilliers qui ont été récoltés dans des terrains où les maraîchers utilisent de préférence, comme engrais, les gadoues de Paris. Ces blés renferment beaucoup plus de matière azotée que les blés de même espèce semés en Seine-et-Oise, et il est à noter que l'on ne relève rien d'anormal pour la matière saline, ce qui prouve, comme nous l'avons déjà dit, qu'il n'y a pas de rapport entre le poids des matières azotées des blés et le poids de leurs matières minérales.

D'autres causes peuvent encore modifier la composition des blés. C'est ainsi que l'on doit tenir compte, dans une certaine limite, de l'état d'homogénéité de la denrée; les gros grains n'ont pas exactement la composition des petits. On trouve aussi des écarts suivant la nuance, de sorte que, par un triage approprié, on peut séparer d'un même échantillon de blé des grains qui présentent une composition différente. C'est ce que prouvent les exemples suivants :

Poids. — Un blé blanc d'Araucanie, choisi en raison de sa nuance très homogène, et de la grosseur bien tranchée de quelques grains, a été trié à la main, de façon à séparer les plus gros grains des plus petits. On a trouvé à l'analyse :

	Gros grains.	Petits grains.
Eau	12,20	11,90
Matières azotées	11,44	10,10
— grasses	1,35	1,45
— amylacées	70,87	71,91
Cellulose	2,30	2,64
Cendres	1,84	2,00
	100,00	100,00
Acidité pour 100	0,034	0,034

Nuance. — On a retiré d'un blé tendre du Chéliff, d'un blé dur d'Auvergne et d'un blé de Corbeil, d'une part, les grains les plus blancs, et, d'autre part, les grains les plus foncés qui sont aussi les plus durs. Les analyses montrent que ces derniers sont plus azotés.

	Blé du Chéliff		Blé d'Auvergne		Blé de Corbeil	
	Grains blancs.	Grains foncés.	Grains blancs.	Grains foncés.	Grains blancs.	Grains foncés.
Eau...	12,10	12,00	11,20	11,20	12,25	12,20
Matières azotées	11,49	12,78	9,75	12,03	9,16	12,03
— grasses	1,85	1,90	1,40	1,20	1,50	1,65
— amylacées..	70,46	69,34	74,73	72,15	73,15	70,83
Cellulose	2,22	2,02	1,46	1,86	2,34	1,74
Cendres	1,88	1,96	1,46	1,56	1,60	1,55
	100,00	100,00	100,00	100,00	100,00	100,00
Acidité pour 100...	0,033	0,038	0,033	0,033	0,036	0,033

V. — Observations spéciales à quelques blés (1).

Blés de France. — En prenant séparément les blés des six régions supérieures de la France et des quatre régions méridionales, on relève les fluctuations suivantes :

	Nord et Centre		Midi	
	Minimum p. 100.	Maximum p. 100.	Minimum p. 100.	Maximum p. 100.
Eau	10,10	16,90	12,00	15,90
Matières azotées	7,58	11,90	8,52	12,00
— grasses	1,10	2,25	1,25	2,00
— amylacées	67,09	75,15	68,41	72,86
Cellulose	1,15	3,94	1,64	3,18
Cendres	1,12	2,24	1,36	2,10
Poids de 100 grains (moyen	3,06	5,88	3,40	6,13
maximum	3,85	7,15	4,50	7,00
minimum	1,90	4,85	2,20	4,92

1. Les régions du Nord à grandes plaines (Flandres, Picardie, Beauce, Brie) présentent un maximum de production égale ou supérieure à 20 hectolitres par hectare. Les régions centrales produisent en moyenne plus de 15 hl. et moins de 20 hl.

(1) *Comptes-rendus de l'Acad. des Sciences* des 4 et 18 janvier 1897.

Les régions du Sud ne dépassent pas 15 hl. et sont souvent au-dessous ; par contre, le poids moyen à l'hectolitre est plus élevé que dans le Nord.

2. Si l'on cherche à établir une comparaison entre les blés des départements du Nord et ceux du Midi, on ne saisit pas de différence très marquée, tant sont nombreuses les variétés de blé cultivées en France. On trouve, au Nord comme au Midi, des blés qui présentent à peu près la même composition. On constate cependant que les plus faibles proportions de matière azotée se rencontrent dans les blés du Nord et les plus fortes dans les blés du Midi.

3. S'il s'agit d'un même département ou d'une région limitée, les rapports entre les différents éléments sont plus étroits. Les variétés tendent vers un type unique plus approprié au sol et au climat. Ce type, constituant le blé ordinaire de la région, présente, dans les conditions ordinaires de culture, une certaine fixité de composition.

C'est ainsi qu'un blé de Bresse, cultivé à Saint-Julien dans la même ferme et mûri à peu près dans les mêmes conditions climatologiques, nous a donné, pendant plusieurs années, des résultats très rapprochés.

4. En parcourant un travail de Millon, présenté à l'Académie des sciences en 1854, notre attention s'est arrêtée sur les fortes proportions d'azote qu'il attribue aux blés du Nord. Dans huit blés récoltés en 1848 dans l'arrondissement de Lille, Millon a trouvé que la matière azotée était ainsi répartie :

	À l'état normal.	À l'état sec.
1. Blé d'Espagne, cultivé depuis 8 ans....	12,06	14,53
2. Blé roux anglais, cultivé depuis 3 ans..	10,35	12,46
3. Autre blé roux anglais................	12,05	14,52
4. Blé barbu..........................	11,08	13,34
5. Blé blauzé.........................	11,78	14,19
6. Autre blé blauzé de même origine......	10,80	13,01
7. Blé duvet, variété venant d'Angleterre..	10,23	12,32
8. Blé de Miracle......................	13,02	15,44

Dans neuf blés récoltés en ces dernières années dans le même département, nous avons obtenu :

		A l'état normal.	A l'état sec.
1.	Blé d'Armentières, récolté en 1890......	10,62	12,51
2.	Même blé récolté en 1895.............	10,34	11,85
3.	Blé de Bergues, 1887.................	9,84	11.03
4.	Même blé, 1890.....................	9,98	11,80
5.	Blé Dattel, récolté à Orchies, en 1895..	9,09	10,53
6.	Blé Goldentrop, —	9,76	11,16
7.	Blé Nursery, —	8,96	10,36
8.	Blé Roseau, —	10,51	12,16
9.	Blé Stand'up, —	10,34	11,99

La matière azotée qui, en 1848, était comprise entre 10,23 p. 100 et 13,02 p. 100, n'est plus aujourd'hui que de 8,96 à 10,62 p. 100. La perte est donc très sensible.

Il n'y a pas à mettre en doute les méthodes d'analyse employées, car nous verrons plus loin que les proportions d'azote trouvées par Millon, en 1852, dans les blés durs d'Algérie, sont restées en concordance avec les données actuelles. Mais il est à remarquer que le rendement des blés en Algérie a peu varié, alors que la moyenne générale en France, qui était de 14 hl. par hectare, s'est élevée à 17 hl. 5 et dans le département du Nord en particulier, à 28 hl.

Nous avons relevé, à propos des blés de Gennevilliers, l'influence des engrais azotés sur la richesse des blés en azote, et Schlœsing citait, en 1895, à la Société nationale d'agriculture, des expériences de culture qui prouvent que la proportion des matières azotées dans les blés dépend essentiellement des ressources du sol en engrais propres à fournir de l'azote. Il est logique d'admettre que la matière azotée doit aller en diminuant dans un sol qui s'appauvrirait en azote. Est-ce réellement à un appauvrissement du sol qu'il faut rattacher les écarts que je viens de signaler et les fumures azotées seraient-elles insuffisantes dans les cultures

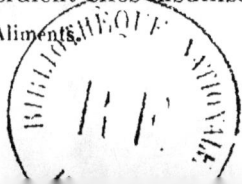

à grand rendement que l'on préconise aujourd'hui? C'est une question qu'il ne m'appartient pas de traiter, mais sur laquelle il importe d'attirer l'attention, car la diminution des matières azotées dans les blés atteint directement l'alimentation générale.

En rapprochant nos analyses de celles de Millon, on constate aussi que la cellulose, dans les mêmes blés du Nord, atteint un poids plus élevé qu'autrefois, ce qui confirme les observations d'anciens meuniers qui ont remarqué que les rendements en farines, des blés du Nord, ont notablement diminué depuis une trentaine d'années.

Blés d'Algérie et de Tunisie. — 32 analyses de ces blés ont présenté les écarts suivants :

	Minimum.	Maximum.
Eau..........................	10,33	14,10
Matières azotées..............	9,35	14,05
— grasses..............	1,35	2,35
— amylacées..........	67,30	73,41
Cellulose.....................	1,40	3,24
Cendres......................	1,15	2,56
Poids de 100 grains { moyen.....	2,12	5,81
maximum.	4,55	6,25
minimum.	1,80	5,20

Les blés d'Algérie et de Tunisie présentent plus d'uniformité dans leur composition que les blés de France : ils sont moins hydratés, plus azotés, et leur poids à l'hectolitre est plus élevé. On sait que les blés de l'ancienne province romaine d'Afrique étaient déjà classés, par Pline, parmi les plus estimés.

Les analyses de blés durs d'Algérie faites par Millon à Alger, en 1852 et 1853 (1), diffèrent peu des nôtres. On y retrouve les mêmes quantités d'azote et il convient de remar-

(1) Voir : *Travaux de Millon sur les blés*, page 71.

quer à ce sujet, contrairement à ce qui s'est produit dans le
département du Nord, que le rendement des blés algériens
à l'hectare (7 hl. 5 à 8 hl. 5) n'a pas dû varier beaucoup depuis l'époque où Millon, alors pharmacien en chef de l'armée
d'Afrique, attirait l'attention de l'administration de la guerre
et des commerçants français sur les qualités remarquables
de ces blés.

Blés d'Australie et de la Nouvelle-Zélande. — Ces
blés se distinguent par une belle nuance jaune claire. La
production à l'hectare atteint à peine en moyenne 10 hl.

Blés du Canada. — Les blés du Canada ont été très
remarqués à l'exposition de Paris de 1900. Le rendement
moyen à l'hectare est de 18 hl. Le Canada tend à devenir
l'un des plus grands producteurs de céréales du monde.

Blés du Danube. — Les blés du Danube, Bulgarie, Mol-
davie, Roumanie, Serbie, présentent une composition assez
uniforme. Ils rappellent les blés durs d'Algérie, mais le poids
moyen des grains est inférieur. La matière azotée est en plus
faible proportion.

Le rendement à l'hectare est d'environ 11 hl. Le poids à
l'hectolitre est de 77 à 78 kg.

Les écarts d'analyse constatés dans 19 échantillons sont :

	Minimum.	Maximum.
Eau..........................	10,70	14,00
Matières azotées..............	9,60	12,43
— grasses...............	1,35	2,25
— amylacées............	68,88	74,13
Cellulose.....................	1,72	3.04
Cendres......................	1,36	2,46
Poids de 100 grains { moyen....	2,65	3,76
Poids de 100 grains { maximum.	4,05	4,95
Poids de 100 grains { minimum.	1,38	2,17

Blés d'Egypte. — Les blés d'Egypte, pauvres en matières azotées et toujours plus ou moins souillés de terre, sont

encore, comme du temps de Pline, peu appréciés. Il est à remarquer que les fèves qui puisent leur azote dans l'air et non dans le sol, comme le froment, sont plus azotées en Egypte qu'en Algérie et en Tunisie.

Blés des Etats-Unis.- Les nombreuses variétés de blés cultivées aux Etats-Unis et les différences de climat sur un territoire aussi vaste font prévoir de grands écarts de composition. On remarque, comme nous l'avons observé pour la France, que les blés des régions septentrionales, les blés de l'Orégon, par exemple, sont moins azotés que les blés des régions méridionales.

Les blés de Californie et les blés de Walla Walla offrent, en particulier, une composition assez analogue à celle des bons blés français.

La production moyenne des blés à l'hectare pour l'ensemble des diverses régions est évalué à 12 hl.

Les écarts suivants ont été relevés sur 23 échantillons.

	Minimum.	Maximum.
Eau	10,30	14,50
Matières azotées	7,48	13,96
— grasses	1,10	2,25
— amylacées	67,30	76,17
Cellulose	1,52	3,20
Cendres	1,42	1,98
Poids de 100 grains { moyen	2,07	3,97
maximum	3,60	5,10
minimum	1,27	2,67

Blés des Indes. — Les blés examinés sont très secs et suffisamment azotés.

Le rendement moyen à l'hectare est de 7 à 8 hl.

Blés de la République Argentine et de l'Uruguay. — Blés à petits grains, présentant une composition assez homogène, et caractérisés par leur forte teneur en azote. Les chiffres suivants donneront une idée des progrès agricoles réalisés dans l'Argentine ; en 1890, la surface ensemencée était d'environ 1.200.000 hectares avec une production de 845.000 tonnes de blé ; en 1904, on atteignait 5 millions d'hectares et 4 millions de tonnes.

Blés de Russie. — On a relevé les écarts suivants sur 56 analyses :

	Minimum.	Maximum.
Eau.........................	10,60	13,30
Matières azotées...............	10,82	15,58
— grasses..............	1,25	2,40
— amylacées...........	65,41	71,36
Cellulose....................	1,62	3,60
Cendres.....................	1,30	2,12
Poids de 100 grains { moyen....	1,75	3,49
maximum.	2,95	5,70
minimum.	0,85	2,40

Les blés russes de la mer Noire, à quelque variété qu'ils appartiennent, se distinguent par une forte proportion de matières azotées et par la petitesse de leurs grains. Le San-domirka est moins azoté que l'Azima, le Ghirka, l'Ulka et en général que tous les blés durs expédiés d'Azoff, de Nicolaïeff, Novorossisk, Odessa, Rostoff et Yeisk. C'est dans les blés Ghirka que le poids moyen des grains atteint son minimum.

Le poids à l'hectolitre, variable suivant les espèces, oscille entre 70 et 81 kg. ; le rendement moyen à l'hectare est d'environ 7 hl.

Blés de Turquie. — Les échantillons venant de Dédé-Agatch se rapprochent des blés de Bulgarie et de Roumanie.

Conséquences. — 1. La composition des blés des différents pays, pris dans leur ensemble, présente de tels écarts que l'on ne peut songer à les représenter par une formule unique.

Il serait aussi arbitraire de vouloir assigner une composition moyenne spéciale aux blés durs et aux blés tendres.

2. De tous les éléments contenus dans les blés, la matière azotée et la cellulose, qui offrent les écarts les plus marqués, sont les plus importants à déterminer, car ils permettent de se prononcer tout de suite sur la valeur nutritive d'un blé.

3. Le plus ou moins de cellulose fourni par l'analyse se traduisant, dans la pratique, par une plus ou moins forte proportion de son, le rendement des blés en farine panifiable est en rapport direct avec le poids de la cellulose, et ce rendement ne saurait être, par suite, uniforme pour tous les blés.

4. Les analyses comparées des blés durs, tendres et mitadins ne justifient pas les taux d'extraction différents prescrits pour chaque essence dans les moutures militaires. L'adoption dans l'armée d'un taux unique voisin de 80 p. 100 (blés parfaitement nettoyés), avec une légère tolérance en plus ou en moins, suivant le développement de l'enveloppe du grain, apporterait beaucoup plus d'uniformité dans les farines et donnerait un pain moins bis et aussi substantiel que le pain de munition actuel.

IV. — GRAINES ÉTRANGÈRES CONTENUES DANS LES BLÉS

Dans les blés de France, la proportion des graines étrangères (épeautre, orge, seigle, ivraie, mélampyre, etc.) est toujours très faible (1 à 1,5 p. 100 au maximum).

Lorsque l'administration de la guerre, non limitée comme aujourd'hui par ses cahiers des charges, pouvait utiliser les blés exotiques, on a rencontré plusieurs fois, notamment à Grenoble en 1881 et à Tarbes en 1883, des blés de provenance égyptienne contenant des graines de *Cephalaria Syriaca* qui, même à la dose de 2 à 5 gr. par kilogr., communiquaient au pain de munition une saveur amère et une teinte plus ou moins ardoisée. La Cephalaria Syriaca (*Scabiosa Syriaca*), de la famille des Dipsacées, est commune en Syrie et dans le Levant. On la trouve aussi en France, aux environs de Nîmes, et plus rarement autour de Montpellier, de Pézenas, etc. Les graines ont une forme prismatique légèrement atténuée à la base, à huit petites côtes visibles à la loupe et même à l'œil nu ; leur teinte est plus terne que celle du blé ; elles sont de plus couronnées par le limbe du calice. Elles mesurent en longueur 5 à 7 mm. et les plus grosses atteignent à peine 3 cgr., le poids d'un petit grain de blé. A la mastication, elles laissent une saveur amère, et, quand on les écrase entre deux feuilles de papier, elles donnent une tache huileuse très persistante (1).

Voici d'autre part une liste des graines étrangères que j'ai recueillies, en 1883, dans des blés des Indes (2) et qui ont été déterminées avec le concours de Masse, ancien pharmacien militaire.

Par leurs dimensions, certaines légumineuses échappent en grande partie à l'action du criblage, et peuvent ainsi communiquer ultérieurement aux farines leur saveur spéciale.

Légumineuses. —	*Vicia peregrina*,	environ	12 p. 1000.
—	*Cicer arietinum*,	—	7 —
—	*Cicer* var. *Nigrum*,	—	7 —
—	*Ervum uniflorum*,	—	2 —
—	*Cajanus indicus*,	quelques graines.	
—	*Acacia Lebeck*,	id.	

(1) D'après le pharmacien principal Cauvet (*Procédés pour l'essai des farines*. Paris, J.-B. Baillière et fils), le fruit de la Cephalaria Syriaca serait désigné dans le commerce sous le nom de *graine de datte*.
(2) *Comptes-rendus de l'Acad. des Sciences*, du 8 oct. 1883.

Légumineuses. *Tamarindus indica*, quelques graines.

— *Cassia ?*.....   id.

— *Rhynchosia ?*.....   id.

Cucurbitacées. — *Citrullus vulgaris*, quelques graines enlevées par le criblage.

Euphorbiacées. — *Ricinus communis*, quelques graines enlevées par le criblage.

Linées. — *Linum usitatissimum*, environ 0,5 p. 1000.

CHAPITRE III

ÉPEAUTRE

Les épeautres ou *blés vêtus* sont des blés dont les grains, à maturité complète, restent étroitement unis à leurs enveloppes, ce qui oblige à faire une opération spéciale pour les en dégager.

L'épeautre (*Triticum spelta*), autrefois très répandu dans l'Europe orientale, n'est plus guère cultivé que dans quelques régions pauvres des Alpes et de l'Allemagne. Son origine est incertaine ; la plupart des botanistes admettent qu'il serait dérivé, par la culture, du blé ordinaire ou serait sorti d'une forme intermédiaire, à une époque préhistorique que A. de Candolle n'estime pas très ancienne.

L'Epeautre est le ξεα des Grecs, la plante donnée aux mortels par Ζευς. C'est le *far* des anciens Romains (Fée). Le blé que les héros d'Homère faisaient manger à leurs chevaux était, d'après Galien, le *locular* ou le petit épeautre (*Triticum monococcum*).

Les analyses suivantes montrent que la composition des grains d'épeautre, privés de leurs enveloppes, ne diffère pas de celles des blés ordinaires.

1. Epeautre ordinaire blanc provenant de triages d'avoines de différentes provenances ; — 2° Epeautre blanc sans barbe d'automne, remis par Vilmorin (1900) ; — 3° Epeautre blanc barbu d'automne de même provenance ; — 4° Epeautre

noir barbu de printemps, même provenance ; — 5° Petit épeautre d'automne ou en grain commun, même provenance.

	1	2	3	4	5
Eau	10,20	12,10	13,10	11,50	11,50
Matières azotées	10,42	9,02	10,92	10,78	11,20
— grasses	2,00	2.60	1,60	2,10	2,10
— amylacées	72,58	72,28	70,03	71.12	71,10
Cellulose	2,50	2,20	2,25	2,40	2,00
Cendres	2,30	1,80	2,10	2,10	2,10
	100,00	100,00	100,00	100,00	100,00
Poids moyen de 100 grains.	3,10	3,87	4,29	3,87	4,50

CHAPITRE IV

FARINES

On désigne, d'une manière générale, sous le nom de *farines*, des poudres obtenues par trituration de divers produits ; farines de blé, d'orge, de riz, de lin, de moutarde, de banane, etc. — Il n'est ici question que des farines de froment.

D'après Regnault-Desroziers (1), les moulins de France transforment annuellement en farine plus de 100 millions d'hectolitres de blé. On a souvent évalué leur nombre à 50.000 ; mais le recensement de 1896 n'a donné que 37.051 établissements de meunerie, dont le tiers entre les mains de meuniers travaillant seuls.

Procédés employés pour l'analyse des farines. — L'eau, l'acidité, les cendres, les matières azotées totales, la graisse, les matières sucrées et amylacées sont dosées de la même façon que pour les céréales. Dans la pratique, le dosage de la cellulose qui doit être effectué sur 25 gr. de farine est remplacé par des épreuves de tamisage faites avec des tamis de soie à mailles plus ou moins serrées (2). D'a-

---

(1) *Rapports du jury international de l'Exposition universelle de* 1900.

(2) Le service des subsistances de l'armée emploie les tamis n°s 90, 120 et 150 ; la finesse de la soie (façon Montauban) est exprimée par le nombre de fils contenus dans un pouce (27 mm.) ; on trouve dans le commerce des numéros allant de 8 à 240.

près les produits laissés par les tamisages, on conclut, par comparaison avec des farines types, à la proportion des particules de son et au degré d'affleurement des farines examinées.

De même, au lieu du dosage de la totalité des matières azotées, on se contente aussi du dosage du gluten seul.

Dosage du gluten humide. — On fait une pâte avec 33 gr., 33 de farine et 15 à 18 cmc. d'eau; on laisse au repos pendant une demi-heure; puis, on procède au lavage du pâton, à la main, en se plaçant sous un mince filet d'eau et au-dessus d'un tamis à mailles serrées, pour éviter toute perte de gluten. On lave, en comprimant la masse, jusqu'à ce que l'eau de lavage s'écoule très claire; on rassemble les débris de gluten tombés sur le tamis; on exprime pour se débarrasser de l'eau retenue mécaniquement; on pèse et l'on multiplie par 3 le nombre trouvé.

Dosage du gluten sec. — On étend en couche mince le gluten humide sur une lamelle de verre tarée et on laisse à l'étuve le temps nécessaire pour la dessiccation complète : on retranche, du poids trouvé, le poids de la plaque de verre. Le gluten est tellement adhérent au verre qu'on ne peut l'en détacher qu'en mettant les plaques dans l'eau pendant plusieurs heures.

Soins à prendre pour l'échantillonnage des farines. — Il n'est pas rare de voir des bulletins d'analyses établis par divers chimistes présenter, pour les mêmes farines, des écarts assez considérables; il arrive que les résultats soient parfois contradictoires. De là des doutes, des hésitations, pour les membres des commissions appelés par les cahiers des charges relatifs aux subsistances militaires, à juger les contestations qui peuvent s'élever entre les parties prenantes et les livranciers; de là aussi des réclamations non justifiées, car il est reconnu, en dernier ressort, que les

divergences signalées viennent généralement d'une prise
d'échantillon défectueuse ou de la mise en pratique de procédés d'analyse particuliers à tel ou tel chimiste.

Sans parler des changements survenus pendant le trans_
port — variations dans le degré d'humidité fréquemment
observées pour les échantillons expédiés dans des sacs en
papier ou en toile ordinaire non imperméabilisée, — ou des
cas de substitution (1) qui se produisent involontairement
lorsque l'on opère plusieurs prélèvements à la fois, on
remarque trop souvent que les prises d'essais sont faites
sans précautions et n'offrent pas toutes les garanties dési-
rables.

On oublie que si la farine que l'on vient de recueillir au
moulin présente une composition homogène, il n'en est plus
de même après quelque temps de mouture. Si l'on ouvre,
par exemple, un sac de farine de basse qualité laissé, pendant quelques jours seulement, dans un lieu à la fois chaud
et humide, on constate déjà une différence sensible entre
l'acidité de la portion centrale et celle de la partie touchant
au sac qui est exposée plus directement aux influences de
l'air ; la saveur vient corroborer les données de l'analyse et
bientôt le toucher, lorsque de petites pelotes commencent à
se former sur les bords.

On ne doit jamais perdre de vue que des causes en apparence sans portée peuvent être suivies d'effets imprévus.
J'ai constaté maintes fois, dans nos manutentions militaires, que les farines dures de meule conservées en sacs
depuis plusieurs mois perdent leur homogénéité : le tamisage au tamis 90 ou au tamis 120, qui était uniforme au
moment de l'entrée en magasin, laisse des résidus bien différents, suivant que l'on prend l'échantillon à l'ouverture du

(1) Une circulaire ministérielle du 21 avril 1902, relative aux précautions à prendre dans l'apposition des scellés sur les sacs témoins et
sur les sacs d'échantillons, prévient ces substitutions.

sac ou que l'on va, à l'aide d'une sonde, le chercher à la partie inférieure. Le gluten venant de là présente des écarts plus élevés de 1, 5 à 2 p. 100. Il est incontestable que la composition des farines s'est modifiée. Les parties les plus légères se sont séparées des plus lourdes, par le fait des mouvements répétés que l'on a imprimés aux sacs en les déplaçant pour leur faire subir les manœuvres de conservation prescrites par les règlements militaires.

Lorsque la prise d'échantillon est de plusieurs kilogrammes, comme c'est le cas habituel pour les envois au laboratoire du Comité de l'intendance qui servent à la fois aux analyses et aux épreuves de panification, les causes d'erreurs sont bien atténuées; mais il en est tout autrement, si l'échantillon remis au chimiste n'est que d'une centaine de grammes. En pareil cas, le prélèvement devrait toujours être fait avec soin, vers le centre du sac, et cette indication devrait être mentionnée sur la demande d'analyse.

Quant aux écarts provenant de certains procédés analytiques employés, procédés que l'on néglige à tort d'indiquer sur les bulletins d'analyse, ils ne disparaîtront que le jour où les chimistes chargés d'expertises commerciales auront accepté pour les farines une méthode uniforme dans le genre de celles qu'ils ont déjà adoptées pour les vins, les sucres et les engrais.

I. — EXPÉRIENCE DE MOUTURES INDUSTRIELLES (1).

I. — Mouture par meules.

Avec les pierres meulières, on peut faire, à volonté, la mouture haute ou la mouture basse.

La première, que l'on désigne aussi sous les noms de

---

(1) *Journal de pharmacie et de chimie*, années 1883, 1884 et 1885; *Annales de physique et de chimie*, avril 1884.

mouture ronde ou de *mouture à gruaux*, est l'ancienne mouture française, aujourd'hui de plus en plus délaissée, en raison des frais élevés qu'elle nécessite. Les grains subissent plusieurs passages : les meules, peu rapprochées au premier tour, le sont davantage aux suivants ; les gruaux passent quatre fois. Ce mode de mouture fournit beaucoup de farine de gruaux et peu de farine sur blé ou de premier jet. Ces farines sont justement appréciées, et, avant l'introduction des cylindres métalliques, elles étaient exclusivement employées par les boulangers à la confection du pain de luxe.

La mouture basse est la plus répandue : on la connaît encore sous les noms de *mouture économique, mouture par pression, mouture anglaise* ou *mouture américaine*. Elle a été autrefois préconisée par Parmentier, comme étant la moins coûteuse et donnant alors le plus grand rendement. Les meules sont très rapprochées ; les grains ne passent qu'une seule fois et les gruaux deux à trois fois. Il en résulte que l'on obtient beaucoup de farine de premier jet et peu de farine de gruaux. Ces farines, moins blanches que les précédentes, servent à la fabrication du pain ordinaire.

Sous les noms de *mouture mixte, mouture bâtarde*, les meuniers entendent une mouture qui tient à la fois de la mouture haute et de la mouture basse et produit des farines de qualités intermédiaires.

Dans l'industrie on retire assez approximativement de 100 parties de blé nettoyé :

	Mouture par meules	
	Basse.	Haute.
Farine sur blé ou de 1er jet...................	46	9
Farine des 1ers gruaux	14	26
Farine des 2es gruaux.......................	8	.35
Farine bise..............................	7	5
Sons et pertes...........................	25	25
	100	100

La meunerie ne livre pas séparément les quatre premiers produits tels qu'ils sont obtenus après blutage : il est fait habituellement quatre types de farines correspondant, suivant leur mélange, aux dénominations de : *farine de première qualité, farines de deuxième, de troisième* ou *de quatrième qualité.* Les farines premières ne comprennent que la farine de premier jet et la farine des premiers gruaux.

Mouture par meules effectuée dans la maison Cornaille-Leroy, de Cambrai, le 13 mai 1884.

Blés mélangés de la récolte 1883.
$$\begin{cases} 2 \text{ parties Blé de la Californie;} \\ 2 \text{ parties Blé de Pologne;} \\ 3 \text{ parties Blé des Indes;} \\ 5 \text{ parties Blé du Nord.} \end{cases}$$

100 parties de blé nettoyé ont donné approximativement :

1. Farine de premier jet......................	50
2. — des gruaux blancs..................	10
3. — des petits gruaux..................	10
4. — des gruaux bis....................	5
5. — totale comprenant tous les passages.	75
6. Rebulet }	25
7. Son }	

Les gruaux bis n'ont pas été, comme les autres gruaux, écrasés par la meule; ils ont passé par les cylindres après avoir été sassés. L'influence du sasseur est très appréciable pour la cellulose.

La farine des petits gruaux a été obtenue par la remouture des résidus laissés après extraction de la farine des premiers gruaux blancs.

Tous les échantillons ont été prélevés par les soins de Alfred Cornaille, ancien élève de l'École centrale des arts et manufactures.

	Eau	Gluten	Graisse	Sucre	Cellulose	Cendres	Acidité
1.	12,66	28,5	1,06	1,20	0,210	0,75	0,033
2.	12,90	32,5	1,20	0,96	0,310	0,62	0,031
3.	12,40	31,5	1,60	1,24	0,260	0,82	0,034
4.	12,74	32,0	1,10	1,10	0,165	0,60	0,023
5.	12,90	32,0	1,09	1,21	0,225	0,73	0,029
6.	13,09	18,0	2,37	2,29	4,250	2,38	0,083
7.	13,10	15,0	2,32	2,45	9,440	5,65	0,069

Les glutens des issues (petit-son, rebulet, gros sons) ont
été obtenus en associant à ces produits un poids déterminé
de gluten humide récemment préparé et bien lavé. On a
procédé à l'extraction comme précédemment, et l'on a
retranché du poids total la quantité de gluten ajouté. Les
résultats sont très approximatifs et ne représentent point
la totalité du gluten.

Le dosage de la matière azotée totale n'a pas été effectué
pour les motifs donnés page 52.

II. — Mouture par cylindres.

L'idée de remplacer, dans les moulins, les meules ordinaires par des cylindres paraît remonter à 1821. Mais ce
n'est que depuis 1874 que ce mode de mouture a pris une
très grande extension en Hongrie, puis en France, après
l'Exposition de Paris de 1878. Les farines s'obtiennent à
l'aide de cylindres cannelés en hélice, qui sont en fonte, et à
l'aide de cylindres à surface unie, qui sont en acier ou en
porcelaine. Les premiers, plus connus sous le nom de *broyeurs*.
servent à broyer le blé et donnent la farine de 1er jet. Par
analogie avec ce qui se passe dans la mouture haute, par
meules, le blé est peu touché au premier passage ; les cylindres, en effet, n'ont que 350 cannelures ; pour le second
broyage, les cylindres sont à 400 cannelures ; pour le troisième, à 500, et ainsi progressivement jusqu'aux cylindres
à 900 cannelures que l'on trouve dans les usines qui font
plus de cinq broyages.

BALLAND. — Les Aliments.   8

Les cylindres lisses sont employés à transformer les gruaux en farine : de là le nom de *convertisseurs* qu'on leur donne pour les distinguer des broyeurs. Cette opération, comme celle du broyage, nécessite également au moins cinq passages : c'est pour les derniers passages qu'on utilise de préférence les cylindres en porcelaine.

De 100 parties de blé nettoyé, on retire le plus souvent :

Farines blanches }	de broyeurs..................	18
	de convertisseurs............	48
Farines bises..................................		9
Sons et déchets, y compris 1 p.100 de farine noire.		25
		100

En mélangeant les différents passages des cylindres, on peut obtenir les divers types de farine nécessités pour les besoins du commerce.

Mouture par cylindre effectuée dans la maison Cornaille-Leroy, le 8 mai 1884.

Blés mélangés de la récolte de 1883 : parties égales de blé de Californie, blé des Indes, blé du Nord.

La mouture a donné approximativement, pour 100 parties de blé nettoyé :

1.	Farine du premier broyage......		1
2.	— des 2e, 3e et 4e broyages mélangés....		15
3.	— du 5e broyage.....................		3
4.	— des 1er, 2e et 3e passages des gruaux.. }		50
5.	— du 4e................................		
6.	— du 5e passage des gruaux...........		5 à 6
7.	— totale comprenant les 2e, 3e, 4e et 5e broyages et les 1er, 2e, 3e et 4e passages des gruaux.................		68
8.	Rebulet. }		
9.	Petit son. }		25
10.	Gros son. }		
11.	Germes retirés à la main des petits sons.		

	Eau	Gluten	Graisse	Sucre	Cellulose	Cendres	Acidité
1.	12.76	26,5	0.80	0,86	0,850	0,97	0,031
2.	13,05	32,5	0,80	0,79	0,270	0,55	0,027
3.	13,18	45,0	1,05	0,74	0,446	0,90	0,045
4.	13,70	28,5	0,54	0,75	0,250	0,55	0,021
5.	13,80	30,5	0,62	1,10	0,375	0,50	0,023
6.	13,74	31,5	1,60	1,65	0,513	0,62	0,036
7.	13,40	29,5	0,74	0,92	0,350	3,85	0,025
8.	13,20	18,5	3,90	2,50	8.240	4,83	0,146
9.	13,54	13,0	3,38	3,27	9,080	6,05	0,146
10.	14.18	10,0	2,30	2,75	10,360	5,14	0,096
11.	12.70	»	11,20	(1)	4,350		0,178

Mouture par cylindres effectuée
dans la même maison le 5 juillet 1883

Blés durs des Indes de la récolte de 1882.

	Gluten	Cendres	Acidité
Farine des quatre premiers broyages.......	36,00	0,75	0,020
— du 5e broyage......................	49,00	0,90	0,020
— des 1er et 2e passages des gruaux...	32,00	0,40	0,020
— du 4e passage des gruaux..........	36,00	0,60	0,020
— du 5e passage des gruaux..........	30,00	0,60	0,025
Farine totale comprenant tous les passages.	35,00	0,65	0,025

III. — Observations se rattachant
aux précédentes expériences de mouture.

Eau. — 1. Le dosage de l'eau dans les farines est une opération délicate, et, pour avoir des résultats comparables, il importe de se placer rigoureusement dans les mêmes conditions. Ainsi, une farine chauffée à 80 degrés, pendant trois heures, n'a perdu que 6,50 pour 100 d'eau; la même farine, chauffée à 100 degrés pendant trois heures, a perdu 11,40 et chauffée pendant huit heures 14.10. Millon, qui a parfaitement étudié tous ces faits, a constaté que la farine chauffée

---

(1) En présence de l'eau, les germes donnent une émulsion blanche, persistante, qui passe à travers le filtre. Le dosage du sucre est incertain, mais il ne paraît pas dépasser 2 p. 100.

à 130 degrés pendant vingt heures perdait encore de l'eau. Mais arrivée à ce degré de déshydratation, la farine a jauni, ce qui indique un commencement d'altération.

2. D'autre part, les pesées doivent être faites rapidement, car les farines qu'on retire des exsiccateurs reprennent facilement de l'eau. Dans un milieu où l'humidité relative est de 72 pour 100 et la température de 22°, la farine reprend 0 gr. 40 pour 100 en dix minutes. On peut éviter la prise d'eau pendant les pesées en opérant la dessiccation dans des flacons tarés, bouchés à l'émeri.

3. Il y a également à tenir compte du degré d'acidité de la farine. Bondonneau (1) a montré que les acides de fermentation contenus dans les fécules du commerce pouvaient, pendant la torréfaction, transformer une partie de l'amidon en glucose en fixant de l'eau. La quantité d'eau retenue ainsi est très appréciable : une farine de blé tendre très ancienne, dont l'acidité, représentée en acide sulfurique monohydraté, était de 0,137 pour 100, a donné, par dessiccation directe, 12,85 pour 100 d'eau. En neutralisant préalablement l'acide par l'eau ammoniacale, de façon à éviter la transformation de l'amidon en glucose, on a obtenu 13,20 pour 100.

4. Enfin, l'état hygrométrique de l'air ne doit pas être négligé. J'ai eu l'occasion d'observer que les mêmes farines contenaient des quantités d'eau variables, suivant qu'on opérait par un temps sec ou par un temps humide, et que l'écart pouvait atteindre 1 pour 100. De la farine préalablement desséchée, portée dans une cave où l'humidité relative est de 96 pour 100 et la température de 16°, peut reprendre un maximum de 18 pour 100 d'eau.

5. Lorsqu'on donne le dosage de l'eau dans une farine, on

---

(1) *Comptes-rendus Acad. Sc.*, 1884.

doit donc toujours faire connaître à quel degré de chaleur on a soumis la farine et pendant combien de temps on l'a chauffée ; on doit aussi, dans certains cas, tenir compte de son acidité et du degré hygrométrique de l'air.

Gluten et matière azotée. — 1. Dès que l'on s'écarte des conditions que nous avons indiquées pour l'extraction du gluten, on obtient des résultats différents : c'est ce qu'ont déjà obtenu Bénard et Girardin (1) à propos du temps qui s'écoule entre la préparation des pâtons et l'extraction du gluten.

En reprenant les expériences de ces auteurs avec des farines militaires ayant deux mois de mouture, j'ai trouvé pour 100 de farine :

	Farines de blés durs.		Farines de blés tendres.	
	I	II	I	II
Après un repos de 1/2 heure.......	36.0	39	28.0	37.5
— 1 —	38.0	40	28.5	»
— 2 —	39.2	44	29.0	40.0
— 3 —	38.3	42	31.0	»
— 4 —	36.4	39	32.0	»
— 5 —	»	»	31.0	»
— 6 —	»	34	»	»
— 7 —	»	»	28.0	»
— 8 —	»	»	»	30.5

Le gluten, dans les pâtons, n'atteint donc son maximum de développement qu'après un certain temps de repos : ce temps varie avec la nature du blé ; il varie aussi avec le degré d'affleurement de la farine. De plus, dès que le gluten a atteint son maximum de rendement, il décroît progressivement et l'acidité suit une marche ascendante, c'est ce que prouvent les expériences suivantes où l'on a évité la dessiccation des pâtons en les maintenant dans une atmosphère humide.

(1) *Journal de pharmacie et de chimie*, 1881.

	Farine de 1re qualité		Farine de 2e qualité	
	Acidité.	Gluten.	Acidité.	Gluten.
De suite..............	0,034	28	0,041	29
Après repos de 1 heure.	0,036	31	0,042	37
— 7 —	0,036	28	0,053	37
— 10 —	0,038	26	0,056	34
— 14 —	0,042	25	0,059	28
— 22 —	0,045	23	0,068	26

Dans toutes ces expériences, les pâtons ont été abandonnés à un repos absolu : lorsqu'on les étire fréquemment, les résultats sont un peu modifiés. En portant leur température vers 40°, on arrive plus vite aux écarts signalés plus haut.

Il en est de même avec les farines anciennes pour lesquelles le gluten va quelquefois en décroissant dès le début, sans passer par un maximum.

2. Les différences que l'on obtient en faisant varier la quantité des farines employées à la confection des pâtons, bien que faibles, sont cependant à noter. Elles proviennent en partie du plus long temps qu'il faut pour retirer le gluten dans les gros pâtons. Ainsi, des pâtons faits avec 10, 20, 50 et 100 grammes de farines ont donné après 25 minutes de repos 2 gr.,8 ; 5 gr.,8 ; 15 gr.,2 et 31 gr.,5 de gluten, soit p. 100 : 28 gr.; 29 gr. ; 30 gr., 4 et 31 gr., 5 avec des farines de blé tendre blutées à 20 p. 100.

Et 3 gr.,4 ; 6 gr.,8 ; 17 gr.,5 et 36 gr.,4 de gluten, soit p. 100 : 34 gr.; 35 gr. et 36 gr.,4 avec des farines de blé dur blutées à 12 p. 100.

3. Lorsque l'on prend 60 gr. d'eau au lieu de 40 gr. pour faire un pâton avec 100 gr. de farine, le gluten est plus difficile à rassembler, mais son poids est le même.

4. Le temps que l'on met à rassembler le gluten varie avec la nature du blé. Il varie aussi avec l'ancienneté de la farine; il est moins long, et, dans ce cas, le gluten est plus compact,

granuleux. Pour certaines farines du Chili, par exemple, le gluten est tellement fluide, lorsqu'elles sont récentes, que l'on peut à peine le réunir; après dix-huit mois de mouture, au contraire, le gluten est consistant, et il se rassemble vite (1).

5. Les erreurs d'analyses provenant du travail de l'opérateur sont très appréciables. Pour quatre préparateurs habiles, agissant simultanément dans les mêmes conditions, j'ai constaté que l'écart dans le poids du gluten atteignait fréquemment 2 pour 100 grammes de farine ; cet écart tenait surtout de la façon dont le gluten avait été lavé, puis exprimé, avant d'être pesé (2).

6. L'opération du lavage a donné lieu aux remarques suivantes :

Par des lavages successifs on obtient, au bout d'un temps plus ou moins long, un poids de gluten à peu près constant. Le gluten des farines dures perd moins par lavage que le gluten des farines tendres; ainsi, tandis que le premier

(1) Le pharmacien principal Raby a cité (*Union pharmaceutique*, décembre 1885) le cas d'une farine de blé dur de Kubanka qui se serait également améliorée en vieillissant. Cotée bonne à l'entrée en magasin, cette farine contenait alors un peu moins de 37 pour 100 de gluten humide: trois mois après, elle en fournissait 39 pour 100, puis 43 pour 100 au bout de six mois; enfin, 48 pour 100 au bout d'un an. La diminution survint alors, mais, après deux ans de garde, la farine rendait encore plus de gluten qu'au début.

(2) W. Johannsen, qui a repris la plupart de mes expériences, a observé que des dosages de gluten, menés parallèlement par un même opérateur, variaient *souvent beaucoup* lorsqu'ils étaient faits à des jours différents, tandis qu'on obtenait, en général, une *bonne concordance* en les faisant le même jour.(*Résumé des trav. du Labor. de Carlsberg*, 1888.)

Ces variations sembleraient se rattacher à la température (v. p. 44). Manget a relevé en effet (*Revue Int.*, 1901, *loc. cit.*) que la température de l'eau employée au malaxage des pâtons, de même que la composition de cette eau, exerçaient une influence sensible sur le rendement du gluten; l'eau distillée donne moins de gluten que l'eau ordinaire. Arpin a rapporté des faits analogues (*Revue Int.*, 1902); M. Fleuren aussi. (*Comptes-rendus Acad. Sciences* du 9 janvier 1905.)

ne perd en moyenne que 5 pour 100, le second perd 7 pour 100.

Le gluten, retiré d'un pâton préparé depuis trois heures, perd plus que le gluten retiré d'un pâton que l'on vient de préparer. Cette perte est de 2 à 3 pour 100, pour les farines dures, et de 4 à 6 pour 100, pour les farines tendres. Dans les farines bien blutées, la perte paraît moindre. Dans les farines anciennes, elle est beaucoup plus considérable.

Une masse de gluten provenant de bonne farine, mise dans l'eau pendant vingt-quatre heures, puis lavée, perd en moyenne 10 pour 100; avec de vieilles farines, la perte dépasse 20 pour 100.

7. La dessiccation du gluten a fourni les observations les plus intéressantes.

Le gluten est susceptible de s'hydrater diversement, et, en général, l'hydratation est plus élevée avec le gluten des blés tendres qu'avec le gluten des blés durs.

A. — 100 grammes de farines dures (Indes) provenant de deux lots différents ont donné :

36 gr.,8 de gluten contenant	Gluten sec	13.0	35.32
	Eau	23.8	64.68
		36.8	100 »
36 gr.,4 de gluten contenant	Gluten sec	12.3	33.79
	Eau	24.1	66.21
		36.4	100 »

B. — 100 grammes de farines tendres (Amérique) de mouture récente, prises dans deux lots divers, ont donné :

31 gr.,3 de gluten contenant	Gluten sec	10.25	32.75
	Eau	21.05	67.25
		31.30	100 »
31 gr.,5 de gluten contenant	Gluten sec	10.20	32.38
	Eau	21.30	67.62
		31.50	100 »

8. L'hydratation peut varier dans le gluten d'une même farine, suivant que ce gluten a été retiré des pâtons immédiatement après leur préparation, ou après quelques heures de repos : dans ce dernier cas, le gluten est plus mou.

A. — 100 grammes de farine dure des Indes ont donné immédiatement après la préparation du pâton 39 grammes de gluten, et, après un repos de deux heures, 44 grammes. Par dessiccation à l'air d'abord, puis à l'étuve jusqu'à poids constant, on a obtenu :

	De suite.		Après 2 heures.	
Gluten sec.............	16.9	43.33	17.3	40.68
Eau.................	22.1	56.67	26.1	59.32
	39 »	100.00	44 »	100 »

B. — 100 grammes de farine provenant d'un autre lot ont donné, dans les mêmes conditions, 35 gr. et 37 gr.,8 de gluten, dont la composition était :

	De suite.		Après 2 heures.	
Gluten sec...........	12.4	35.42	13.0	34.39
Eau.................	22.6	64.58	24.8	65.61
	35.0	100.00	37.8	100.00

C. — 100 grammes de farine tendre ont fourni semblablement 31 gr.,8 et 34 gr.,2 de gluten ainsi composé :

	De suite.		Après 2 heures.	
Gluten sec...........	11.0	34.59	11.2	32.74
Eau.................	20.8	65.41	23.0	67.26
	31.8	100.00	34.2	100.00

9. L'hydratation du gluten varie avec l'ancienneté de la farine :

On a fait deux pâtons avec 100 grammes de farine tendre d'Amérique ayant neuf mois de mouture. L'un de ces pâtons, malaxé de suite, a donné 23 gr.,6 de gluten humide, et l'autre, après deux heures de repos, 27 grammes. Par dessiccation on a eu :

	De suite.		Après 2 heures.	
Gluten sec............	9.6	40.67	10.6	39.25
Eau	14.0	59.33	16.4	60.75
	23.6	100.00	27.0	100.00

10. Les expériences qui suivent peuvent aussi être rattachées à l'étude de l'hydratation du gluten.

A.—Lorsqu'on dissout un poids donné de gluten humide dans l'acide acétique faible et qu'on projette cette solution dans une eau saturée de bicarbonate de soude, le gluten que l'on en retire immédiatement gagne du poids, lorsqu'on le lave à grande eau.

B. — Une masse de gluten, triturée dans une eau saturée de chlorure de sodium, perd de son poids et acquiert la consistance du caoutchouc. Par lavage à grande eau, elle reprend son poids primitif avec des qualités d'élasticité qu'elle n'a pas toujours au début. Cette propriété du chlorure de sodium de raffermir le gluten n'est pas inconnue des ouvriers boulangers, qui savent, par tradition, qu'il suffit d'ajouter une poignée de sel aux pâtes qui *relâchent* pour leur donner du *corps*.

Le sel est entraîné par les lavages.
6 gr.,7 de gluten ayant séjourné vingt-quatre heures dans l'eau salée ont donné, après dessiccation à l'étuve, 3 gr.,9, et, après calcination 0 gr.,834.
6 gr.,7 du même gluten ont donné, après lavage à grande eau, 8 gr.,3, puis, par dessiccation 2 gr.,8, et par calcination 0 gr.,154.

C. — Lorsqu'on plonge, durant quelques heures, un morceau de gluten humide dans une solution concentrée de chlorure de zinc, il se durcit en perdant de l'eau et devient analogue à du gluten desséché. Par lavage à grande eau, il reprend son élasticité et son poids primitif.

D.— Les solutions qui suivent agissent de la même façon sur le gluten, mais avec plus ou moins d'intensité :

Acétate d'ammoniaque.
Carbonate de potasse.
Chromate de potasse.
Sulfate de cuivre.
— de fer.

Sulfate de magnésie.
— de zinc.
Alun.
Glycérine.

Dans la glycérine, le gluten, devient brun foncé ; par lavage et mastication, il reprend sa teinte grise.

E. — Après une immersion de vingt-quatre heures, dans les liquides suivants, le gluten ne paraît pas modifié :

Bromure de potassium au 10°.
Iodure de potassium au 10°.
Chlorate de potasse au 20°.
Nitrate de potasse au 10°.

Bicarbonate de soude à 1/10.
Hyposulfite de soude en solution.
Huile d'olive.

F.— Le gluten, qui séjourne dans les solutions suivantes, s'altère plus ou moins et disparaît complètement par lavage à grande eau :

Acide azotique dilué.
— chlorhydrique dilué.
— citrique au 10°.
— tartrique au 10°.
Alcool étendu.

Ammoniaque très diluée.
Acétate de plomb cristallisé.
Sous-acétate de plomb liquide.
Azotate acide de mercure.

G. — Une masse de gluten de 100 grammes, étirée sur des ficelles et desséchée à l'air pendant plusieurs jours, a perdu 56 grammes d'eau. Elle a repris, par lavage, tout ce que la dessiccation lui avait enlevé ; sa teinte et son élasticité étaient redevenues les mêmes qu'au début.

Une masse semblable desséchée à l'air, puis à l'étuve à 100 degrés, a perdu 65 grammes ; elle a repris, au contact de l'eau, une partie seulement de son poids, mais non son élasticité.

11. En résumé (1) on peut obtenir, pour une même farine,

_____

(1) *Comptes-rendus Acad. des Sciences* du 13 août 1883.

des quantités variables de gluten, suivant la manière dont on opère. L'écart tient surtout au degré d'hydratation du gluten et au lavage qu'on lui fait subir.

Le gluten humide renferme des quantités d'eau variables. Ainsi, l'eau est en plus forte proportion dans le gluten des blés tendres que dans le gluten des blés durs. Elle est en moins forte proportion dans le gluten retiré des pâtons immédiatement après leur préparation que dans le gluten retiré des pâtons après deux heures de repos. Elle est également en moins forte proportion dans le gluten des vieilles farines.

Certains corps tels que le sel marin, l'acétate d'ammoniaque, le carbonate de potasse, la glycérine, etc., peuvent enlever de l'eau au gluten, le déshydrater. Par lavage à grande eau, ce gluten, qui a perdu de son poids et s'est durci, reprend, avec son poids primitif, toutes les qualités d'un bon gluten.

Un lavage prolongé fait perdre au gluten une partie de son poids. Le gluten des blés durs perd moins, par lavage, que le gluten des blés tendres; le gluten d'un pâton préparé récemment perd également moins que le gluten d'un pâton préparé depuis deux heures. Le gluten des vieilles farines perd plus que le gluten des farines récentes.

Pour éviter des erreurs dans le dosage du gluten humide, il conviendrait, en cas d'expertises, d'opérer comme il suit :

Faire un pâton avec 50 gr. de farine et 20 à 25 gr. d'eau ; laisser ce pâton au repos pendant vingt-cinq minutes, puis le partager en deux parties égales; retirer le gluten de l'une immédiatement, et celui de l'autre une heure après; peser le gluten, après l'avoir fortement serré dans la main, dès que l'eau de lavage s'écoule claire ; continuer le lavage pendant cinq minutes et peser de nouveau. Le total de ces quatre données représentera la moyenne du gluten pour 100 parties de farine.

Impuretés du gluten. — Le gluten retient de la matière grasse, des sels et du ligneux.

A. — 5 gr.,6 de gluten sec ont donné 0 gr.,167 de matière grasse, soit 2 gr.,98 pour 100 ; la farine desséchée employée à sa préparation en donnait 0 gr., 91 pour 100.

B. — De 100 grammes de gluten sec on a retiré 0 gr.,92 de ligneux, et de 100 grammes de farine de même provenance 0 gr.,270.

C. — 1 gr.,76 de gluten a laissé par incinération 0 gr.,015 de cendres, soit 0 gr.,85 pour 100 ; la farine desséchée en laissait 0 gr.,68 pour 100.

Ces résultats sont confirmés par les trois analyses qui suivent. La première est celle d'un gluten en plaque, préparé avec des farines des manutentions militaires ; la seconde se rapporte à un gluten également en plaque, et la troisième à une farine pour pain de gluten : ces deux derniers produits proviennent de la fabrique de Gand, de Cambrai.

	1	2	3
Eau	8.47	8.35	9.84
Amidon	2.48	4.50	11.75
Matière grasse	3.68	2.80	2.94
Ligneux	1.91	0.90	0.71
Cendres	1.25	0.90	1.00
Gluten (par différence)	82.21	82.55	73.76
	100.00	100.00	100.00

L'amidon a été calculé d'après la quantité de glucose trouvée dans la liqueur acide employée au dosage du ligneux.

Il résulte de ces analyses que 10 grammes de gluten sec contiennent approximativement 0 gr.,30 de matière grasse, 0 gr.,10 de ligneux et 0 gr.,10 de cendres. Si l'on suppose ces 100 grammes de gluten produits par 100 grammes de farine renfermant 0 gr.,90 de matière grasse, 0 gr.30 de ligneux et 0 gr.,65 de cendres, on voit que le gluten ne retiendrait que le tiers de la matière grasse et du ligneux et le sixième seulement des matières salines.

On remarquera, de plus, combien le gluten est doué d'hygroscopicité, car les produits examinés avaient été parfaitement déshydratés au moment de leur préparation. J'ai constaté, d'autre part, qu'une plaque de gluten bien desséchée pouvait absorber, pendant une série de jours très humides, jusqu'à 21 pour 100 d'eau.

Matières grasses.— 1. Les matières grasses retirées des farines et des germes ont une couleur jaune pâle; celles des issues sont plus ou moins rougeâtres : cette teinte provient de la matière colorante contenue dans les couches périphériques des grains de blé. Ces matières grasses ne se dissolvent qu'en partie dans l'alcool à 90° : elles ont la consistance du miel et deviennent plus fluides à une température de 60°. Exposées à l'air pendant plusieurs mois, elles rancissent. Lorsqu'on les chauffe, elles conservent leur couleur et leur fluidité et perdent de leur poids.

A. — 2 gr.,428 de matières grasses retirées des issues ont perdu 0 gr.,067, soit 2,76 pour 100 après huit jours d'étuve à 100 degrés.

B. — 5 gr. d'huile de lin, dans les mêmes conditions, ont augmenté de 0 gr.,102, soit 2,04 pour 100 : l'huile s'est durcie et a pris une teinte très foncée.

2. Les matières grasses vont en diminuant dans les farines que l'on conserve.

Des farines de blés des Indes, de blés de Pologne et de blés d'Amérique, ayant quinze à dix-sept mois de mouture, contiennent seulement 0 gr.,34 à 0 gr.,40 pour 100 de matières grasses.

Des farines de blés de Chili et de blés de Californie, ayant plus de deux ans de mouture, n'en renferment que 0 gr.,10 à 0 gr.,15 pour 100.

Ces matières grasses possèdent une odeur forte et désagréable qui rappelle la nicotine.

3. Les matières grasses sont toujours accompagnées

d'huiles essentielles que l'on peut saisir assez facilement lorsqu'on chasse, avec précaution, les dernières traces d'éther. En opérant sur de petites quantités et sur des produits non desséchés à l'étuve, ces essences sont plus nettement perçues. Elles ont généralement une odeur agréable de fleur de froment, de pain sortant du four, parfois même de miel. Les germes donnent d'abord une odeur désagréable de féverole; l'odeur de froment n'apparaît qu'après : elle est plus persistante. Lorsqu'on triture les germes avec de l'eau, on perçoit, seulement pendant quelques heures, cette odeur de féverole. Quelques farines de blé nouveau la répandent au sortir des meules,mais on ne la retrouve plus après un mois de mouture.

Cellulose ou ligneux. — Le procédé Millon, que nous avons adopté avec quelques modifications, fournit, en peu de temps, des résultats nécessairement approximatifs, mais néanmoins très comparables.

Lorsqu'on chauffe la farine avec l'acide chlorhydrique à 1/20 en vue de retirer le ligneux, on observe que la masse s'épaissit, puis se fluidifie peu à peu en se boursouflant : l'amidon se transforme d'abord en empois et disparaît en entier, comme on peut le constater à l'aide de l'eau iodée. Le produit laissé par la solution chlorhydrique représente, après dessiccation, 10 à 12 pour 100 du poids de la farine : il est constitué par le ligneux et la matière azotée. Celle-ci se dissout rapidement à chaud dans la potasse à 1/10, en produisant plus ou moins de mousse. Elle ne précipite qu'en partie de cette solution, lorsqu'on y verse un excès d'acide chlorhydrique, et la partie précipitée (environ le tiers), recueillie sur filtre, est soluble dans l'alcool.

J'ai cherché, en vain, à remplacer la lessive alcaline par l'acide acétique à différents états de concentration ; les matières azotées qui ont subi le traitement chlorhydrique se dissolvent bien, mais les solutions sont poisseuses et les filtrations impraticables.

Le ligneux doit être bien lavé à l'eau, à l'alcool et à l'éther, car il a une certaine tendance à retenir les sels et la matière grasse. Il est généralement grisâtre pour les farines et plus ou moins brun pour les issues; il brûle rapidement, en ne laissant que des traces de cendres. Ce moyen de contrôle ne doit pas être négligé.

Cendres ou matières salines.— Les cendres sont constituées en grande partie par des phosphates et paraissent avoir une composition analogue. Dans mes essais comparatifs, je n'ai trouvé de différences appréciables que pour les cendres de la farine du premier broyage des cylindres; elles renferment de l'alumine, moins de phosphate et beaucoup plus de silice (22 pour 100 au lieu de 1,3). Ce fait doit être attribué aux parties terreuses localisées dans le sillon longitudinal du grain de blé : le nettoyage est impuissant contre ces impuretés.

Conclusions générales (1). — 1. Lorsqu'on fait une coupe d'un grain de blé suivant le sillon qui le traverse dans sa longueur, on aperçoit un épisperme assez mince, formé de plusieurs membranes superposées, une amande farineuse très développée, et, vers le bas, un tout petit embryon.

Chacune de ces parties présente une composition chimique différente.

L'amande renferme l'amidon et le gluten; l'amidon y occupe surtout la portion centrale et va en décroissant, à mesure qu'on se rapproche de l'enveloppe extérieure, tandis que le gluten suit une marche inverse.

L'embryon est particulièrement riche en matières grasses

(1) *Comptes-rendus Acad. des Sciences* des 23 juin, 15 et 28 juillet, 25 août et 15 septembre 1884.

et en matières minérales; l'épisperme fournit du ligneux, de la matière grasse, des sels minéraux, et, en plus faible quantité, de la matière colorante et des principes aromatiques.

Par le fait de la mouture, tous ces principes sont plus ou moins mélangés et passent finalement dans les issues et dans les farines, où on les retrouve en proportions qui varient suivant le mode de mouture adopté.

2. La mouture par cylindres donne des farines généralement plus pauvres en ligneux, en matières grasses et en matières salines que la mouture par meules; ces matières, par contre, sont en plus grande quantité dans les issues des cylindres que dans les issues des meules.

3. La relation qui existe entre les matières salines, l'acidité, le sucre, le ligneux et les matières grasses et aromatiques est manifeste. C'est par l'embryon et l'épisperme, qui sont, comme on le sait, plus intimement attaqués par les meules que par les cylindres, que ces divers facteurs passent dans les farines. L'acidité et le sucre se rattachent plus directement aux ferments localisés dans les membranes qui entourent l'embryon.

4. Dans les deux systèmes de mouture, le rendement en farines est le même ; il est en moyenne de 75 p. 100 de blé nettoyé. Il reste donc, avec les issues, environ 10 p. 100 de gruaux, car les enveloppes du blé n'atteignent que 15 p. 100.

5. Les meules produisent deux sortes de farines différentes par leur teinte, mais assez rapprochées par leur composition chimique. Avec les cylindres, on peut retirer d'un même blé jusqu'à dix variétés de farines ; il suffit de recueillir séparément les divers passages : on peut même aller au

delà, en combinant tous ces passages. Les variétés ainsi obtenues sont très différentes.

A côté de farines relativement pauvres en matières azotées, mais d'une blancheur parfaite, on peut avoir des farines plus ou moins colorées, mais extrêmement riches en matières nutritives.

6. La proportion d'eau contenue dans les divers produits des moutures, par cylindres ou par meules, est sensiblement la même.

Les matières salines sont réparties différemment. Dans la mouture par cylindres, comme dans la mouture par meules, les farines retirées des gruaux contiennent moins de cendres que les farines sur blé. Dans la mouture par cylindres, les farines sont plus pauvres en cendres que dans la mouture par meules; les issues, au contraire, sont plus riches.

Plus le taux de blutage d'une farine diminue, plus la proportion des matières salines augmente. Les perfectionnements, réalisés dans la meunerie pendant ces dernières années, ont eu pour résultat de déplacer les matières salines et de modifier sensiblement les chiffres donnés par les ouvrages classiques : les farines ont perdu et les issues ont gagné.

Les farines premières des cylindres donnent généralement 0,30 à 0,50 pour 100 de cendres ; les farines premières de meules 0,50 à 0,70 ; les farines tendres des manutentions militaires blutées à 20 pour 100, 0,60 à 0,90, et les farines dures blutées à 12 pour 100, 1,10 à 1,30.

Les divers produits que l'on retire de la mouture du blé contiennent des proportions variables de matières grasses. Ces matières sont moins élevées dans les farines que dans les issues : dans les petits sons et les gros sons de meules, la proportion est la même; dans les petits sons des cylindres,elle est en plus grande quantité que dans les gros sons; elle atteint le maximum dans les germes.

Le ligneux est en moins forte proportion dans les farines que dans les issues; il est en moins forte proportion dans les farines de cylindres que dans les farines de meules; il est en plus forte proportion dans les issues des cylindres que dans les issues des meules: le maximum se trouve dans les gros sons.

Le gluten, de même que le ligneux et les matières grasses, est inégalement réparti dans les divers produits des moutures.

Les procédés de mouture employés ne paraissent pas avoir d'action particulière sur le gluten. On a bien constaté que le même blé, avec des meules de nature différente, pouvait donner des farines contenant des proportions de gluten variables,mais ce fait s'explique par le degré d'affleurement de la farine; telle meule attaquant plus intimement le grain que telle autre.

Les farines renferment toujours moins d'acidité que les issues. Les farines retirées des gruaux en contiennent moins que les farines sur blé ; les rebulets et les petits sons plus que les gros sons; le maximum se trouve dans les germes.

L'acidité normale des farines représentée en acide sulfurique monohydraté paraît osciller entre 0 gr.,015 et 0 gr.,040 pour 100, soit 15 grammes à 40 grammes par quintal métrique. Ces données correspondent à des farines provenant de blés sains et ayant moins de trois mois de mouture.

7. Dans un travail sur la valeur alimentaire du grain de froment présenté à l'Académie des sciences (1), Aimé Girard

(1) *Comptes-rendus Acad. Sc.*, du 7 juillet 1884.

admet que l'on ne doit utiliser pour la panification que l'amande farineuse, et rejeter d'une façon absolue l'enveloppe et l'embryon.

L'enveloppe du grain de blé, contrairement à l'avis de quelques observateurs, n'apporte presque rien à l'alimentation ; les expériences d'Aimé Girard sont décisives : il y a intérêt à l'écarter. Mais en est-il de même de l'embryon ? On a vu qu'il ne renferme pas moins de 11 gr.,20 p. 100 de matières grasses, et de 5 gr.,14 p. 100 de cendres. En admettant, avec Aimé Girard, qu'il représente 1,43 p. 100 du poids du grain, et qu'il contienne 42,50 p. 100 de matières azotées, la ration journalière du soldat (750 grammes pour pain de repas et 250 grammes pour pain de soupe) se trouverait augmentée, par l'apport seul de l'embryon, d'environ 3 grammes de matières azotées, 1 gramme de matières grasses, et 0 gr.,40 de matières salines. Ce dernier chiffre, qui correspond à 12 gr. par mois, est particulièrement éloquent, si l'on songe que ces matières salines sont presque entièrement constituées par des phosphates très assimilables.

L'élimination de l'embryon aurait pour effet non seulement de priver les farines d'une grande partie de leurs phosphates, mais encore de leur enlever la souplesse et l'arome apportés par les matières grasses.

Si l'on peut admettre cette élimination pour certaines farines destinées au pain de luxe, je ne pense pas qu'on puisse la conseiller d'une manière générale.

On a aujourd'hui beaucoup trop de tendance à tout sacrifier à la blancheur ; de là le mouillage exagéré du blé avant de le livrer à la mouture ; de là l'entraînement vers les cylindres, qui donnent des farines extrêmement blanches, mais incontestablement moins complètes que les meules. Pour les farines destinées au pain ordinaire, il y aurait lieu de réagir contre cette tendance extrême.

Les deux modes de mouture ont leurs avantages ; je crois qu'on pourrait les associer utilement (1).

Je crois aussi que l'emploi des sasseurs aurait pour résultat de donner plus de blancheur aux farines de meules. Leur introduction dans les meuneries militaires réaliserait un grand progrès, en faisant passer des issues dans la farine une certaine quantité de gruaux et, inversement, de la farine dans les issues une quantité à peu près équivalente de matières inertes.

§ II. — EXPÉRIENCES DE MOUTURE MILITAIRE (2)

La mouture basse est généralement employée dans les moulins militaires. Les blés tendres doivent peser au minimum 74 kilos l'hectolitre, et les blés durs 77 kilos.

Le taux d'extraction du son est de 12 pour 100 pour les blés durs, ce qui donne 88 kilos de farine panifiable pour 100 kilos de blé net, c'est-à-dire déduction faite des déchets cumulés de nettoyage, de mouture et de blutage ; pour les blés tendres, il s'élève à 20 p. 100.

Les déchets de nettoyage oscillent entre 1 et 2 p. 100; les déchets de mouture entre 1,5 et 2 p. 100 et ceux du blutage entre 0,2 et 0,3 p. 100.

Le taux du blutage étant absolu, on comprend qu'il ne

(1) Depuis la publication de ce travail, ce système mixte aurait été appliqué avec succès dans plusieurs usines. (Voy. A. BARRIER, Des perfectionnements nouveaux apportés à l'outillage des moulins, in *Revue de l'Intendance*, 1894).

(2) Nous rappelons ici quelques indications sommaires empruntées aux *Notices sur le Service des subsistances militaires* publiées en 1897 et auxquelles j'ai collaboré avec le sous-intendant militaire Frédault.

peut y avoir de type uniforme de farine militaire, notamment au point de vue de la blancheur : tel blé, au blutage de 18 p. 100, par exemple, peut faire aussi blanc que tel autre blé bluté à 20 p. 100.

Dans les moulins de l'armée, on obtient généralement au premier tour de meule 70 p. 100 de farine première, dite aussi *farine de blé* ou *de premier jet* pour les blés durs, et 68 p. 100 pour les blés tendres. La quantité nécessaire pour atteindre le taux prescrit, soit 18 p. 100 pour les blés durs et 12 p. 100 pour les blés tendres, est obtenue par la remouture des gruaux blancs non affleurés, c'est-à-dire incomplètement atteints au premier tour de meule et par la remouture des gruaux bis. Ces gruaux blancs et bis, séparés de la farine de premier jet par des blutages appropriés, ne doivent passer qu'une seule fois sous la meule. On retire des premiers 12 à 8 p. 100 de farine panifiable, et des seconds 6 à 4 p. 100, suivant l'essence du blé.

On voit par ces données que les farines militaires, contrairement à ce que l'on observe dans le commerce ordinaire des farines, comprennent toute la farine première avec les farines des gruaux remoulus.

	Blés tendres.	Blés durs.
Farine de 1er jet............................	68	79
Mouture des gruaux blancs (2e tour de meule).	9	13
Mouture des gruaux bis (3e tour de meule).	3	5
Sons et déchets............................	20	12
	100	100

Des expériences comparatives de mouture militaire, par meules et par cylindres, exécutées à Paris en 1886-1887 par l'administration de la Guerre, à la demande de la Chambre syndicale des grains et farines, ont donné les résultats suivants pour 100 de blé nettoyé :

	Blés tendres.		Blés durs.	
	Meules.	Cylindres.	Meules.	Cylindres.
Farine de 1er jet..............	70.54	28.03	70.00	10.33
Farine de remoutures.........	7.88	50.61	16.40	78.03
Sons........................	19.61	19.66	11.90	12.04
Déchets	1.97	1.70	0.80	(1)

Mouture par meules effectuée à Paris, au moulin militaire de Billy, les 18, 19 et 20 avril 1900.

Cette mouture a été prescrite par le ministre de la Guerre, au sujet d'une mouture par entreprise où le blé de l'Administration avait été remplacé par un blé de qualité inférieure. Blé tendre indigène de la récolte de 1899 pesant 80 kilos l'hectolitre.

Le tableau suivant fait ressortir les diverses phases de la mouture :

Quantité de blé soumise à l'épreuve.......	99 q.	62 kg.	0 hg.
Déchets de nettoyage et de criblage.......	1	66	8
Blé propre net..........	97	95	2
Blé nettoyé soumis à la mouture..........	97 q.	95 kg.	2 hg.

	Farine de 1er jet : fleur et 1ers gruaux blancs....	51 q.	78 kg.	0 hg.
Produits obtenus après mouture et blutage au 1er tour de meule.	Gruaux blancs à remoudre et à rebluter.....	18	26	0
	Gruaux bis à remoudre et à rebluter..........	12	38	5
	Sons....................	14	58	0
	Premier déchet de mouture et de blutage.......	»	94	7
	Total........	97	95	2

(1) Les blés durs ayant été mouillés avant la mouture, à raison de 2 p. 100 d'eau, on comprend qu'il y ait moins de déchets pour ces blés que pour les blés tendres.

Gruaux à remoudre (blancs et bis).....		30 q. 64 kg. 5 hg.

Produits obtenus après réduction complète des gruaux à remoudre.	Farine blanche.—Gruaux blancs...............	16 q. 24 kg. 0 hg.	
	Farine bise............	7	92	4
	Issues.— Fleurage......	6	23	8
	Deuxième déchet de mouture et de blutage....	»	27	2

TOTAL.......	30 q. 64 kg. 5 hg.

Récapitulation :

Déchet de nettoyage et de blutage...........		1 q. 66 kg. 8 hg.
Déchet de mouture et de blutage.	Premier tour de meule..	» 94 7
	Deuxième tour de meule.	» 27 2
	Déchets cumulés.......	2 q. 88 kg. 7 hg.

Le poids des sons à l'hectolitre a été de 23 k. 3 pour les trois sortes réunies.

En résumé, en opérant sur 9.962 kilos de blé dans son état naturel, on a obtenu :

	Pour 9.962 kil.	Pour 100 kil.
Produits { Farine blanche................	6799.0	68.250
panifiables. { Farine bise...................	792.4	7 954
Sons et fleurage............................	2081.9	20.898
Déchets cumulés	288.7	2.898

Composition centésimale des différents produits.

1. Blé nettoyé. — 2. Farine de 1er jet.— 3. Gruaux blancs à rebluter. — 4. Farine de gruaux blancs. — 5. Premiers gruaux blancs à remoudre. — 6. Deuxièmes gruaux blancs à remoudre. — 7. Gruaux bis.— 8. Farine de gruaux bis.— 9. Remoulage. — 10. Fleurage.— 11. Sons mélangés. — 12. Farine panifiable à 80 p. 100.

	Eau.	Matières azotées.	Matières grasses.	Matières amylacées.	Cellulose.	Cendres
1.............	12.80	10.29	1.80	71.06	2.35	1.70
2.............	12.70	8.60	1.35	76.40	0.30	0.65
3.............	12.70	9.21	1.15	75.84	0.45	0.65
4.............	12.70	9.82	1.40	75.03	0.50	0.55
5.............	12.80	9.51	1.85	74.39	0.80	0.65
6.............	13.80	11.21	2.70	68.54	1.65	2.10
7.............	14.00	12.90	4.85	61.85	3.35	3.05
8.............	13.00	10.75	2.00	72.05	1.05	1.15
9.............	14.50	11.97	2.95	66.23	2.75	1.60
10.............	13.60	12.74	4.45	59.61	6.25	3.35
11.............	13.50	12.59	3.65	55.36	8.70	6.20
12.............	12.80	9.21	1.38	75.11	0.65	0.85

Les matières amylacées, obtenues par différence, comprennent notamment pour 9,10 et 11, les matières extractives hydrocarbonées (gomme, sucre, cellulose saccharifiable) dissoutes par les réactifs employés pour doser la cellulose.

§ III. — EXAMEN DE DIVERS SYSTÈMES DE MOUTURE PAR MEULES A DISQUES MÉTALLIQUES, MIS EN ESSAI PAR L'ADMINISTRATION DE LA GUERRE (1)

I. — Moulin Arveng-Dausset.

La transformation du blé en boulange est obtenue à l'aide d'un broyeur centrifuge à broches, formé de deux plateaux circulaires en acier présentant chacun une série de gorges concentriques. Dans les intervalles de ces gorges sont plantés des goujons en acier disposés en couronne. Les deux plateaux sont construits de telle sorte que les gorges de l'un correspondent aux couronnes des goujons de l'autre, de façon que lorsqu'ils sont en place dans l'appareil, le plateau inférieur ayant ses broches en l'air et le plateau supérieur les ayant en bas, tous les goujons se trouvent à un demi-millimètre du fond de la gorge correspondant. Les deux

---

(1) Revue de l'Intendance, 1896.

plateaux sont dressés horizontalement dans une cage en fonte de volume très limité (1 mètre cube); le plateau supérieur est fixe et l'inférieur mobile. Le blé arrive dans l'œil du plateau supérieur et la boulange est chassée au dehors dans une chambre d'où elle est amenée aux bluteries.

Plusieurs essais de mouture sur blés tendres, durs et mitadins ont été effectués, en janvier 1894, sous le contrôle de l'administration de la guerre dans l'usine de M. Daussel, à Saint-Sulpice-la-Pointe (Tarn). Les analyses demandées au laboratoire du Comité de l'intendance ne concernent que les blés tendres; elles ont été faites du 5 au 9 février 1894.

I. — *Mouture sur blé tendre sec avec un seul broyeur de 0^m65 de diamètre.* — On a obtenu approximativement pour 100 de blé nettoyé :

1er passage........ {	Farine fleur 1re........... 19,5 — fleur 2e........... 17.3 } 36,8	
Remoutures....... {	Farine des 1ers gruaux.... 13,0 — des 2es gruaux.... 14,0 — des 3es gruaux.... 5,0 — des 4es gruaux.... 6,2 } 38,2	} 75,0
Issues............	Son et perte......................... 25,0	
		100,0

1. Farine fleur 1re; — 2. Fleur 2e; — 3. Farine des 1ers gruaux; — 4. Farine des 2es gruaux; — 5. Farine des 3es gruaux; — 6. Farine des 4es gruaux.

	1	2	3	4	5	6
Eau.................	14,80	14,90	14,80	14,70	14,70	14,80
Matières azotées......	11,07	11,87	11,71	11,87	11,90	12,02
— grasses	1,45	1,65	1,65	1,65	2,10	2,25
— amylacées } Cellulose........... }	71,89	70,60	70,76	70,60	70,04	69,52
Cendres.............	0,79	0,98	1,08	1,18	1,26	1,41
	100,00	100,00	100,00	100,00	100,00	100 00
Gluten humide........	32,0	33.7	33,7	33,7	15,40	0,00

II. — *Mouture sur le même blé tendre mouillé*

avec deux broyeurs et un comprimeur. — Un des broyeurs de 0 m. 65 de diamètre a été utilisé pour le broyage du blé; un broyeur de 0 m. 55, pour le repassage des gruaux et le comprimeur pour le repassage des issues.

Rendement approximatif pour 100 de blé nettoyé :

1er passage au broyeur de 0,65. {	Farine fleur 1re............ 15,5 } 27,50)		
	— fleur 2e.......... 12,0 }		75,5
Remoutures au broyeur de 0,55 et au comprimeur. {	Farine des 1ers gruaux...... 23,7)		
	— des 2es et 3es gruaux.. 15,5 } 48,0		
	— de son............. 7,2		
	— bise (queue de mouture)........... 1,6)		
Issues....:........	Son et perte......................... 24,5		

100,0

1. Farine fleur 1re ; — 2. Fleur 2e ; — 3. Farine des 1ers gruaux ; — 4. Farine des 2es et 3es gruaux ; — 5. Farine de son ; — 6. Farine bise ; — 7. Farine comprenant tous les passages examinée en avril 1894, après un long ressuage qui explique la perte d'eau ; — 8. Petits sons ; — 9. Gros sons.

	1	2	3	4
Eau......................	15,40	15,60	15,30	15,20
Matières azotées...........	10,57	11,50	11,56	10,47
— grasses..........	0,90	1,00	1,00	1,35
— amylacées........	72,39	70,94	71,48	72,02
Cellulose..................	0,32	0,48	0,21	0,34
Cendres..................	0,42	0,48	0,45	0,62
	100,00	100,00	100,00	100,00

	5	6	7	8	9
Eau...............	16,10	15,20	12,80	17,10	17,10
Matières azotées....	11,56	11,56	10,90	13,52	14,70
— grasses....	1,52	1,85	1,28	1,95	2,20
— amylacées.	69,42	68,80	74,06	55,79	51,94
Cellulose..........	0,62	1,32	0,40	5,78	7,36
Cendres...........	0,78	1,27	0,56	5,86	6,70
	100,00	100,00	100,00	100,00	100,00

III. — *Mouture sur le même blé au moulin militaire de Langres.* — Mouture militaire réglementaire sur le même blé tendre que précédemment, en vue d'établir la comparaison avec les résultats obtenus à Saint-Sulpice-la-Pointe. Mouture en mars 1894; produits analysés en avril.

Rendement approximatif pour 100 de blé nettoyé :

1er passage.........	Farine fleur....................	73,5	
Remoutures........	{ Farine des 1ers gruaux..... 3,4	} 6,5	} 80,0
	— des 2es gruaux..... 3,1		
Issues.............	Son et perte....................	20,0	
		100,0	

1. Farine fleur; — 2. Farine des 1ers gruaux; — 3. Farine des 2es gruaux; — 4. Farine comprenant tous les passages; — 5. Petits sons; — 6. Gros sons; — 7. Blé entier.

	1	2	3	4	5	6	7
Eau...............	12,50	12,30	12,20	12,20	11,20	11,40	12,50
Matières azotées......	11,08	11,96	13,43	11,25	13,98	14,46	11,76
— grasses.....	1,25	2,60	3,25	1,40	3,00	2,65	1,42
— amylacées...	74,21	71,39	68,67	74,13	58,74	56,73	70,83
Cellulose............	0,32	0,57	0,99	0,34	7,20	8,42	1,63
Cendres............	0,64	1,18	1,46	0,68	5,88	6,34	1,86
	100,00	100,00	100,00	100,00	100,00	100,00	100,00
Gluten humide.......	30,3	22,5	0,00	30,8	»	»	»

II. — Moulins Schweitzer (1).

La mouture est obtenue à l'aide de deux meules en acier disposées horizontalement. La meule supérieure est fixe, l'inférieure mobile; elles sont cannelées d'une façon toute spéciale qui permet de moudre le grain d'un seul coup, ou de faire la mouture graduelle. Leur diamètre varie de 0 m.16 à 0 m.20, suivant les modèles.

Les essais ont été effectués à Puteaux, en octobre 1894, sur des blés tendres de l'administration, mais différents des

---

(1) Voy. Rapport sur les procédés de mouture et de panification du système Schweitzer, par M. A. Müntz, membre de l'Institut. (*Bulletin de la Soc. d'encouragement pour l'industrie nationale*, février 1900.)

précédents, avec trois modèles dont deux agencés pour la mouture basse, qui est la mouture militaire, et le troisième pour la mouture graduelle. Produits analysés en novembre 1894.

I. — Moulin agricole.

I. — Moulin agricole. — La réduction du blé et des gruaux a été faite directement sans le concours d'appareils spéciaux. Force employée : 2 hommes.

Rendement approximatif pour 100 de blé nettoyé :

1er passage.........	Farine fleur....................	53,3		
Remoutures........ {	Farine des 1ers gruaux...	13,6	18,6	71,9
	— des 2es gruaux....	5,0		
Issues	Son et perte....................		28,1	
			100,0	

	Fleur	1ers gruaux	2es gruaux	Sons
Eau.......................	14,80	14,30	14,90	14,80
Matières azotées...........	8,75	9,06	10,88	13,25
— grasses...........	1,10	1,30	1,95	3,05
— amylacées........	74,34	74,23	70,65	57,42
Cellulose..................	0,41	0,47	0,68	6,94
Cendres...................	0,60	0,64	0,94	4,54
	100,00	100,00	100,00	100,00
Acidité p. 100..............	0,054	0,049	0,065	0,109
Gluten humide p. 100.......	27,5	25,8	19,6	»

II. — Moulin minotier.

II. — Moulin minotier. — La réduction du blé et des gruaux s'est effectuée dans les mêmes conditions que pour le moulin agricole. Force employée : 3 chevaux.

Rendement approximatif pour 100 de blé nettoyé :

1er passage.........	Farine fleur....................	60.0		
Remoutures........ {	Farine des 1ers gruaux....	13,6	18,8	78,8
	— des 2es gruaux....	5,2		
Issues	Son et perte....................		21,2	
			100,0	

	Fleur	1ers gruaux	2es gruaux	Sons
Eau......................	14,50	14,60	14,80	13,50
Matières azotées.............	9,15	9,37	10,80	13,32
— grasses............	1,25	1,75	2,35	3,00
— amylacées	74,08	72,78	70,27	56,53
Cellulose....................	0,34	0,74	0,92	8,70
Cendres....................	0.68	0,76	0,86	4,95
	100,00	100.00	100,00	100,00
Acidité p. 100..............	0,043	0,065	0,076	0,140
Gluten humide..............	26.2	25,9	11,3	»

III. — Moulin de campagne. — Mouture graduelle par l'emploi simultané d'un fendeur-dégermeur, d'un moulin granulateur, d'un désagrégeur et d'un convertisseur. Force employée pour les quatre appareils : 6 chevaux.

Rendement approximatif pour 100 de blé nettoyé :

1er passage.........	Farine fleur....................	29,2	
Remoutures........	Farine des 1ers gruaux.... 32,0		79,3
	— des 2es gruaux..... 8,9 } 50,1		
	— de son (désagrégé). 9,2		
Issues.............	Son et perte........................		20,7
			100,0

	Fleur	1ers gruaux	2es gruaux	Farine de son	Sons
Eau..............	14,80	14,40	14,30	14,80	14,00
Matières azotées.....	9,03	9,36	10,86	10,34	13,20
— grasses....	1,05	1,05	2,40	1,30	3,85
— amylacées .	74,15	74,18	70,54	71,96	55,85
Cellulose..........	0,35	0,41	0,86	0,60	8,70
Cendres...........	0,62	0,60	1,04	1,00	4,40
	100,00	100,00	100,00	100.00	100.00
Acidité...........	0,043	0,043	0,076	0,054	0,131
Gluten humide.....	26,3	26,6	15,9	33,0	»

III. — Moulin Bordier.

Le moulin Bordier comprend : 1º un comprimeur à deux cylindres lisses destiné à concasser le blé; 2º un broyeur pour le moudre formé de deux plateaux munis de broches concentriques; 3° un désagrégeur à son; 4° un comprimeur à quatre cylindres lisses pour comprimer les gruaux; 5° un broyeur pour les remoudre, différant du premier broyeur par les broches, qui sont moins longues et plus rapprochées.

Ces appareils exigent une force de 8 chevaux.

Une mouture militaire de blé tendre effectuée à Pont-Saint-Ours près de Nevers, en juin 1895, a donné approximativement pour 100 de blé nettoyé :

1er passage......... | Farine fleur.................. 18,6				80,0
Remoutures........ { Farine des 1ers, 2es et 3es gruaux...... 53,5		61,4		
— du désagrégeur.. 6,4				
— bise............ 1,5				20.0
Issues............. | Son et perte				100,0

Eau...................................	12,70
Matières azotées........................	9,86
— grasses......................	1,40
— amylacées..................	75,31
Cellulose............................	0,29
Cendres.............................	0,44
	100,00

IV. — Conclusions à tirer des précédents essais.

I. — Caractères des farines de meules métalliques.
— Les analyses des produits fournis par les divers modes de mouture expérimentés par l'administration de la guerre pendant les années 1894 et 1895, bien que ces produits ne soient pas absolument comparables — les blés n'ayant pas tous la même origine et les bluteries n'étant pas uniformes — prouvent, en dehors de toutes considérations sur le prix des appareils, leur résistance à l'usure, les frais d'entretien ou de réparations, etc., que les meules métalliques peuvent

être utilisées pour obtenir des farines se rapprochant du type des farines militaires.

Avec les meules métalliques, comme avec les meules ordinaires, toutes les parties du blé, sans en excepter l'embryon, sont attaquées et désagrégées. Les farines fleurs ou de premier jet se distinguent toujours des farines des remoutures par les mêmes caractères, c'est-à-dire par une plus faible proportion des matières azotées, des matières grasses, de la cellulose, de l'acidité et des cendres. Plus on se rapproche des queues de mouture, plus ces éléments vont en augmentant. Il est à remarquer cependant que les meules métalliques, bien qu'exerçant sur le blé une action plus persistante et plus dissociante que les cylindres, ont encore moins de prise sur l'enveloppe du blé que les pierres meulières. Le frottement plus âpre de celles-ci se manifeste, surtout dans les derniers passages, par une élévation sensible des éléments constitutifs de l'enveloppe et, de fait, les derniers gruaux des meules métalliques sont moins bis ; ils sont mieux épurés : de là, la plus forte quantité de gluten que l'on peut en retirer par lévigation à la main.

Au même taux d'extraction, les farines entières comprenant le premier passage avec les remoutures présentent les mêmes caractères généraux ; toutefois, ce sont les produits des moulins Schweitzer dits *moulins agricoles et moulins minotiers* qui ont offert le plus de concordance avec les produits des moutures militaires. L'ensemble des caractères extérieurs, les épreuves de tamisage et de panification confirment les données de l'analyse chimique.

II. — Variation du gluten suivant les moutures. —
Le poids du gluten, dans les farines des divers passages, n'est pas en rapport constant avec leur teneur en azote total. Ce fait, qui est général, ressort bien, en particulier, de l'examen des produits obtenus, d'une part, à l'aide des meules mé-

talliques horizontales (système Arveng-Dausset) et, d'autre
part, avec les meules ordinaires (mouture militaire réglementaire). Le même blé employé dans les deux cas renfermait 11,76 p. 100 de matières azotées. Le gluten a été retiré
par le même opérateur, suivant le procédé habituel, en se
plaçant aussi exactement que possible dans les mêmes conditions d'expérience (1).

Mouture avec meules métalliques.

		Rendement p. 100 de blé nettoyé. —	Matière azotée to- tale p.100 de farine.	Gluten humide	
				p. 100 de farine. —	calculé p. 10 de matière azotée totale.
1er passage..	Farine fleur 1re	19,5	11,07	32,00	28,90
	— — 2e.	17,3	11,87	33,70	28,38
Remoutures.	Farine des 1ers et 2es gruaux.	27,0	11,87	33,70	28,38
	Farine des 3es et 4es gruaux.	11.2	11,90	15,40	12,87
		75,0			

Mouture militaire réglementaire sur le même blé.

		Rendement p. 100 de blé nettoyé. —	Matière azotée to- tale p. 100 de farine.	Gluten humide	
				p. 100 de farine. —	calculé p. 10 de matière azotée totale.
1er passage..	Farine fleur....	70,0	11,08	30,30	27,34
Remoutures.	Farine des 1ers gruaux.......	6,0	11,96	22,50	18,81
	Farine des 2es gruaux.......	4,0	13,43	non extractible	
		80,0			

Au cours d'une mouture, à mesure qu'on s'éloigne de la
farine fleur, on voit les matières azotées totales aller en augmentant, tandis que la proportion du gluten va en diminuant par rapport au poids de ces matières. Les particules

(1) *Comptes-rendus Acad. Sciences,* 13 juillet 1896.

de son retenues dans les basses farines provoquent la fuite du gluten pendant le lavage. Elles entravent même absolument son extraction dans les derniers produits panifiables qui en renferment beaucoup, comme on peut le constater en traitant ces produits par l'acide acétique dilué, en décantant le liquide et en saturant l'acide par le bicarbonate de soude, de façon à mettre en liberté le gluten en solution.

Des farines ayant la même teneur en azote donnent donc, par les procédés ordinaires, des quantités de gluten différentes suivant leur taux de blutage et leur mode de mouture, c'est-à-dire suivant les débris de son qu'elles retiennent (1). Le dosage du gluten, qui fournit de précieuses indications sur la qualité d'une farine, est dès lors insuffisant pour permettre d'apprécier comparativement les matières azotées contenues dans les farines et, par suite, leur valeur nutritive.

III. — *Conséquences économiques d'un blutage exagéré* (2). — Si l'on se reporte aux analyses des produits militaires exposées à la page 140, on voit que la remouture des derniers gruaux donne une farine plus nutritive que la farine de 1er jet; elle renferme, il est vrai, trois fois plus de cellulose et moins de matières amylacées, mais elle est plus riche en matières azotées et en matières grasses. Le rapport de ces deux éléments à la matière amylacée se rapproche ainsi davantage de la ration physiologique, d'où il résulte que cette farine constitue un aliment plus complet que la farine de 1er jet. Les hygiénistes admettent, en effet, qu'il faut à un homme ordinaire, pour l'entretien journalier de son organisme, environ 120 grammes de matières azotées et

---

(1) Le son agit à la fois mécaniquement et physiologiquement par les ferments qu'il renferme. Ces ferments, comme je l'ai montré, possèdent la propriété de fluidifier le gluten.

(2) *Comptes-rendus Acad. Sciences*, 22 juin 1896.

560 grammes de matières hydrocarbonées, dont 60 grammes de graisse. Or, on s'écarterait moins de ces proportions en utilisant les farines du dernier passage, de préférence à la farine du premier, où la matière amylacée est manifestement en excès par rapport aux matières grasses et azotées. Mais l'emploi de basses farines seules ne doit pas être toléré, car l'excès de cellulose non assimilable qu'elles renferment serait une gêne pour l'estomac et un embarras pour l'intestin. Leur mélange avec les farines fleurs est, au contraire, justifié, car elles apportent à ces dernières, avec les matières salines, grasses et azotées, la cellulose qui leur manque, élément nécessaire au travail de la digestion, parce qu'il facilite par sa présence la division et l'assimilation des matières protéiques, des graisses et des sucres. Il est indéniable que l'assimilation d'un aliment est en rapport avec la quantité de cellulose qu'il renferme. C'est pourquoi les farines fleurs sont plus assimilables que les farines bises ; elles laissent beaucoup moins de déjections ; mais il ne faudrait pas en conclure qu'elles sont plus nutritives (1).

Les pertes résultant d'un blutage exagéré du blé seraient désastreuses pour la France, qui est le pays du monde où l'on consomme le plus de pain. Si l'on veut bien se reporter aux analyses précitées, on verra qu'avec la farine blutée à 70 p. 100 on retire d'un kilogramme de blé :

> 75 gr. 56 de matières azotées.
> 8 gr. 75   —   grasses.
> 4 gr. 48   —   minérales.

Alors qu'avec la farine blutée à 80 p. 100 on obtient :

> 90 gr. 00 de matières azotées.
> 11 gr. 20   —   grasses.
> 5 gr. 44   —   minérales.

_____

(1) Voy. *Recherches sur la valeur nutritive du pain fait avec les farines de meules et avec les farines de cylindres*, par Léon Boutroux, professeur de chimie à la faculté des sciences de Besançon, et Adrien Boutroux, officier d'administration des subsistances militaires (*Revue de l'intendance*, mai 1896).

C'est-à-dire qu'il faudrait 812 grammes de la première farine pour fournir les éléments contenus dans 800 grammes de la seconde, soit 1 kg. 160 de blé au lieu de 1 kg.

La consommation annuelle de l'armée, qui est d'environ 164.240 quintaux de blé, serait ainsi portée à 180.518 quintaux. Et si des taux d'extraction de 65 à 70 p. 100 venaient à se généraliser dans nos campagnes, les 97 millions de quintaux de blé nécessaires à la France ne suffiraient plus. Pour combler le déficit, il faudrait, à moins de faire un plus fort appel à l'étranger, revenir au méteil, au seigle et au sarrasin, qui disparaissent de plus en plus de nos cultures.

Le moment d'ailleurs serait mal venu pour pousser la meunerie à des blutages excessifs. Il n'est pas superflu de rappeler qu'à l'heure qu'il est la France entière ne consomme pas, en moyenne, plus de 31 à 32 kg. de viande par année et par habitant (1), soit moins de 90 gr. par jour, représentant seulement 18 gr. de matières azotées, et l'on a vu précédemment que ces matières dont le rôle est capital dans l'alimentation vont, depuis plusieurs années, en décroissant progressivement dans nos blés indigènes.

§ IV. — EXPÉRIENCES ET OBSERVATIONS SE RATTACHANT AUX EXPERTISES DE FARINES EFFECTUÉES AU LABORATOIRE DU COMITÉ DE L'INTENDANCE

I. — Observations générales (2).

Ces observations découlent de faits que les spécialistes trouveront longuement exposés dans la *Revue de l'Intendance* de juillet 1894.

---

(1) GRANDEAU. *L'Alimentation de l'homme et des animaux domestiques*, t. I, p. 2. Paris. 1893.
(2) *Comptes-rendus Acad. Sciences,* 1er oct. 1894.

1. La proportion d'eau la plus élevée a été 16,20 p. 100 et la moins élevée 9,40 p. 100. Le maximum de gluten humide a été 47,50 p. 100; le maximum de la matière grasse 3,10 p. 100, et le minimum de l'acidité 0,013 p. 100.

2. C'est en février que les farines ont présenté le maximum d'hydratation et en août le minimum. L'acidité a fourni d'excellentes indications sur l'état de conservation des farines; le minimum s'observe en novembre, décembre et janvier; il s'élève pendant les autres mois, et surtout en juillet et août, c'est-à-dire pendant la période la plus favorable à l'évolution des germes contenus dans les farines. C'est ainsi qu'en 1893 le minimum d'acidité, qui était de 0,013 p. 100 en janvier, a atteint 0,037 p. 100 en août. Il résulte de ces indications que les farines destinées à être conservées en caisses étanches pendant plusieurs années gagneront à être fabriquées et encaissées par un temps sec et froid : les ferments sont alors inertes, et l'on n'a pas à redouter d'autre part la transmission des œufs d'insectes.

3. Toutes les relations que j'ai signalées antérieurement entre la nature et la qualité des farines et leur composition chimique, au point de vue de l'eau, des matières salines, des matières grasses, de la cellulose, de l'acidité et du gluten, sont confirmées.

4. Il n'a été constaté aucune falsification par addition de matières minérales ou de farines étrangères au blé (légumineuses, pommes de terre, seigle, riz, maïs, etc.). Les motifs de refus invoqués par la commission chargée d'examiner les farines, après l'analyse et la panification, reposent presque uniquement sur la présence d'un excès de bas produits (queues de moutures), ou sur le mauvais état de conserva-

tion de la denrée (1). Dans le premier cas, la matière grasse est plus élevée ; dans le second cas, c'est l'acidité. Le maximum d'acidité a été de 0,278 p. 100; les acidités les plus élevées s'observent toujours dans les farines en voie d'altération, chez lesquelles le gluten et la matière grasse sont au-dessous du minimum ordinaire.

5. Le rapport du gluten humide au gluten sec ne peut être nettement déterminé, car chaque gluten présente une hydratation différente : c'est ainsi que, dans un lot de douze farines titrant 27 p. 100 de gluten humide, on relève, pour le gluten sec, douze chiffres différents compris entre un maximum de 12,10 et un minimum de 7,90.

Le gluten le plus hydraté contenait 71,13 p. 100 d'eau, et le moins hydraté 52 p. 100.

Dans les farines de premier choix du commerce, l'hydratation est voisine de 70 p. 100; dans les farines de qualité moyenne, comme celles consommées par les troupes, elle serait comprise entre 62 et 65 p. 100.

La proportion de deux tiers d'eau (66 à 67 p. 100), admise par les auteurs comme moyenne générale, est trop absolue.

Les meilleures farines, au point de vue de la panification, sont celles dont le gluten retient la plus forte quantité d'eau.

Il y a une relation entre l'hydratation du gluten et l'état de conservation de la farine représenté par son acidité : la quantité d'eau retenue par le gluten diminue lorsque l'aci-

---

(1) Parmi les autres causes de refus, on peut citer l'insuffisance de gluten, le craquement sous la dent dû à des blés mal nettoyés et une saveur anormale (ail). Les commissions d'expertises comprennent un fonctionnaire de l'intendance, un pharmacien militaire, un officier d'administration du service des subsistances et deux experts civils pris sur une liste adressée chaque année au ministre de la Guerre par la Chambre de commerce de Paris.

dité augmente. C'est une bonne indication en matière d'expertise.

Le taux minimum des matières azotées insolubles généralement représenté, dans les cahiers des charges des diverses administrations, par le poids du gluten humide, serait plus exactement défini par le poids du gluten sec.

6. Depuis que Boland a proposé son aleuromètre pour mesurer la puissance de dilatation du gluten, tous les ouvrages traitant des farines ont décrit cet appareil et en ont préconisé l'emploi. Ils admettent, d'après Boland, comme un fait acquis, que le gluten des bonnes farines est très dilatable, et que toute farine dont le gluten ne se dilate pas de 25 à 26 degrés doit être considérée comme impropre à une bonne panification. Les essais poursuivis au laboratoire pendant les premiers mois de 1893 ont donné des résultats tellement contradictoires que l'on a renoncé à l'emploi de l'aleuromètre. Ces essais ont porté sur 311 échantillons de farine, dont 157 seulement avaient été reconnus admissibles. En voici le détail :

Dilatation à l'aleuromètre.	Farines		Total
	acceptées.	non acceptées.	
50°........................	99	67	166
48°........................	19	25	44
47°........................	1	0	1
46°........................	9	10	19
45°........................	2	7	9
44°........................	4	4	8
42°........................	5	5	10
40°........................	9	14	23
38°........................	2	1	3
36°........................	0	4	4
35°........................	5	9	14
34°........................	2	0	2
33°........................	0	1	1
32°........................	0	2	2

Dilatation à l'aleuromètre.	Farines		Total
	acceptées.	non acceptées.	
30°......................	0	1	1
25°......................	0	1	1
Au-dessous	0	3	3
	157	154	311

D'après ces indications, toutes les farines examinées, sauf trois, étaient aptes à produire une bonne panification. Or, la plupart ont donné une panification absolument défectueuse, et, parmi celles qui marquaient 50 degrés, il en était plusieurs que leur mauvais état de conservation, accusé par une forte acidité, avait rendues impropres à la panification.

7. Les farines de même provenance ont un taux de gluten variable suivant les années. Les années sèches et chaudes apportent une notable augmentation des matières azotées.

8. En dehors des considérations qui précèdent, le fonctionnement régulier du laboratoire du Comité de l'Intendant a eu pour effet direct d'améliorer l'alimentation du soldat, en écartant des approvisionnements militaires les produits les plus inférieurs des moutures (1). La caractéristique

---

(1) Les cours des farines relevés en fin de chaque mois dans le journal *la Meunerie française* ne laissent aucun doute à cet égard. En septembre 1891, avant le fonctionnement du laboratoire créé pendant le passage de M. l'Intendant général Baratier à la Direction des services administratifs de la Guerre, on constate que les farines bises « sont très demandées et les prix fermement tenus », puis les acheteurs deviennent de plus en plus rares, et les mentions suivantes de se renouveler sans cesse : « Tendances faibles en petites farines ; les affaires en farines bises sont presque nulles ; les farines bises sont absolument délaissées, etc. » Des petites farines et des farines de premier passage qui, en 1891, étaient enlevées couramment à 20 et 25 fr. les 100 kilos, ne trouvent plus, en 1894, d'acquéreurs à 15 fr.

des farines destinées à l'armée, étant, d'autre part, mieux définie, les instructions nouvelles sur cette partie du service des vivres ont présenté, depuis, plus de précision.

II. — Expériences sur le gluten coagulé et les matières azotées solubles des farines (1).

1. Le gluten que l'on vient d'extraire des farines, jeté dans une capsule contenant de l'eau bouillante, va au fond, puis surnage, après quelques minutes, en prenant la forme spongieuse. Il ne colle plus aux mains ; il a perdu son élasticité et, contrairement à ce qui se passe pour le gluten desséché à l'air libre et même à l'étuve, il ne la reprend pas lorsqu'on le remet dans l'eau ordinaire. Cette particularité, signalée par Parmentier en 1773 (2), a été mise à profit par Aimé Girard, pour le dosage du gluten à l'état sec (3). En coagulant le gluten, on facilite en effet sa dessiccation et on évite l'adhérence aux parois des capsules ou des lames de verre sur lesquelles on l'étend, avant de le porter à l'étuve.

J'ai entrepris, sur le gluten coagulé, une série d'expériences analogues à celles que j'ai faites autrefois sur le gluten humide. Le gluten, fortement exprimé à la main, a été pesé, maintenu dans l'eau bouillante pendant dix minutes, essoré dans un linge, pesé, séché pendant 24 heures à 100°, puis pesé à nouveau.

Voici quelques-uns des résultats obtenus :

(1) *Comptes-rendus Acad. des Sciences*, 31 juillet 1899.
(2) Voy. BALLAND, *Chimie alimentaire*, p. 41.
(3) GIRARD, *Comptes-rendus Acad. sciences*, 26 avril 1897.

A. — *Farines ayant moins de deux mois de mouture (aci-dité normale).*

Gluten humide pour 100 gr. de farine			Gluten sec p. 100 de farine.	Eau p. 100 de gluten humide	
Avant coagulation.	Après coagulation.	Perte. p. 100		Avant coagulation.	Après coagulation.
41.3	37.1	10	14.1	67.2	62.1
39.3	33.0	16	12.6	67.9	61.8
37.8	31.8	15	11.4	69.8	64.1
37.7	30.0	20	11.9	68.4	60.3
37.5	33.3	12	12.5	66.7	62.4
37.4	29.4	21	10.8	71.1	63.2
34.2	29.4	13	11.1	67.5	62.2
31.5	27.6	12	10.1	67.8	63.4
30.8	22.5	26	8.6	72.0	64.7
30.6	23.7	22	8.6	71.8	63.7
30.0	26.4	12	10.0	66.6	62.1
29.3	25.2	14	8.9	69.6	64.6
28.4	23.7	15	9.5	66.5	59.9
27.9	23.7	15	8.7	68.8	63.2
27.8	23.6	15	9.3	66.5	60.5
27.6	23.4	15	9.0	67.4	61.5
27.5	22.2	19	8.7	68.3	60.8
26.9	22.8	15	8.7	67.6	61.8
26.4	21.9	16	8.4	68.1	64.6
26.1	21.9	16	8.1	68.9	63.0
25.1	18.9	24	7.1	71.7	62.4
24.3	21.6	11	8.1	66.6	62.5
24.2	22.2	8	8.0	66.9	63.9
22.7	19.4	14	7.2	68.2	62.8
22.5	17.4	22	6.8	69.7	60.9
22.5	17.9	24	6.9	69.3	61.4
22.2	17.6	20	6.8	69.3	61.3
21.9	17.6	19	7.1	67.5	59.6
21.3	17.4	18	6.6	69.0	62.0
20.9	18.3	12	6.8	67.4	62.7

B. — *Farines ayant plus de quatre mois de mouture (acidité de 0,130 à 0,280 p. 100).*

Gluten humide pour 100 gr. de farine			Gluten sec p. 100 de farine.	Eau p. 100 de gluten humide	
Avant coagulation.	Après coagulation.	Perte. p. 100.		Avant coagulation.	Après coagulation.
40.5	36.8	9	15.5	61.7	57.8
36.6	35.9	2	14.3	60.9	60.1
36.6	37.0	0	14.0	60.6	60.6
35.4	33.6	5	13.5	61.8	59.9
32.7	32.4	1	12.0	63.3	62.9
31.5	30.0	4	11.4	63.8	62.0
30.2	29.4	3	11.3	62.5	61.5
29.4	28.2	4	11.7	60.2	58.5
28.8	26.7	7	10.5	63.5	60.6
27.6	24.6	10	10.4	62.3	61.7
26.7	24.4	9	9.6	64.0	61.4
26.1	24.6	5	10.2	60.5	58.5
24.5	21.3	13	9.1	62.8	57.2
24.5	23.1	5	10.8	55.9	53.2
24.3	23.7	6	9.8	59.9	58.6
24.2	22.5	7	9.0	62.8	60.0
24.2	23.4	3	9.5	60.7	59.3
22.5	20.3	9	7.8	65.3	61.5
21.9	21.6	2	8.1	63.0	62.5
21 6	19.9	7	7.8	63.8	60.8
21.3	21.0	1	7.5	64.8	64.0

2. Il résulte de ces observations que les glutens, tels
qu'on les retire des farines, plongés dans l'eau bouillante,
acquièrent une hydratation assez uniforme en perdant plus
ou moins d'eau. Dans les farines de bonne conservation, à
acidité normale, la perte est de 10 à 26 p. 100, mais dans
les vieilles farines dont l'acidité est élevée (0,130 à 0,280
p. 100), elle n'atteint que rarement 10 p. 100. Le gluten des
premières, qui, avant sa coagulation, retient le plus souvent
66 à 71 p. 100 d'eau, n'en retient que 60 à 63 p. 100 à l'état
coagulé; pour les farines anciennes, l'hydratation avant et

après coagulation présente moins d'écart : 60 à 64 p. 100 avant et 58 à 62 p. 100 après.

Le dosage du gluten *à l'état coagulé* offrirait donc plus de garanties que le dosage à l'état humide qui se fait habituellement. Le dosage *à l'état sec*, en écartant toutes les causes d'erreurs dues à l'hydratation, donne assurément des résultats plus comparables, mais il n'est pas à l'abri de la critique. Le gluten sec, en effet, présente une composition très variable; il retient toujours, suivant les lavages auxquels on l'a soumis et suivant le taux d'extraction des farines ou leur ancienneté, plus ou moins d'amidon, de cellulose, de graisse et de matières minérales. Dans les glutens longuement lavés, la matière azotée, représentée par 16 p. 100 d'azote, dépasse à peine 90 p. 100; si les lavages sont plus restreints, ce qui arrive fréquemment, elle tombe au-dessous de 80 p. 100. La composition des glutens ayant passé par l'eau bouillante ne diffère pas sensiblement de celle des mêmes glutens qui n'ont pas subi ce traitement.

EXP. 1. — De deux farines fraîches, blutées l'une à 30 p. 100 et l'autre à 20 p. 100, on a retiré des glutens qui contenaient à l'état sec :

		Matière azotée p. 100
Farine pour pain de guerre blutée à 30 p. 100	Gluten ordinaire très lavé.....	90,52
	Le même après coagulation...	89,10
	Gluten ordinaire moyennement lavé....................	80,35
Farine pour pain de munition blutée à 20 p. 100	Gluten ordinaire très lavé.....	86,40
	Le même après coagulation...	85,48
	Gluten ordinaire moyennement lavé....................	74,30

3. Ainsi, le gluten sec n'est pas de la matière azotée seule. D'autre part, il ne représente pas toutes les matières azotées insolubles contenues dans les farines; il y a tou-

jours une partie de ces matières qui est entraînée avec l'amidon pendant l'extraction du gluten et qui ne saurait être confondue avec les matières azotées solubles. Les exemples suivants le prouvent :

Exp. II. — D'une farine de choix de mouture récente, on a extrait le gluten en recueillant avec soin toutes les eaux de lavage qui ont été ultérieurement, après repos et décantation, jetées sur un filtre. On a examiné séparément le gluten, les parties restées sur le filtre et le liquide ayant traversé le filtre. On a trouvé pour 100 de farine :

Eau......................	13,80	
Gluten sec................	8.64	dont 7,66 pour la matière azotée
Résidu sec laissé sur filtre.	71,28	» 0,43 »
Extrait sec de la liq. filtrée.	4,05	» 0,86 »
Pertes....................	2,23	
	100	»

Le gluten sec dosé, comme précédemment, par le procédé Kjeldahl (coefficient 6,25) contenait 88,88 p. 100 de matière azotée; le résidu laissé sur le filtre 0,61 p. 100; l'extrait sec 21, 48 p. 100 et la farine 9,18 p. 100.

Le résidu laissé sur filtre avait 52 p. 100 d'eau au moment où il a été mis à l'étuve, alors que la farine non dépourvue de son gluten en retient dans des conditions analogues 57 p. 100. La matière azotée est très inégalement répartie dans ce résidu; c'est au centre où il y en a le plus. Avant de procéder au dosage de l'azote, on a mélangé avec soin la masse au mortier.

Exp. III. — Une farine très ordinaire, de mouture récente, a donné dans les mêmes conditions :

Eau......................	13,30	
Gluten sec................	8,75	dont 7,55 pour la matière azotée
Résidu sec laissé sur filtre.	70,95	» 0,86 »
Extrait sec de la liq. filtrée.	4.80	» 1,10 »
Pertes	2,20	
	100	»

Le gluten sec contenait 86,34 p. 100 de matière azotée, le

résidu 1,22 p. 100, l'extrait 23,02 p. 100 et la farine 9,82 p. 100.

EXP. IV. — Une farine première marque du commerce, conservée pendant trois ans, a donné :

Eau......................	13,00		
Gluten sec...............	8,55	dont 7,92 pour la matière azotée
Résidu sec laissé sur filtre.	71,70	» 0,60	»
Extrait sec de la liq. filtrée.	4,95	» 0,98	»
Pertes...................	1,80		
	100 »		

Le gluten sec contenait 92,7 p. 100 de matière azotée (1), le résidu 0,85 p. 100, l'extrait 19,94 p. 100 et la farine 9,51 p. 100.

EXP. V. — Une farine pour pain de guerre, conservée pendant trois ans, a donné :

Eau......................	13,30		
Gluten sec...............	7,95	dont 7,22 pour la matière azotée
Résidu sec laissé sur filtre.	70,80	» 0,86	»
Extrait sec de la liq. filtrée.	4,89	» 1,12	»
Pertes...................	3,06		
	100 »		

Le gluten sec contenait 90,86 p. 100 de matière azotée, le résidu 1,22 p. 100, l'extrait 23,02 p. 100 et la farine 9,44 p. 100.

EXP. VI. — Une farine de blé dur des manutentions militaires, conservée pendant deux ans, a donné :

Eau......................	12,10		
Gluten sec...............	12,85	dont 11,28 pour la matière azotée
Résidu sec laissé sur filtre.	64,25	» 2,41	»
Extrait sec de la liq. filtrée.	7,95	» 1,91	»
Pertes...................	2,85		
	100 »		

---

(1) Lindet et Ammann (*Bullet. Sociét. chimique*, 1905 p. 1011, en opérant sur des glutens très fortement malaxés et provenant vraisemblablement de farines blutées à des taux de 45 à 50 p. 100, ont obtenu jusqu'à 98,5 de matières azotées.

Le gluten sec contenait 87,80 p. 100 de matière azotée, le résidu 3,76 p. 100, l'extrait 24,10 p. 100 et la farine 15,96 p. 100.

On voit par ces exemples que le gluten, ainsi que je l'ai signalé en 1883, se modifie pendant le vieillissement des farines; il perd la faculté de se rassembler et il est entraîné en plus grande quantité par les lavages. On remarquera aussi, d'après ce qui a été dit plus haut, que les glutens des farines bien blutées, c'est-à-dire relativement dépourvues de graisse, de matières minérales et de cellulose, contiennent la plus forte proportion d'azote et que cette proportion va en s'élevant dans les vieilles farines.

4. Dans les farines de fève, de maïs, d'orge, de riz et de seigle, dont on ne peut retirer le gluten, les matières azotées solubles et insolubles se répartissent comme il suit :

Farine de fève.

Eau.....................	12,40			
Résidu sec laissé sur filtre.	59,10	dont 6,16	pr mat. azotée	insoluble
Extrait sec de la liq. filtrée.	25,70	» 15,22	»	soluble
Pertes...................	2,80			
	100 »			

Le résidu contenait 10,43 p. 100 de matière azotée, l'extrait 59,24 p. 100 et la farine 22,30 p. 100.

Farine de maïs.

Eau.....................	12,10			
Résidu sec laissé sur filtre.	78,60	dont 7,41	pr mat. azotée	insoluble
Extrait sec de la liq. filtrée.	6,43	» 0,57	»	soluble
Pertes...................	2,87			
	100 »			

Le résidu contenait 9,44 p. 100 de matière azotée, l'extrait 8,90 p. 100 et la farine 8,12 p. 100.

Farine d'orge.

Eau......................	12.90
Résidu sec laissé sur filtre.	77.80 dont 7.85 pr mat. azotée insoluble
Extrait sec de la liq. filtrée.	5.80 « 0.96 » soluble
Pertes....................	3.50
	100 »

Le résidu contenait 10,1 p. 100 de matière azotée, l'extrait 16,58 p. 100 et la farine 8,90 p. 100.

Farine de riz.

Eau......................	13,00
Résidu sec laissé sur filtre.	79,60 dont 5,97 pr mat azotée insoluble
Extrait sec de la liq. filtrée.	4,50 » 0,26 » soluble
Pertes....................	2,90
	100 »

Le résidu contenait 7,50 p. 100 de matière azotée, l'extrait 5,82 p. 100 et la farine 6,44 p. 100.

Farine de seigle.

Eau......................	13,60
Résidu sec laissé sur filtre.	72,92 dont 3,25 pr mat. azotée insoluble
Extrait sec de la liq. filtrée.	11,12 » 2,32 » soluble
Pertes....................	2,36
	100 »

Le résidu contenait 4,45 p. 100 de matière azotée, l'extrait 20,86 p. 100 et la farine 5,82 p. 100.

III. — Expériences sur les matières grasses et l'acidité des farines (1).

Dans mes recherches publiées de 1883 à 1885, j'apportais quelques faits nouveaux relatifs à l'acidité et aux matières grasses des farines. En 1903, avec le concours de M. Maurice Droz, j'ai fait un pas de plus dans cette voie. Voici quelques-unes de nos principales expériences :

(1) *Comptes-rendus Acad. des Sciences*, 2 nov. 1903.

I. — *Germes de blés mélangés de son provenant d'une mouture récente du moulin de l'Assistance publique de Paris.* — 1º 500 gr. épuisés directement par l'éther sulfurique à 65º ont donné 38 gr. 34, soit 7,67 p. 100 de matières grasses semi-fluides, de nuance jaune foncé.

2. On a longuement lavé ces matières grasses avec de l'alcool à 95º et l'alcool provenant des lavages a été distillé au bain-marie. On a ainsi obtenu, pour les corps gras solubles dans l'alcool, 6 gr. 39, soit 16 gr. 66 p. 100. Le produit, par le refroidissement, se prend en masse présentant des traces de cristallisation; le point de fusion n'est pas fixe (20º à 24º, d'après plusieurs essais); chauffé en présence de l'eau, il a donné à la distillation un liquide louche, acide, qui s'est peu à peu recouvert d'une mince croûte blanche constituée par des acides gras.

On a remarqué, d'autre part, que l'alcool des lavages, après distillation, avait encore une réaction franchement acide et qu'il se produisait un louche persistant lorsqu'on l'étendait d'eau.

3. L'huile restée insoluble dans l'alcool est très fluide à la température ordinaire et même en se rapprochant de 0º; elle a une teinte jaune clair, elle est entièrement saponifiée par la soude. De 11 gr. 22 d'huile on a obtenu 10 gr. 618 d'acides gras, soit 94,63 p. 100, dont le point de fusion était 33º.

4. L'acidité totale du mélange primitif, prise avec l'alcool suivant les procédés en usage dans l'examen des farines, est représentée, en acide sulfurique monohydraté, par 0,098 p. 100.

L'acidité dans le produit épuisé par l'éther, prise comme précédemment avec l'alcool, était encore de 0,058 p. 100.

Conclusions. — Les matières grasses solubles dans l'éther, contenues dans les germes de blé mélangés de son provenant d'une mouture récente, renferment très approximativement 83,34 p. 100 d'huile fluide et 16,66 p. 100 d'acides gras solides, ayant des points de fusions variables.

En dehors de ces acides solubles à la fois dans l'éther et dans l'alcool, il existe dans le produit initial d'autres acides insolubles dans l'éther seul.

II.— *Farine de blé tendre pour pain de munition, de mouture ancienne.* — 1°. 300 gr. de farine traités par l'éther ont donné 5 gr. 21 (1 gr. 73 p. 100) de matières grasses consistantes, dont 4 gr. 272, soit 82 p. 100 d'acides gras solubles dans l'alcool. Leur point de fusion est 22°5. A l'étuve à 100°, ils ont perdu, après 1 heure, 1,31 p. 100; après 3 heures, 4,65; après 5 heures, 4,89; après 19 heures, 5,37.

2. La farine qui a été épuisée par l'alcool à 95°, reprise par l'éther, donne une huile très fluide (environ 0,30 p. 100 de farine), entièrement saponifiable par la soude. On en a retiré 90 gr. 41 p. 100 d'acides gras ayant pour point de fusion 33°; ces acides portés à l'étuve à 100°, pendant 5 heures, ont subi une perte de 5,03 p. 100.

3. L'acidité totale de la farine normale était représentée par 0,225 p. 100 d'acide sulfurique monohydraté, l'acidité des acides gras solubles dans l'alcool par 0,186 p. 100 et l'acidité de la farine épuisée par l'éther par 0,039 p. 100 : ces deux dernières acidités correspondent exactement à l'acidité totale.

Dans la farine successivement épuisée par l'alcool et par l'éther, il n'y a plus d'acidité.

Dans la farine normale épuisée par l'eau distillée froide, on a trouvé une acidité de 0,178 p. 100.

4. Dans la farine normale, le gluten est granuleux et se rassemble difficilement, on en retire 26 p. 100. Dans la farine épuisée par l'éther, le gluten se forme très bien et l'on en obtient 32 p. 100.

Conclusions. — Les matières grasses de cette ancienne farine sont constituées par environ 18 p. 100 d'huile très fluide et 82 p. 100 d'acides gras mélangés, ayant des points de fusion différents.

L'acidité de la farine est due à plusieurs acides, les uns solubles dans l'eau, l'alcool et l'éther, les autres insolubles dans l'eau et dans l'éther.

III. — *Farine de blé dur pour pain de munition, de mouture ancienne.* — 1°. 400 gr. de farine épuisés par l'éther ont donné 11,20, soit 2,80 p. 100 de matières grasses solides. Ces matières, qui se dissolvent dans l'alcool à l'exception de quelques parties floconneuses que l'on retrouvera plus loin, sont entièrement constituées par des acides gras libres, ainsi que le prouve l'expérience suivante :

On a pris 1 gr. 472 de matières en solution dans 40 cmc. d'alcool, on a ajouté 50 cmc. d'une liqueur titrée de potasse correspondant à 0 gr. 196 d'acide sulfurique monohydraté; on a saponifié au bain-marie et distillé l'alcool; on a repris par l'eau distillée et précipité par le chlorure de sodium. Le savon a été recueilli sur filtre et lavé. L'excès de potasse non combiné aux acides gras, passé dans les eaux de lavage, a été saturé par 0,010 d'acide sulfurique monohydraté, de telle sorte que 1 gr. 472 des matières grasses de la farine correspondait à 0 gr. 196 — 0,010 = 0 gr. 186 d'acide sulfurique monohydraté, soit pour les 2 gr. 80 contenus dans 100 gr. de farine 0 gr. 354. Si à cette acidité on ajoute l'acidité de la farine épuisée par l'éther qui a été de 0 gr. 011 p. 100, on a, pour l'acidité totale, 0 gr. 365 p. 100. Or celle-

ci, prise directement sur la farine normale, était de
0 gr. 370 p. 100.

2. On ne peut pas retirer de gluten de la farine normale
par les procédés habituels. Dans la farine épuisée par l'é-
ther, on en retire, à coup sûr, 41 p. 100 correspondant à
13,06 de gluten sec et renfermant, par suite, 68,21 p. 100
d'eau d'hydratation, c'est-à-dire autant que le gluten des
farines fraîches.

Conclusions. — Les matières grasses, dans cette vieille
farine, sont entièrement formées d'acides gras libres qui
s'opposent à l'hydratation et à l'extraction du gluten.

**IV. — *Farine de blé dur d'Algérie, de mouture
moins ancienne que la précédente.*** — La farine, pouvant avoir de sept à huit mois de mouture, n'a plus la saveur
agréable des farines fraîches de blé dur. Elle contient 2,30
p. 100 de matières grasses et 0,196 p. 100 d'acidité. On ne
peut en retirer, avec beaucoup de soin, que 25 p. 100 de
gluten sans cohésion.

La même farine, privée de ses matières grasses par l'é-
ther, donne rapidement 47 p. 100 de gluten d'excellente
qualité.

V. — *Farine du commerce de mouture récente.* —
La farine normale a donné pour 100 : matières grasses
solubles dans l'éther, 1,04 ; acidité totale, 0,029 ; gluten
humide, 23,65 ; gluten sec, 8,87 ; eau d'hydratation du gluten, 62,54.

Dans la farine épuisée par l'éther on a retiré 21 gr. 19
p. 100 de gluten humide correspondant à 7,98 de gluten sec
avec une hydratation de 62,36 p. 100. Dans les deux cas, le
gluten se fait très bien. La différence de poids est due en
partie aux matières grasses ; le gluten retiré de la farine

normale en contient, en effet, 2 gr. 20 p. 100, alors que le gluten de la farine épuisée par l'éther n'en donne pas.

La farine épuisée par l'éther est très blanche, sans cohésion et sans odeur. Elle ne renferme que 4 à 5 p. 100 d'eau immédiatement après l'épuisement; mais, après exposition à l'air, elle revient au poids normal (12 à 13 p. 100).

VI. — Farine du commerce de mouture ancienne, conservée en flacon bouché depuis 1895.

— La farine est blanche, sans cohésion, usée. Elle contient : matières grasses, 0,82 p. 100; acidité, 0,098; gluten humide, 24,69; gluten sec, 9,20; eau d'hydratation du gluten, 62,73.

Dans la farine épuisée par l'éther on a : gluten humide, 30,60; gluten sec, 10,35; eau d'hydratation du gluten, 66,17.

VII. — Farine du commerce étuvée, conservée en flacon bouché depuis 1893.

— Farine usée présentant le même aspect que la précédente : acidité, 0,079 p. 100; matières grasses, 1,06; gluten humide, 29,16; gluten sec, 10,43; eau d'hydratation du gluten, 64,22.

La farine épuisée par l'éther a donné : acidité, 0,014; gluten humide, 35,38; gluten sec, 11,87; eau d'hydratation du gluten, 66,34.

VIII. — Farine pour pain de munition, conservée en flacon bouché depuis 1885.

— Farine blanche, très usée, sans cohésion : matières grasses, 0,20 p. 100; gluten humide, 10,56; gluten sec, 3,90; eau d'hydratation du gluten, 63,06.

Dans la farine épuisée par l'éther, on retrouve la même quantité de gluten; il est très défectueux dans les deux cas. L'acidité de la farine prise avant ou après épuisement par l'éther est de 0,029 p. 100.

Les acides gras, avec le temps, disparaissent, comme le gluten, sous des influences microbiennes.

IX. — Matières grasses extraites des farines conservées en flacon bouché depuis 1884.— Ces matières, qui étaient fluides au début, se sont presque entièrement solidifiées. Elles sont constituées par des acides gras solubles dans l'alcool, à l'exception de la matière blanche floconneuse mentionnée plus haut; cette matière, que l'on retrouve d'ailleurs en très petite quantité dans tous les extraits éthérés des farines, est insoluble dans l'eau; elle est soluble dans un grand excès d'éther, très soluble dans la benzine. Elle a une réaction neutre; elle ne réduit pas la liqueur cupro-potassique, elle contient environ 1,20 p. 100 d'azote.

Conclusions générales. — 1. Les matières grasses, dans les farines fraîches, sont constituées par une huile très fluide et des acides gras solides, ayant des points de fusion différents. Avec le temps, l'huile, qui est en très forte proportion au début, va en diminuant progressivement et finit par disparaître, alors que les acides gras suivent une marche parallèle ascendante; de telle sorte que le rapport entre l'huile et les acides gras permet de s'assurer si une farine est de mouture récente ou ancienne. Ce rapport s'établit facilement en épuisant les matières grasses, extraites par l éther, à l'aide de l'alcool à 95°, qui dissout les acides gras et laisse l'huile insoluble.

2. Les acides gras, formés aux dépens de l'huile, disparaissent à leur tour et l'on finit par ne plus trouver dans les très vieilles farines que des acides organiques spéciaux (acétique? lactique? etc.).

3. La transformation des matières grasses en acides gras ne s'opère pas seulement au sein des farines, elle se manifeste aussi sur les produits isolés par l'éther.

4. L'acidité des farines est produite, par divers acides organiques qui vont en augmentant avec l'ancienneté des farines. Nos expériences, tout en confirmant et précisant certains faits relatifs à l'acidité des farines, observés par des pharmaciens militaires [Wagner, 1890 — Rœser, 1898 — Manget, 1901 (1)], montrent que cette acidité est principalement due à des acides gras solubles dans l'alcool à 95° et justifient le mode de dosage, devenu classique, que nous avons proposé en 1883.

5. L'acidité, premier indice de l'altération des farines, ne se rattache pas, comme je l'ai cru pendant longtemps, à des transformations microbiennes éprouvées par le gluten ; elle vient directement des matières grasses. Le gluten n'est atteint que lorsque les matières grasses, ou mieux les acides gras qui en résultent, commencent à disparaître. Plus une farine contient de matières grasses, plus elle est altérable ; c'est ainsi qu'au même taux d'extraction les farines provenant de blés durs ou de blés métadins sont plus altérables que les farines de blés tendres.

En dehors des indications que j'ai données autrefois pour obtenir des farines de longue conservation, on devra donc choisir, de préférence, les blés tendres les plus pauvres en matières grasses. Il conviendra aussi, dans les expertises de farines, de tenir compte de leur ancienneté pour les dosages du gluten.

---

(1) WAGNER. Considérations sur le dosage de l'acidité des farines (*Archives de médecine et de pharmacie militaires*, juillet 1890).

RŒSER. Analyses de farines provenant de diverses places de la division d'occupation de Tunisie (*Revue du service de l'Intendance militaire*, mars, 1898).

MANGET. Contribution à l'étude de la chimie industrielle des farines, et particulièrement du gluten et de l'acidité (*Revue de l'Intendance*, juin 1902).

IV. — Expériences sur la conservation des farines par le froid (1).

J'ai conservé pendant trois ans, dans un frigorifique obligeamment mis à ma disposition par un industriel de Paris, divers produits de mouture provenant de la manutention de Billy. Les échantillons comprenaient de belles farines de meule (taux de blutage de 30 à 35 p. 100) et les gruaux bis qui en sont exclus et vont avec les farines de dernière qualité. Ces échantillons ont été répartis dans de petits sacs en toile en deux groupes semblables, dont l'un a été laissé en magasin, tandis que l'autre a été déposé dans le frigorifique, à une température qui a oscillé entre + 2° et — 2° de zéro.

Les analyses faites sur l'eau, le gluten, les matières grasses et l'acidité ont donné les résultats suivants, rapportés à 100 parties :

1° Au début des expériences.

	Farines.			Gruaux bis.
	I	II	III	
Eau.....................	12,90	12,80	12,80	12,85
Gluten humide..........	29,10	29,76	29,92	n
Matières grasses.........	1,15	1,30	1,50	3,35
Acidité.................	0,031	0,031	0,038	0,062

Le gluten retiré des farines par lévigation, suivant les procédés habituels, se rassemble facilement ; il est ferme et extensible.

Des gruaux bis, on retire avec peine, 14 à 15 p. 100 de gluten.

(1) *Comptes-rendus Acad. des Sciences*, 29 août 1904.

2° Après trois ans de séjour au magasin.

	Farines.			Gruaux bis.
	I	II	III	
Eau......................	12,00	10,95	12,14	11,66
Gluten humide...........	23,70	24,10	26,28	»
Matières grasses.........	1,05	1,20	1,50	3,15
Acidité..................	0,107	0,088	0,098	0,176

Les farines sont plus blanches qu'au début; elles sont *usées*, amères, impropres à l'alimentation.

Le gluten se rassemble mal; il est en grumeaux et a perdu toute élasticité. Il est relativement peu hydraté, car il ne retient que 64,5 p. 100 d'eau.

Dans les farines dégraissées, épuisées par l'éther, on a retiré 29 p. 100 de gluten de bonne qualité.

Les matières grasses sont représentées par 64 p. 100 d'acides gras solubles dans l'alcool et 26 p. 100 d'huile insoluble.

Les gruaux bis ne donnent plus de gluten, et leurs matières grasses renferment 56 p. 100 d'acides gras.

3° Après trois ans de conservation au frigorifique.

	Farines.			Gruaux bis.
	I	II	III	
Eau......................	16,90	17,40	17,60	17,90
Gluten humide...........	29,30	29,90	30,20	»
Matières grasses.........	1,00	1,20	1,40	3,12
Acidité..................	0,031	0,029	0,034	0,058

Les farines sont fortement pelotées, très humides, avec saveur fade et odeur de relent. Ces défectuosités viennent de l'excès d'eau apporté par l'humidité du frigorifique.

Le gluten se rassemble très bien; il est homogène, mou et plus hydraté que les précédents, car il retient 71 p. 100 d'eau. Dans les farines dégraissées, même quantité de gluten.

Les matières grasses et l'acidité, si l'on tient compte de la prise d'eau par les farines, n'ont pas varié; les acides gras sont représentés par 38 p. 100.

Dans les gruaux bis, on retire 18 p. 100 de gluten et, dans les mêmes produits dégraissés, 26 p. 100. Il y a 29 p. 100 d'acides gras dans les matières grasses extraites par l'éther.

Il résulte de nos essais partiels que les altérations des farines sont enrayées par le froid, et que ces denrées pourraient être parfaitement conservées dans des frigorifiques aménagés de façon à éviter leur hydratation. Toutefois, ce n'est pas un mode de conservation à proposer pour des approvisionnements de guerre.

Avec les moulins portatifs, que l'on trouve aujourd'hui à bon compte dans le commerce, il y aura toujours avantage à conserver les blés dont les matières grasses, comme je l'ai constaté, sont peu altérées, même après dix années de conservation.

On a relevé plus haut que les farines en magasin étaient devenues blanches; c'est un fait non expliqué, observé depuis longtemps, et que nous rattacherons aux matières grasses. Plus il y a d'huile dans une farine, plus la farine est colorée, et la décoloration se manifeste à mesure que l'huile est transformée en acides gras, blancs.

En appliquant aux produits qui ont servi à nos essais les procédés de Pekar pour apprécier la nuance des farines, on constate que la blancheur est plus accusée dans les farines conservées en magasin que dans celles du frigorifique, et qu'elle est encore plus marquée dans les farines dégraissées par l'éther.

V. — Expériences sur le blanchiment des farines par l'électricité (1).

Pour satisfaire aux exigences croissantes du consommateur, qui veut un pain de plus en plus blanc, on a eu l'évo-

(1) *Comptes-rendus Acad. des Sciences*, 14 nov. 1904.

lution extraordinaire de la mouture par cylindres et l'on a vu, au détriment de l'alimentation générale, le rendement des blés en farines courantes tomber graduellement, en moins de trente-cinq ans, de 76 p. 100 à 70, puis à 65, à 60 et en ces dernières années à 55 p. 100. Aujourd'hui, on va plus loin; on a recours à l'électricité.

J'ai reçu de Ch. Lucas, directeur du marché des farines de Paris, un échantillon de farine obtenue par les procédés ordinaires et un échantillon de la même farine ayant subi le contact de l'air électrisé. A première vue, cette dernière est incontestablement plus blanche, mais l'odeur et la saveur sont moins agréables.

L'analyse a donné pour 100 parties :

Examen de la farine avant et après traitement.

	Avant	Après
Eau	11,40	11,45
Matières azotées	9,86	9,91
— grasses	0,92	0,98
Cellulose	0,10	0,10
Cendres	0,50	0,49
Acidité	0,0147	0,0196

Les produits phosphorés sont représentés, de part et d'autres, par 0,17 d'acide phosphorique.

Les modifications ne portent d'une façon appréciable que sur les matières grasses et l'acidité; les matières grasses, après le traitement électrique, sont légèrement rances; elles sont moins fluides et moins colorées; l'huile jaune du blé, si aromatique au moment de la mouture, a été oxydée et transformée partiellement en acides gras blancs solubles dans l'alcool absolu.

Le gluten humide ne présente pas de différences sensibles dans le poids, la nuance et l'extensibilité (1) ; mais l'odeur,

_____

(1) Il en serait autrement si les farines étaient plus grasses que celles dont il est ici question.

comme celle des pâtons qui ont servi à l'extraction, est
moins délicate. Le gluten sec est moins coloré.

D'après les essais de panification effectués par les soins de
Lucas, le pain est plus blanc, mais moins savoureux.

En résumé, le traitement des farines par l'électricité les
blanchit en les vieillissant.

§ V. — ALTÉRATIONS DES FARINES

I. — Modifications éprouvées par les farines
en vieillissant (1).

On sait, par expérience, que les farines ont besoin d'une
certaine ancienneté pour être livrées à la panification et
qu'il y a avantage à ne les utiliser qu'après deux ou trois
mois de mouture. Au delà, elles ne se bonifient plus ; elles
peuvent encore conserver pendant quelque temps toutes
leurs qualités, puis les altérations surviennent, plus ou
moins rapides et plus ou moins intenses.

Dans les analyses qui suivent, effectuées sur des farines
militaires, il reste convenu, d'après ce qui a été dit p. 134, que
la *farine première* est la farine de premier jet ; la *farine des
premiers gruaux*, la farine retirée de la mouture des gruaux
blancs, et la *farine des deuxièmes gruaux*, la farine retirée de
la mouture des gruaux bis.

**A. — Blé tendre de Russie, récolte 1880, mouture
en octobre 1882.** — L'acidité a subi les écarts suivants :

	11 nov. 82	24 fév. 83	22 avril 83	6 juin 83.
Farine première...........	0,023	0,053	0,071	0,081
— premiers gruaux......	0,125	0,466	0,558	0,609
— deuxièmes gruaux....	0,144	0,593	0,681	0,762
Farine totale..............	»	0,057	0,091	0,101

(1) *Annales de physique et chimie*, avril 1884.

Le gluten a perdu du poids, mais les quantités de matières azotées solubles dans l'acide acétique dilué n'ont pas varié. Ainsi, en mettant en contact pendant 24 heures, dans un flacon bouché à l'émeri, 20 gr. de farine avec 100 cmc. d'acide acétique de densité 1020, on a toujours trouvé que l'acide décanté et filtré s'était maintenu à 1029 pour la farine première, à 1035 pour les premiers gruaux, à 1038 pour les deuxièmes et à 1030 pour la farine totale représentant un taux de blutage de 20 p. 100.

B. — *Blé dur des Indes*, récolte *1882*, *mouture en mars 1883*. — L'acidité a été ainsi répartie :

	9 avril	21 mai	18 juillet
Farine première	0,031	0,035	0,050
— premiers gruaux	0,082	0,146	0,264
— deuxièmes gruaux	0,149	0,228	0,406
Farine totale	»	0,038	0,071

L'acide acétique, de densité 1018, s'est élevé en avril et en juin à 1027 avec la farine première, à 1032 avec les premiers gruaux, à 1033 avec les deuxièmes et à 1028 avec la farine totale représentant un taux de blutage à 12 p. 100.

De l'ensemble de ces expériences et d'autres rapportées dans le mémoire original, on peut déduire les faits suivants (1) :

Les farines, en vieillissant, éprouvent des modifications de diverses natures. La proportion d'eau s'élève ou s'abaisse, suivant l'état hygrométrique de l'air; les matières grasses perdent leur odeur franche et deviennent rances.

Les matières sucrées décroissent, mais d'une quantité qui n'est pas en rapport avec l'acidité produite. Cette acidité varie avec l'essence du blé. Les matières albuminoïdes au début sont presque entièrement à l'état de gluten insoluble : peu à peu elles se désagrègent; le gluten se fluidifie et disparaît avec toutes ses qualités (2).

---

(1) *Comptes-rendus Acad. des Sciences*, 30 juillet 1883.
(2) Au cours de ces transformations, la farine blanchit sensiblement,

Au même taux de blutage, les farines obtenues par les meules se conservent aussi bien que les farines retirées des cylindres ; elles ne sont pas plus acides. L'acidité est indépendante de la mouture.

La partie farineuse du grain de blé qui touche à l'enveloppe externe est plus acide que la portion centrale ; elle est également plus riche en gluten, elle s'altère plus rapidement.

II. — Causes de l'altération des farines.

Lorsque je m'occupais de recherches sur les blés germés, j'avais remarqué que les pâtons préparés avec les farines brutes de ces blés donnaient une quantité de gluten d'autant plus faible qu'on les avait laissés plus longtemps au repos avant de les soumettre au lavage. Depuis, j'ai eu occasion de constater que des masses de gluten, mises en contact avec du son hydraté, se désagrégeaient rapidement.

Ces observations ont été le point de départ des expériences qui suivent :

Exp. I. — On a trituré à la main pendant dix minutes 100 grammes de son ancien avec 250 grammes d'eau froide, puis on a pressé le tout dans un linge serré. Le liquide pro-

---

mais il peut arriver aussi, lorsqu'elle est très hydratée, qu'elle noircisse. Les farines sont alors alcalines et absolument impropres à l'alimentation. Ces colorations en milieu alcalin, que l'on pourrait peut-être rapprocher de celles que Léon Boutroux a obtenues dans certains cas avec des extraits de son filtrés (*Comptes-rendus Acad. des Sciences*, du 29 avril 1896), diffèrent des teintes grises qui se produisent en milieu acide, dans les macérations de sons et auxquelles, dans mon mémoire de 1885 sur la panification, je rattachais la nuance du pain bis.

Le bicarbonate de soude n'exerçant pas d'action dissolvante sur le gluten, j'ai songé à neutraliser l'acidité des farines anciennes par un léger excès de bicarbonate de soude, en vue d'en retirer le gluten. Les résultats obtenus, avant ou après traitement par le bicarbonate, ont été à peine appréciables. Fleurent (*Comptes-rendus Acad. des Sciences*, du 9 janvier 1905) a mentionné des résultats bien différents.

venant de cette expression a été immédiatement employé à faire des pâtons avec une farine tendre de première qualité.

Après une demi-heure de repos, ces pâtons donnaient 22 p. 100 de gluten et seulement 14 p. 100 après deux heures.

Des pâtons faits avec l'eau ordinaire ont donné, après le même temps, 28 et 29 p. 100.

Exp. II. — Cent grammes de son nouveau ont été triturés pendant dix minutes avec 250 grammes d'eau froide, puis fortement exprimés. Une portion du liquide obtenu a été filtrée tout de suite.

Les pâtons faits avec la partie filtrée et la même farine que précédemment ont donné, après demi-heure de repos, 28 p. 100 de gluten, et après cinq heures, 24 p. 100.

Avec le liquide non filtré, on a obtenu, après une demi-heure, 23 p. 100 de gluten, et après cinq heures, 9 p. 100.

Des expériences analogues faites avec d'autres sons et d'autres farines ont donné des résultats semblables : toutefois, avec les blés durs, la disparition du gluten est moins rapide.

L'acidité de l'eau dans laquelle le son a macéré ne saurait être invoquée comme cause altérante, car elle est la même dans la portion filtrée que dans la portion non filtrée.

Exp. III. — Lorsqu'on laisse le son en macération avec l'eau pendant quinze à vingt heures, le liquide que l'on retire par expression, bien que son acidité soit plus élevée, agit plus faiblement sur le gluten des farines.

Exp. IV. — Au contraire, le résidu laissé sur filtre par l'eau provenant d'une macération peu prolongée conserve, en se desséchant à l'air, toute son activité. Ainsi, des pâtons faits avec de bonnes farines auxquelles on a ajouté quelques décigrammes de résidu sec ne donnent, après cinq ou six heures de repos, que de faibles quantités de gluten.

Pour toutes ces expériences, une température de 25° est particulièrement favorable.

Exp. V. — Du son chauffé progressivement à 100° et

maintenu à cette température pendant neuf heures a été trituré avec de l'eau pendant quelques minutes, puis exprimé à travers un linge serré. Une partie du liquide obtenu a été filtrée, et l'autre, non.

Les pâtons préparés depuis deux heures avec l'eau filtrée donnaient 27 p. 100 de gluten ; les pâtons préparés avec de l'eau non filtrée ne donnaient, après le même temps de repos, que 13 p. 100.

Exp. VI. — Le même son a été traité par l'eau bouillante et exprimé de la même façon : le liquide que l'on retire n'a plus d'action sur le gluten des farines.

Exp. VII. — De la farine chauffée à 80 degrés pendant trois heures a perdu 6,5 p. 100 d'eau et a donné 26 p. 100 de gluten.

La même farine, chauffée à 100 degrés pendant trois heures, a perdu 11,4 p. 100 d'eau et a donné 26,6 p. 100 de bon gluten (1). Chauffée à 100 degrés pendant huit heures, elle a perdu 14,1 p. 100 d'eau et a donné la même quantité de gluten, mais ce gluten était devenu granuleux : lorsqu'on la pétrissait avec l'eau, elle dégageait une légère odeur de pain cuit.

Exp. VIII. — On sait, par les recherches de Dumas (2), que le borate de soude détruit l'activité des ferments solubles et qu'il n'exerce pas la même action sur les ferments organisés.

100 grammes de son ont été triturés avec de l'eau boratée à 1/20 ; le liquide exprimé a été partagé en deux portions : l'une a été filtrée ; l'autre, non.

Les pâtons préparés avec le liquide non filtré ont donné, après vingt heures de repos, 5 p. 100 de gluten, et avec le liquide filtré, 22 p. 100.

(1 C'est donc à tort que plusieurs observateurs ont avancé que le gluten est altéré à une température inférieure à 100 degrés et que les farines étuvées entre 70 et 80 degrés sont impropres à la panification. M. le pharmacien principal Bousson est revenu sur ce fait important dans ses *Recherches sur l'application de l'étuvement à la conservation des farines*, publiées dans la *Revue de l'Intendance* de 1889.

(2) Dumas. *Sur les ferments appartenant au groupe de la diastase* (*Comptes-rendus Acad. des Sciences*, 1873).

Les pâtons préparés avec la même farine (farine tendre de première qualité) et l'eau boratée à 1/20 ont donné, après le même temps de repos, 25 pour 100 de gluten.

Dans ces expériences, comme dans celles qui précèdent, le gluten a été longuement lavé à grande eau.

Il résulte de ces faits que le son contient une sorte de ferment qui agit directement sur le gluten des farines, en le fluidifiant. Ce ferment peut résister à une température sèche de 100°. L'eau bouillante le détruit. Une basse température enraye son action; une température de 25° jointe à une certaine humidité la favorise tout particulièrement.

J'ai recherché dans quelle partie du son il se trouvait, et voici quelques expériences qui me font supposer qu'il existe dans les membranes qui entourent l'embryon, mais non dans l'embryon.

Exp. IX. — Du blé, *présentant des traces manifestes de germination,* a été lavé avec une petite quantité d'eau, et une portion de l'eau de lavage a été filtrée.

Les pâtons faits avec l'eau de lavage non filtrée ne donnaient bientôt plus de gluten, alors que les pâtons avec l'eau de lavage filtrée donnaient encore 24 p. 100 de gluten, après un repos de vingt heures.

Exp. X. — Le même blé *n'offrant aucune trace de germination,* lavé de la même façon, donne une eau de lavage sans action.

Exp. XI. — Lorsqu'on emploie avec les blés germés l'eau boratée à 1/20, au lieu d'eau ordinaire, l'action du ferment sur le gluten n'est pas enrayée.

Exp. XII. — 0 gr. 10 de germes, retirés d'un son provenant d'une mouture par cylindre de blé dur des Indes, ont été triturés avec une quantité d'eau suffisante pour faire un pâton avec 20 gr. de farine.

Le pâton, après vingt-quatre heures, renfermait 6 gr. 8 de gluten parfaitement lavé.

Un pâton fait avec la même farine sans addition de germes a donné le même résultat.

Exp. XIII. — Avec 0 gr. 10 du même son mélangé de germes, on a obtenu, dans des conditions semblables, 4 gr. 8 de gluten très visqueux.

Exp. XIV. — J'ai remarqué, pendant toutes ces recherches, que les pâtons faits avec de l'eau boratée ont une odeur particulière, agréable. Ils acquièrent en même temps une teinte jaune pâle.

Conclusions générales(1). — 1. En dehors de toutes causes extérieures, le blé contient un ferment qui peut amener naturellement son altération. Ce ferment paraît avoir pour point de départ le voisinage de l'embryon. Il est insoluble et possède les propriétés des ferments organisés. Il résiste à une température sèche de 100°, mais l'eau bouillante le détruit. L'eau et la chaleur sont indispensables à son évolution, et une température humide de 25 degrés lui convient particulièrement. Il porte son action sur le gluten, qu'il fluidifie.

Par une mouture bien dirigée, il reste en grande partie dans le son, et la farine en contient d'autant moins qu'elle est mieux blutée, plus pauvre en son. Un frottement exagéré des meules, une trop grande vitesse dans leur rotation, ont pour effet de dissocier plus complètement l'enveloppe du blé et, par suite, de faire passer le ferment en plus grande quantité dans la farine : de là les altérations rapides que l'on remarque dans les farines dites *échauffées par les meules*. Ces écarts sont évités dans la mouture par cylindres.

(1) *Comptes-rendus Acad. des Sciences*, 10 sept. 1883.

2. Le gluten semble exister dans le blé au même titre que l'amidon (v. p. 43). Je ne crois pas qu'il résulte de l'action de l'eau sur une substance *glulénogène* particulière. Les expériences que l'on a invoquées à l'appui de cette hypothèse peuvent s'expliquer différemment. J'ai montré que le gluten contenait des quantités d'eau variables et que certains corps, tels que le sel marin, s'opposaient à sa désagrégation, tandis que d'autres, comme l'acide acétique affaibli, la rendaient immédiate.

Cette double action se manifeste dans les faits suivants : lorsque l'on vient de mélanger une bonne farine avec de l'eau salée, on ne peut en retirer le gluten; mais, si l'on abandonne le mélange à un repos suffisant, de façon à permettre au gluten de s'hydrater, on peut le retirer en entier; on peut même le retirer de suite, si l'on favorise l'hydratation en associant au mélange primitif une certaine quantité de gluten humide. Avec l'acide acétique étendu, la dissociation du gluten est immédiate et complète; on ne peut plus le rassembler.

3. Dans les farines étuvées, le gluten subsiste avec ses propriétés. L'action du ferment est ralentie par suite du manque d'eau, mais il n'est pas détruit; il reprend son rôle dès que l'eau et la chaleur reparaissent.

4. Les conditions à remplir pour obtenir une longue conservation des farines sont d'employer des blés bien sains; de ménager l'enveloppe du blé par une mouture bien ordonnée; de bluter les farines à un taux élevé et de les conserver dans des récipients où elles soient à l'abri de la chaleur et de l'humidité.

On a vu (p. 134) que la farine panifiable de nos manutentions militaires contenait toute la farine fleur, à laquelle on ajoutait 12 à 18 pour 100 de farines de gruaux remoulus

pour parfaire les taux prescrits. L'addition de ces remoutures de gruaux est une source d'altérations, mais on ne
peut songer à les supprimer dans le service courant : il y
aurait à la fois perte pour le Trésor et perte pour le soldat,
car ces farines sont extrêmement riches en principes nutritifs. Toutefois, on pourrait retarder ces altérations en ne
mélangeant les remoutures à la farine fleur qu'au moment
du besoin, au lieu de les mêler, comme on le fait, à la sortie
du moulin. Il y aurait même un intérêt réel à ne conserver
que la farine de premier jet et à la mélanger au moment de
la panification avec des gruaux récemment remoulus, car
on sait,par les travaux de Parmentier sur le son, qu'une telle
addition aurait pour effet de rajeunir la farine ancienne(1).

III. — Présence d'alcaloïdes dans les anciennes farines (2).

Lorsqu'on suit pendant plusieurs années les transformations qu'éprouvent les farines conservées en sacs, on voit
apparaître, au bout d'un certain temps, des traces d'alcaloïdes, puis, plus tard, des quantités de plus en plus appréciables.

Pour les mettre en évidence, on épuise par l'éther sulfurique, dans un appareil à déplacement, les farines *non desséchées*. Le liquide éthéré, évaporé à siccité au bain-marie,
est constitué par de la matière grasse ; il est acide et répand,
surtout avec les farines très anciennes, une odeur pénétrante et désagréable ; il laisse à la bouche une grande âcreté.
On traite ce produit par une faible quantité d'eau distillée

---

(1) La conservation des farines dans nos places fortes se fait aujour-
d'hui dans des caisses métalliques étanches, et une décision ministérielle, prise en septembre 1893, a prescrit la séparation des gruaux bis
de la farine proprement dite, tant pour les farines entretenues en sacs
que pour celles logées en caisses étanches.
(2) *Bulletin de l'Académie de médecine*, 22 sept. 1885.

chaude, on laisse pendant quelques minutes au bain-marie et, dans l'eau refroidie et décantée, on peut caractériser nettement, sur des lames de verre, la présence des alcaloïdes par les réactifs appropriés (iodure double de mercure et de potassium, iodure ioduré de potassium, ferrocyanure de potassium et perchlorure de fer).

Les réactions sont déjà sensibles avec des farines d'un an à dix-huit mois de mouture ; avec des farines de deux à trois ans, elles sont très accusées. Les extraits que l'on obtient dans ce cas, mélangés avec de la farine et de l'eau, de manière à former de petits pâtons pouvant être donnés facilement à des moineaux, les font périr en quelques heures avec tous les symptômes d'un empoisonnement.

Les mêmes essais répétés comparativement avec des extraits de farines récentes ne produisent rien de semblable.

Tout incomplètes que soient ces recherches, elles semblent expliquer certains accidents rapportés dans les histoires médicales de nos anciennes guerres et attribués en partie à l'usage de pains défectueux. Elles justifient les paroles suivantes de Parmentier : « On ne saurait calculer les effets dangereux qui peuvent résulter de la détérioration lente des farines (1). »

Quant à la production des alcaloïdes, je la rattache à la transformation du gluten sous l'influence du ferment naturel du blé.

IV. — Action du son frais sur les vieilles farines.

La propension qu'a le son à s'altérer est bien connue : c'est toujours par le son que débute l'altération des farines.

_____

(1) _Rapport sur le pain des troupes_, in BALLAND, _Chimie alimentaire dans l'œuvre de Parmentier_. Paris, 1902.

L'expérience suivante de Parmentier est restée classique :
il exposait de la farine brute (boulange) à l'humidité d'une
cave, jusqu'à ce qu'elle fût manifestement altérée, puis il la
blutait ; les parties laissées sur le tamis avaient une odeur
détestable, tandis que la farine tamisée était encore acceptable. On sait aussi que le son frais jouit, comme le charbon de bois, de la propriété d'absorber les odeurs. Il résulterait de ces données qu'en reblutant, par exemple, à 30
p. 100 des farines usées, dont le taux d'extraction primitif
a été de 20 p. 100 (c'est le cas des farines employées au pain
de munition), on doit les modifier avantageusement et que
la bonification sera elle-même plus efficace, si, avant de
procéder au tamisage, l'on associe préalablement à la farine
une certaine quantité de son frais.

Les expériences qui suivent, faites dans les premiers mois
de 1893, justifient ces conjectures :

Exp. 1. — Une farine blutée à 20 p. 100, dont l'acidité
était 0,134, n'a donné que 0,096 après passage au tamis 120 ;
les résidus laissés sur le tamis avaient une acidité supérieure à 0,134.

Exp. II. — On a bien mélangé à la main 2 kg. de farine,
dont l'acidité était 0,060, avec 1 kg. de son ayant pour acidité 0,044. Après cinq jours de contact, on a retiré à l'aide
d'un tamis 2 kg. de farine, dont l'acidité était tombée à 0,053,
alors que celle du son s'était élevée à 0,055.

Exp. III. — 3 kg. de la même farine ont été mélangés avec
1 kg. du même son. Après un contact de douze jours, la
farine retirée du son avait pour acidité 0,051 et le son res-
tant sur le tamis 0,068.

Exp. IV. — 1 kg. de farine dont l'acidité était 0,077,
mélangée pendant vingt jours avec 1 kg. de son d'acidité
0,044 avait, après blutage, une acidité de 0,053 ; celle du son
était de 0,078.

Exp. V. — 2 kg. de farine ayant pour acidité 0,085, laissés en contact pendant quinze jours avec 1 kg. de son ayant la même acidité que précédemment, ont donné, par tamisage, de la farine à 0,068 d'acidité et du son à 0,089.

Exp. VI. — 3 kg. de vieille farine avec une acidité de 0,112 et 1 kg. de son de même acidité que le précédent, tenus en contact pendant six jours, ont donné après tamisage 3 kg. de farine à 0,096 d'acidité et 1 kg. de son à 0,089.

Exp. VII. — Comme suite à ces essais, on a mélangé à la pelle deux sacs de très vieille farine de blé dur pesant 160 kg., avec environ le tiers de leur poids de son frais ; on a passé le mélange à la meule et, après six jours de contact, on a retiré par le blutage la quantité de farine employée au début.

Examen de la farine avant et après l'opération. — La farine, conservée à dessein depuis 4 ans, est manifestement impropre à la consommation ; l'odeur est désagréable, la saveur âcre et très persistante, le gluten est granuleux et se rassemble avec peine. Le traitement par le son a eu pour effet d'améliorer notablement l'odeur, la saveur et la cohésion du gluten. D'autre part, l'analyse a relevé les écarts suivants, très probants en ce qui concerne l'acidité :

	Avant l'opération.	Après l'opération.
Eau.........................	12,00	11,70
Matières grasses.............	1,60	1,60
Acidité.....................	0,25	0,18
Résidus au tamis 120........	24,64	18,40

Après l'action du son, les dernières traces d'éther qui accompagnent les matières grasses répandent une odeur beaucoup moins désagréable.

Examen du son avant et après le contact de la farine. — Le son provenant d'une mouture récemment effectuée à la manutention de Billy présentait tous les caractères d'un bon son de meule. Après l'opération, il avait une odeur et une saveur détestables. L'acidité, qui n'était que 0,030 au début, s'était élevée à 0,118.

Exp. VIII. — Une expérience répétée dans les mêmes conditions sur une farine tendre de huit mois, présentant une amertume assez accusée, a donné des résultats très favorables. La saveur a presque disparu ; l'odeur s'est améliorée, l'acidité est descendue de 0,125 à 0,085. La panification s'est mieux faite et le pain était incontestablement plus savoureux.

Le procédé dont il vient d'être question, employé depuis 1894 dans plusieurs manutentions pour améliorer des farines conservées en caisses étanches et arrivées à leur limite de conservation, a toujours fourni des résultats bien supérieurs à ceux que l'on obtient en ajoutant simplement de la farine fraîche à la vieille farine. Dans ce dernier cas, en effet, les défectuosités de la farine ancienne ne sont qu'atténuées ; l'acidité persiste, elle n'est pour ainsi dire que diluée, alors que le son l'enlève effectivement en même temps qu'il bonifie l'odeur et la saveur de la farine restaurée.

Parmentier faisait vraisemblablement allusion à un procédé de ce genre, quand il écrivait en 1773 (1) : « Lorsque la farine n'est que peu altérée, les pains qui en résultent sont encore bons, mais il leur manque cette délicatesse et ce goût agréable que l'on trouve dans le pain parfait. Je leur ai donné cette perfection par un moyen bien simple, mais que je ne dois pas apprendre à ceux qui l'ignorent. Il y a des découvertes qui méritent de demeurer toujours ensevelies. Si je pouvais indiquer à quels signes il est possible de reconnaître les moyens que j'ai mis en usage, je m'empresserais de les faire connaître ; tout ce qui tend à en imposer à la bonne foi ne doit être rendu public qu'avec cette précaution. »

---

(1) *Examen chimique des pommes de terre et du blé*, in BALLAND, *la Chimie alimentaire dans l'œuvre de Parmentier*, p. 139.

Les réserves formulées par Parmentier n'existent plus aujourd'hui. Les farines anciennes améliorées par le son ne sont pas plus susceptibles d'être conservées que celles qui ont été réparées par simple addition de farine fraîche. Elles offrent les mêmes caractères; l'acidité est toujours plus élevée que dans les farines courantes, les matières grasses retirées par l'éther sont moins aromatiques, le gluten n'a pas la même élasticité et il perd davantage par le frottement dans l'eau.

V. — Altérations des farines par les insectes.

Ephestia Kuehniella. — Cet insecte, qui paraît avoir été importé d'Amérique (1) en Europe, a été signalé pour la première fois en Allemagne, par Zeller. Je l'ai observé en 1886, à Amiens (2).

Les chenilles, comme toutes les larves qui vivent à l'abri de la lumière, sont blanches avec la tête brune et une plaque anale de même couleur; leur maximum de taille atteint environ 1 centimètre. Elles sillonnent la farine de galeries tubulaires qu'elles tapissent de soie blanche, à la façon des teignes qui vivent dans les gâteaux des abeilles. Les galeries sont si rapprochées et si nombreuses que la farine semble enchevêtrée de toiles d'araignée.

Lorsque vient l'heure de la métamorphose, ces chenilles se tissent un petit cocon de soie blanche dans lequel elles se transforment en une minuscule chrysalide aux teintes fauves. C'est après la saison d'hivernage, en avril et mai, que s'opère cette transformation : les papillons éclosent dans le courant du mois de mai. La ponte faite, la nouvelle géné-

---

(1) L'origine américaine de l'*Ephestia Kuehniella* a été mise en doute par Danisz (*Comptes-rendus Acad. des Sciences*, 30 janvier 1893).
(2) *Journal de pharm. et chimie*, 1886.

ration de chenilles effectue son évolution en juin et juillet et donne une seconde génération en novembre et décembre. Si les conditions climatologiques sont favorables, une éclosion précoce a lieu en décembre; mais en général les chenilles hivernent.

Le papillon, dans son plus grand développement, peut mesurer 20 à 25 millimètres; il a les ailes supérieures et le corps d'un ton général gris cendré produit par le contraste d'écailles grises, entremêlées d'écailles noires et d'écailles d'un beau blanc nacré. A la loupe, sur les ailes supérieures, vers le premier quart, se dessine une fascie noire et grise, sinueuse et transversale; vers le second quart, se montre une seconde fascie moins accusée; enfin, vers l'extrémité et partant obliquement du bord supérieur se trouvent deux raies noires, courtes et étroites, séparées par une raie blanche, au-dessous desquelles apparaissent trois très petites lignes noires; en dehors de la frange, qui est cendrée, il existe une ligne crénelée dont les créneaux sont alternativement noirs ou blancs. Les ailes inférieures sont blanches avec les bords et les nervures d'un gris pâle; elles sont ornées d'une frange blanche assez longue.

Kunckel d'Herculais, auquel nous empruntons la plupart des renseignements précités, estime que les farines envahies par l'Ephestia Kuehniella peuvent subir des pertes de 30 à 40 pour 100. A Amiens, les dégâts ont été à peu près nuls; les farines qui avaient deux mois de mouture ont été, après blutage, livrées à la consommation. Dans le courant de l'année 1885, j'avais observé, à la manutention militaire de Cambrai, une invasion beaucoup plus soudaine et beaucoup plus intense; les farines étaient plus anciennes que celles d'Amiens : elles ont été également utilisées, après un tamisage approprié, et les pertes ont été loin d'atteindre les chiffres indiqués plus haut.

Anobium paniceum ou *vrillette de la farine* (1). —
Les années chaudes sont très favorables à l'éclosion des
insectes et en particulier du charançon et de la vrillette
des farines.

Les femelles pondent un très grand nombre d'œufs au
commencement du printemps et vers la fin de l'été. Ces œufs,
déposés sur le pain de guerre, donnent naissance à des larves qui y vivent et se transforment en nymphes, puis en
insectes parfaits. Ceux-ci ne tardent pas à s'accoupler ; la
ponte a lieu peu de temps après et l'évolution recommence.
Les galettes où les larves se sont développées présentent de
petits trous plus ou moins nombreux rappelant les trous
faits à l'aide d'une vrille.

Dans un travail inédit, et malheureusement inachevé, sur
les insectes qui attaquent le blé ou le biscuit, Leprieur,
ancien pharmacien principal de l'Armée et ancien président
de la Société Entomologique de France, a donné de l'*anobium paniceum*, à l'état de larve, de nymphe et d'insecte
parfait, la description suivante :

Larve. — Blanchâtre, cylindrique, courbée en arc à la
partie postérieure comme celle des hannetons, molle, cou-
verte de poils fins peu nombreux, formée de douze anneaux
sans compter la tête, qui est arrondie, écailleuse, brune,
armée de deux fortes mandibules dentées du côté interne.
Les trois anneaux thoraciques sont un peu renflés et portent chacun une paire de pattes écailleuses, triarticulées.
Les larves se tiennent couchées sur le côté quand elles sont
hors de leurs galeries : elles vivent de toutes sortes de matières amylacées, la farine, le pain, les pains à cacheter, les
papiers collés, etc. Lorsqu'elles ont atteint leur entier accroissement, elles tapissent de quelques fils le fond de leurs
galeries et s'y changent en nymphes.

_____

(1) Cette note a été demandée par l'autorité militaire à la suite d'altérations de pain de guerre signalées dans les régions méditerranéen-
nes, en 1898.

Nymphe. — Celle-ci offre exactement la forme de l'insecte parfait, seulement les divers organes, pattes, antennes, ailes et élytres, sont rapprochés les uns des autres et viennent se réunir sous le ventre. Quand approche le moment de la transformation, on voit la nymphe se colorer peu à peu jusqu'à ce qu'elle atteigne la couleur brune qui caractérise l'anobium, puis les ailes et les élytres s'allongent et se placent sur le dos dans la position qu'elles doivent occuper. Enfin, dès que les mandibules de l'insecte ont acquis la consistance convenable, il ronge la substance où il avait subi ses métamorphoses et en sort par un petit trou cylindrique proportionné à sa taille.

Insecte parfait. — Longueur 3 m/m ; largeur 1 m/m 1/3. D'un brun rougeâtre ou d'un fauve marron clair, pubescent, antennes de onze articles un peu plus clairs que les corps ; les trois derniers sont allongés, séparés, plus gros que les autres. La tête est rentrée dans le corselet ; celui-ci est plus élevé, n'offre pas de bosse bien formée à la partie postérieure. Elytres convexes en dessus, cylindriques, arrondies à l'extrémité, à stries formées de pointes enfoncées et recouvrant des ailes membraneuses ; pattes jaunâtres.

L'anobium paniceum a pour ennemi un parasite qui l'accompagne presque toujours, le *chalcis :* c'est une mouche noire, beaucoup plus petite que lui, plus mince et pourvue d'ailes très visibles. Les larves du chalcis vivent à l'intérieur des larves de l'anobium et les font périr.

Dès que la présence de l'anobium a été constatée dans un magasin contenant du pain de guerre, il y a lieu d'isoler les caisses attaquées, de les vider et d'en examiner les galettes séparément. Les caisses vides seront stérilisées par étuvage sous pression, à 120°.

Les galettes fortement atteintes seront mises au rebut ; celles qui le sont à peine seront passées au four et déposées dans des caisses stérilisées.

Le passage au four sera d'une heure, à la température de

120° à 125°. Parmentier conseille d'y mettre la denrée suspecte deux heures après le défournement du pain et de l'y laisser jusqu'au lendemain : dans ces conditions, la température du four, jointe à l'intervention de la petite quantité d'eau qui se trouve normalement dans les galettes, paraît en effet suffisante pour détruire les insectes, leurs œufs ou leurs larves, sans que l'on ait à redouter la carbonisation des galettes.

Les magasins seront assainis à l'acide sulfureux, deux fois de suite, à quinze jours d'intervalle, puis au printemps ; et tous les trois mois l'on prendra, d'autre part, toutes les mesures prescrites dans les notices ministérielles relatives à la conservation du biscuit et du pain de guerre.

VI. — Altération des farines par l'acide sulfureux.

En 1890, en procédant, à la sulfuration d'un magasin militaire (1), en vue d'en écarter les insectes, on avait négligé d'enlever plusieurs sacs de farine que l'on reconnut, plus tard, impropres à la panification.

Les expériences suivantes rendent compte des transformations opérées dans la farine et montrent comment on a pu l'utiliser.

Examen de la farine avant la sulfuration. — La farine présente les caractères physiques et chimiques d'une bonne qualité moyenne.

Elle renferme pour 100 parties :

Eau.....................................	13,00
Gluten humide.........................	28,00
Matières grasses.......................	1,83
Cendres.................................	1,13

---

(1) La dose de soufre employée était de 60 gr. par mètre cube et l'opération avait duré 36 heures.

Les cendres ne contiennent pas de sulfates.

Un pâton fait avec cette farine, conservé à une douce chaleur, dans un paneton recouvert avec une couverture de laine, et rafraîchi plusieurs fois avec la même farine, est en pleine fermentation panaire après vingt-quatre heures; lorsqu'on l'ouvre, il répand une bonne odeur de levain.

Examen de la farine après la sulfuration. — Au premier aspect, cette farine ne présente rien d'anormal : la vue, le toucher, le goût, l'odorat ne trahissent absolument aucune altération. Mais il n'en est plus ainsi quand on pousse l'examen plus avant. Si le poids de l'eau et de la matière grasse(1) n'a pas varié, le gluten a perdu toute cohésion; lorsqu'on cherche à le retirer par les moyens ordinaires, il s'échappe avec les eaux de lavage, et c'est avec peine que l'on peut en obtenir 6 à 7 grammes pour 100.

La farine prélevée au centre du sac, à l'aide d'une sonde, présente, mais à un moindre degré, la même particularité. Des pelletages très énergiques ne la modifient pas, le gluten reste aussi défectueux.

Un pâton fait avec cette farine et traité comme il est indiqué plus haut ne commence à donner des traces de fermentation qu'après trente heures. La présence de produits contenant du soufre n'est pas douteuse, car, à l'ouverture du pâton, il y a une légère odeur très fugace d'hydrogène sulfuré. D'autre part, en mettant au milieu de l'un des sacs une pièce d'argent bien nettoyée, celle-ci, après huit jours, a noirci, alors qu'une pièce semblable a conservé son éclat au milieu de la farine non sulfurée. Ajoutons que, dans les cendres, dont le poids n'a pas changé, on trouve des traces de sulfates et que l'acidité de la farine s'est accrue de 0 gr. 037 pour 100.

Les effets de la sulfuration sont donc manifestes.

On sait que le soufre, en brûlant à l'air, donne de l'acide sulfureux et de l'acide sulfurique et que ces produits, dans

(1) La matière grasse a dû éprouver des transformations analogues à celles que j'ai observées dans le traitement des farines par l'électricité.

certaines conditions, peuvent à la longue, être réduits partiellement en sulfure. Il était dès lors indiqué d'étudier l'action de ces divers agents sur le gluten.

On a fait, avec de bonnes farines à 30 pour 100 de gluten,
des pâtons contenant, à des doses variables, mais toujours
très faibles, les uns de l'acide sulfhydrique, de l'acide sulfureux ou de l'acide sulfurique, les autres du sulfure de potassium ou de sodium, d'autres enfin, du sulfhydrate d'ammoniaque ; dans tous les cas, il a été impossible d'en retirer la
totalité du gluten.

Comme contre-épreuve, du bon gluten humide, mis à
tremper dans de l'eau renfermant les mêmes doses d'acides
ou de sulfures, ne tarde pas à se désagréger.

C'est donc à ces dérivés du soufre qu'il faut attribuer l'im-
possibilité de rassembler le gluten dans les farines sulfurées : leur résistance à la fermentation panaire s'explique
également par la présence de l'acide sulfureux, dont on se
sert d'ailleurs, de temps immémorial, pour muter les vins.

Les observations qui suivent prouvent que le gluten est
simplement modifié, mais non détruit (1).

I. S'il est des corps comme les précédents qui empêchent
le gluten de se rassembler, j'ai montré qu'il en est d'autres,
au contraire, qui favorisent son agrégation ; le chlorure de
sodium, l'alun, le sulfate de cuivre sont dans ce cas. Or, les
pâtons faits avec des solutions de ces trois sels et les farines
sulfurées donnent 28 pour 100 de gluten, c'est-à-dire autant
que les farines avant la sulfuration.

II. On a pétri 25 grammes de farine sulfurée avec 10 gr.
de gluten humide provenant d'une farine ordinaire et l'on
a ajouté assez d'eau pour en faire un pâton très malléable.
On a retiré de ce pâton 17 gr. de gluten, ce qui prouve que

---

(1) Des essais effectués sur les farines épuisées par l'éther (voy.
p. 164) confirmeraient sans doute ces observations.

les 7 gr. de gluten contenus dans les 25 gr. de farine sont venus se joindre aux 10 gr. de gluten ajouté.

Partant de là, il était à prévoir qu'en ajoutant à la farine sulfurée du sel et du gluten, et qu'en forçant la fermentation par addition de forts levains, on arriverait à la panifier. C'est ce que l'expérience a confirmé.

Une première fournée, faite avec un tiers de farine sulfurée et deux tiers de farine dure récente, contenant 45 p. 100 de gluten, a donné, dans les conditions ordinaires de la panification, un excellent pain renfermant après ressuage 31,5 pour 100 d'eau.

Une seconde fournée, avec parties égales de farine sulfurée et de farine fraîche, a été faite en augmentant les levains et le sel dans la proportion de 10 p. 100; le pain est très acceptable; il retient à peu près la même quantité d'eau que le précédent.

Dans une troisième fournée, avec deux tiers de farine sulfurée et un tiers de farine fraîche, on a encore augmenté le levain et le sel dans la proportion de 10 p. 100. Le travail est plus difficile, mais le pain a toujours bon aspect. Lorsqu'on l'ouvre au sortir du four, on perçoit une légère odeur sulfureuse; cette odeur ne se retrouve plus après le ressuage. Le pain contient 1,3 pour 100 d'eau de plus que le pain de la première fournée.

Enfin une quatrième fournée a été faite avec la farine sulfurée seule, en augmentant encore de 10 à 12 p. 100 la proportion du sel et des levains. Le travail est pénible, beaucoup plus long; néanmoins, la fermentation se produit, mais le pain est plus serré, plus gras. Le sel n'est pas trop accusé. L'odeur sulfureuse est très sensible au sortir du four, mais, après ressuage, il n'en reste pas trace. Il y a 2,4 p. 100 d'eau de plus que dans la première fournée.

§ VI. — FALSIFICATION DES FARINES

I. — Addition de matières minérales.

Les farines falsifiées par des substances minérales laissent à l'incinération une quantité de cendres bien supérieure à la moyenne; elles craquent sous la dent. Cette dernière particularité peut aussi s'observer, mais à un moindre degré pour des farines provenant de blés mal nettoyés ou obtenus à l'aide de meules mal entretenues.

En 1883, à Cambrai, j'ai eu l'occasion d'examiner un produit spécial vendu en Belgique pour être mélangé aux farines dans la proportion de 1 à 1,5 p. 100. C'était une poudre blanche impalpable constituée par du sulfate de chaux naturel (gypse). Elle était offerte à raison de 5 fr. le quintal, ce qui devait permettre aux meuniers qui l'emploieraient un gain illicite quotidien d'une centaine de francs pour une usine produisant journellement 300 sacs (1).

En 1898, le parquet de Versailles a fait saisir, dans cette ville, des farines qui contenaient beaucoup plus de plâtre. Une telle fraude est décelée par le poids des cendres et la présence, dans ces cendres, du sulfate de chaux qui n'existe pas normalement dans le blé en quantité appréciable.

II. — Addition de vieilles farines (2).

On trouve très fréquemment dans le commerce des mélanges à proportions variables de jeunes et de vieilles farines. Le mélange, au début, est assez difficile à saisir, car les qualités de la farine fraîche neutralisent remarquablement les défauts de l'ancienne; mais cette action est passagère et les défauts ne tardent pas à l'emporter. Les farines ainsi mélangées sont généralement très blanches, très affleurées, un peu maigres au toucher et fuyantes à la main. La saveur, à peine acide pour les unes, beaucoup pour d'autres, trahit une amertume plus ou moins accusée. Cette amertume, ou plutôt cette âcreté, qu'il ne faut pas confon-

_____

(1) *Journ. de pharm. et chim.*, 1884.
(2) *Journal de ph. et ch.*, 1890.

dre avec la saveur produite par les légumineuses ajoutées souvent en faible proportion à ces farines, est quelquefois très lente à se manifester; mais, dès qu'on l'a perçue, elle est très tenace et tout à fait caractéristique.

Lorsqu'on les étale sur la main ou sur une feuille de papier en les comprimant à l'aide d'une spatule, on s'aperçoit que la nuance n'est pas fondue, qu'il y a des marbrures, et l'on remarque des petits points blancs et durs, provenant de fragments de vieilles pelotes incomplètement broyées. Ces particularités sont plus marquées quand on a recours à l'appareil Pékar (1), ou quand on examine à part les résidus laissés par les tamisages.

Le microscope permet également de distinguer des globules d'amidon de blé dépassant les proportions ordinaires, plus ou moins exfoliés ou déchiquetés et facilement attaquables par la potasse diluée à 1,75 p. 100. Ces caractères se retrouvent dans l'examen des vieilles farines.

La proportion d'eau est normale, le poids des cendres aussi. La matière grasse n'a plus l'odeur aromatique caractéristique des bonnes farines; elle est parfois au-dessous de la moyenne. L'acidité est fort au-dessus.

Voici, d'ailleurs, en ce qui concerne ces deux derniers facteurs, l'ensemble des résultats obtenus pour trois lots de provenances diverses; j'y ai joint quelques données fournies,

___

(1) Le procédé Pekar consiste à étendre sur une planchette, en bandes de 4 à 5 centimètres, les échantillons des farines qu'il s'agit de comparer. On les tasse fortement en passant dessus une épaisse lame de verre taillée en biseau, de façon à obtenir une surface bien unie de 2 à 5 millimètres d'épaisseur. On introduit progressivement la planchette, tenue obliquement, dans une cuve remplie d'eau ; on la retire dès que l'eau a pénétré la farine, puis on la laisse égoutter et sécher à l'air. Les piqûres des farines, de même que la nuance spéciale à chacune d'elles, apparaissent alors très nettement.

L'interposition d'un verre bleu, entre l'œil et les échantillons, rend les différences plus appréciables (A. Démichel. *Revue de chimie analytique appliquée*, 6 août 1896).

dans les mêmes conditions d'expérience, avec de nouvelles
farines. Le premier lot, le plus ancien, était annoncé comme
ayant à peine trois mois de fabrication.

	Acidité. gr.	Graisse. gr.
Lot n° 1.................................	0,147	0,78
Lot n° 2	0,069	0,94
Lot n° 3.................................	0,074	0,84
Farine nouvelle A......................	0,039	1,22
Farine nouvelle B......................	0,049	1,74
Farine nouvelle C......................	0,049	0,76

Le gluten donne des indications capitales ; il est moins
consistant et a moins de liant que le gluten des farines fraîches. Lorsqu'on le conserve dans l'eau froide (à une température inférieure à 15°) pendant vingt-quatre heures et
qu'on recommence les lavages en le frottant entre les mains,
il mousse et perd beaucoup de son poids. On voit, par le
tableau suivant, que les bonnes farines ne présentent pas de
tels écarts :

	Poids du gluten venant d'être préparé		Poids du gluten après 24 hres dans l'eau	
	pour 25 gr. de farine gr.	pour 100 gr. gr.	pour 25 gr. de farine gr.	pour 100 gr. gr.
Lot n° 1...................	7,4	29,6	4,5	18,0
Lot n° 2...................	9,1	36,4	6,8	27,2
Lot n° 3...................	9,0	36,0	6,6	26,4
Farine nouvelle A..........	9,7	38,8	8,7	34,8
Farine nouvelle B..........	9,0	36,0	8,1	32,4
Farine nouvelle C..........	9,0	36,0	7,8	31,2

Ainsi, l'acidité, la matière grasse et le gluten qui, en dehors des caractères physiques, permettent de se prononcer
sur l'ancienneté d'une farine, permettent aussi de reconnaître un mélange, même récent, de vieilles et de nouvelles
farines.

III. — Addition de farines étrangères au blé.

Les farines destinées à l'armée, en raison des proportions de gluten exigées par les cahiers des charges, sont rarement fraudées avec des farines étrangères; mais il n'en est pas de même pour les farines commerciales, surtout lorsque la hausse des blés se manifeste sur les marchés. C'est ainsi que, dans le courant de l'année 1898, il a été signalé des farines livrées à la Guerre (1) qui contenaient du seigle, du sarrasin, du riz, de l'orge, du maïs, des fèves et de la fécule de pommes de terre.

E. Collin a publié sur ce genre de falsification (2) un véritable travail classique que l'on ne saurait trop recommander aux chimistes chargés des analyses de farines. Comme il est de règle, en matière d'expertises, de s'entourer de toutes les garanties possibles, les expériences dont je vais parler, jointes à l'examen microscopique, leur seront peut-être de quelque utilité.

J'ai mêlé aussi exactement qu'on peut le faire au mortier, de la farine de blé avec des proportions variables de farines de seigle, de sarrasin, de riz, d'orge, de maïs, de fève et de fécule de pomme de terre. Tous les mélanges ont été traités de la même façon.

Blé et Seigle. — La farine de blé qui a servi à tous les essais était blutée à 68 p. 100 environ; elle présentait la composition indiquée plus loin. La farine de seigle, dont l'analyse a été faite simultanément, était au même taux d'extraction.

---

(1) A Lille par M. le pharmacien-major Gessard et dans d'autres places par le laboratoire du Comité de l'Intendance.

(2) Examen microscopique des farines de blé (*Jour. de pharm. et de chimie*, 1898).

	Farine de blé.	Farine de seigle.	Farine de blé avec farine de seigle			
			5 p. 100	10 p. 100	20 p. 100	30 p. 100
Eau...............	12,70	12,30	»	»	»	12,40
Matières azotées.......	7,82	6,27	7,66	7,52	7,45	7,36
— grasses......	1,15	1,35	»	»	»	1,25
— amylacées ...	77,35	78,50	»	»	»	77,73
Cellulose.............	0,28	0,68	»	»	»	0,46
Cendres.............	0,70	0,90	»	»	»	0,80
	100,00	100,00	000,00	000,00	000,00	100,00
Gluten humide........	26,50	0,00	21, »	19,65	12,60	5,10
Gluten sec...........	8,10	0,00	6,75	6, »	4,05	1,50

Les proportions de gluten se rapprochent beaucoup de celles de Ch. Lucas citées dans le travail de Collin. La présence du seigle fait donc baisser le poids du gluten plus qu'on ne serait porté à le croire. Au lieu des quantités trouvées, on devrait, en effet, retirer, proportionnellement aux mélanges, 25, 24, 21 et 19 p. 100 de gluten.

La farine, au toucher, est plus douce, sa nuance d'un blanc bleuâtre. On ne perçoit plus dans les mélanges la légère odeur de violette que l'on trouve dans la farine de seigle pur. Il faut un peu moins d'eau pour les pâtons, qui s'attachent davantage aux doigts. Le gluten se rassemble avec moins de facilité, mais après un lavage énergique, ses caractères, à l'état humide et à l'état sec, ne diffèrent pas sensiblement de ceux du gluten de la farine de blé seul.

Pour procéder à l'examen microscopique, il y a avantage à suivre la méthode de Arpin, décrite dans le travail de Collin, à propos de la reconnaissance du riz : l'eau employée à l'extraction du gluten est recueillie dans une terrine et reçue, après agitation, dans un grand verre cônique. C'est dans les couches blanches inférieures du dépôt qui s'est formé, après un repos de 12 à 24 heures, que l'on retrouve les gros grains d'amidon de seigle, à contour plus arrondi que ceux du blé, si bien représentés dans les dessins de Collin. Les téguments des enveloppes s'observent au centre du cône, dans les couches glutineuses qui sont plus foncées. L'eau qui surnage le dépôt amylacé donne, par ébullition, une proportion d'écume blanche azotée d'autant plus élevée qu'il y a plus de seigle dans le mélange.

Blé et Sarrasin. — La farine de sarrasin, dont je disposais, était fortement piquée et sa présence dans le blé aurait été décelée à la dose de 2 à 3 p. 100. Je n'ai utilisé que la partie la plus fine obtenue à l'aide du tamis n° 150 et représentant un peu plus de la moitié de la farine entière (1).

	Farine de sarrasin	Farine de blé avec farine de sarrasin.			
		5 p. 100	10 p. 100	15. p. 100	20 p. 100.
Eau..............	10,00	»	»	»	12,00
Matières azotées....	2,76	»	»	»	7,25
— grasses....	0,75	»	»	»	0,95
— amylacées.	84,74	»	»	»	78,50
Cellulose..........	0,35	»	»	»	0,30
Cendres...........	1,40	»	»	»	1,00
	100,00	»	»	»	100.00
Gluten humide......	0.00	21,30	16,80	12,70	9,80
Gluten sec.........	0.00	6,90	5,45	4,05	3,15

Les mélanges sont rudes au toucher; la teinte est terne. Les pâtons sont plus gris; le gluten se rassemble difficilement et il est noirâtre; dans la couche supérieure du dépôt

---

(1) La farine entière et les résidus laissés sur le tamis 150 ont donné à l'analyse les résultats suivants, qui prouvent que l'azote, dans le sarrasin plus encore que dans le blé, est concentré dans les couches extérieures du grain.

	Farine entière.	Résidus laissés sur le tamis.
Eau..................	10,20	10,20
Matières azotées	6,11	10,42
— grasses...........	0,90	1,12
— amylacées	80,50	75,26
Cellulose...............	0,46	0,60
Cendres...............	1,83	2,40
	100,00	100,00

laissé par les eaux de lavage, on trouve en quantité les petits grains anguleux caractéristiques de l'amidon du sarrasin. L'eau qui surnage le dépôt, chauffée à l'ébullition, donne une écume blanche plus abondante (1) que celle que l'on obtient avec la farine de blé sans mélange.

Blé et Riz. — La farine de riz vient d'une minoterie du département du Nord.

	Farine de riz.	Farine blé avec farine de riz			
		4 p. 100	10 p. 100	20 p. 100	30 p. 100
Eau	12,10	»	»	»	12,40
Matières azotées.........	6,44	»	»	»	7,36
— grasses.........	0,45	»	»	»	1,00
— amylacées......	80,13	»	»	»	78,33
Cellulose	0,38	»	»	»	0,31
Cendres...............	0,50	»	»	»	0,60
	100,00	»	»	»	100,00
Gluten humide	0,00	25,00	22,20	18,60	15,00
Gluten sec.............	0,00	7,75	6,96	5,78	4,95

Le riz abaisse moins le poids du gluten que le seigle et le sarrasin. Il faut moins d'eau pour les pâtons, qui ont une nuance plus claire et offrent moins de liant, même après un repos prolongé. Après les derniers lavages, le gluten forme une masse homogène ayant les caractères et la composition du gluten retiré de la farine de blé seul.

Les grains simples d'amidon de riz, à forme anguleuse, mêlés aux plus petits grains d'amidon de blé s'observent en grand nombre dans la couche supérieure du dépôt amylacé. Les grains agglomérés, comme l'indique Arpin, sont dans les couches intermédiaires plus grisâtres.

Les eaux de lavage décantées et portées à l'ébullition donnent lieu aux mêmes remarques que précédemment.

_____

(1) Cette écume desséchée contient 45 p. 100 de matière azotée. Les parties blanches enveloppantes du cône amylacé renferment, à l'état sec, 1 p. 100 de matière azotée et la partie centrale, noire et glutineuse, 5 p. 100.

Blé et Orge. — La farine d'orge est une farine de choix, vendue sous le nom de *crème d'orge*.

	Farine d'orge.	Farine de blé avec farine d'orge			
		5 p. 100	10 p. 100	15 p. 100	20 p. 100.
Eau................	11.80	»	»	»	12,00
Matières azotées....	8,90	»	»	»	8,18
— grasses....	2,00	»	»	»	1,35
— amylacées.	75,92	»	»	»	77,27
Cellulose..........	0,38	»	»	»	0,35
Cendres...........	1,00	»	»	»	0,85
	100,00	»	»	»	100,00
Gluten humide......	0,00	24,90	23,10	21.90	20,30
Gluten sec..........	0,00	7,55	7,55	6,85	6,40

La présence de l'orge rend la farine plus rude au toucher. La pâte est plus courte. Le gluten se rassemble bien et les quantités obtenues correspondent assez exactement à la proportion des mélanges.

Les qualités du gluten convenablement lavé ne semblent pas modifiées. Les fragments de la balle qui recouvrent le fruit sont dans les parties centrales du dépôt amylacé et les plus gros grains d'amidon de l'orge se trouvent, mêlés aux plus gros grains d'amidon de blé, dans la couche inférieure.

Mêmes remarques que précédemment au sujet de l'eau qui surnage le dépôt.

Blé et Maïs. — Farine de maïs fabriquée en France.

	Farine de maïs.	Farine de blé avec farine de maïs			
		5 p. 10	100 p. 100	15 p. 100	20 p. 100.
Eau................	10,50	»	»	»	11.80
Matières azotées....	8,12	»	»	»	7,90
— grasses....	5,50	»	»	»	2,05
— amylacées.	73,98	»	»	»	76,97
Cellulose..........	0,40	»	»	»	0,38
Cendres...........	1,50	»	»	»	0,90
	100,00	»	»	»	100,00
Gluten humide.....	0,00	24,70	23,70	21,45	19,10
Gluten sec.........	0,00	7,15	7,15	6,45	6,00

A mesure que le maïs augmente, le toucher, l'odeur, la couleur et la saveur sont modifiés.

Les pâtons exigent plus d'eau. Ils conservent leur liant et le gluten s'en extrait facilement : toutefois, l'amidon n'est entraîné qu'à la suite de lavages énergiques. Le gluten retient une plus forte proportion de matières grasses que le gluten de la farine de blé non mélangé.

L'amidon du maïs, en raison de ses faibles dimensions, se rencontre surtout, comme l'amidon du riz et du sarrasin, dans la couche superficielle du dépôt laissé après décantation des eaux de lavages; celles-ci contiennent des matières azotées qui, à l'ébullition, se rassemblent sous forme d'écume blanche plus ou moins abondante. Le centre du cône amylacé est jaunâtre, gluant, gruauteux et présente l'aspect de la bouillie de maïs.

Blé et Fève. — La farine de fève est une farine première, du marché de Paris.

	Farine de fève.	Farine de blé avec farine de fève.	
		5 p. 100	20 p. 100.
Eau......................	12,10	»	12,40
Matières azotées...........	27,85	»	11,84
— grasses...........	2,00	»	1,15
— amylacées........	54,89	»	73,03
Cellulose..................	0,46	»	0,38
Cendres...................	2,10	»	1,20
	100,00	»	100,00
Gluten humide.............	0,00	22,70	12,00

La saveur caractéristique de la fève se manifeste déjà à la dose de 1 à 2 p. 100.

Le pâton a beaucoup de liant, mais le gluten, comme pour les mélanges du sarrasin, se rassemble difficilement.

Les plus gros grains de l'amidon de fève se trouvent dans

la couche inférieure du dépôt laissé par les eaux ayant servi à l'extraction du gluten. Celles-ci sont très riches en matières azotées, qui se coagulent à l'ébullition et viennent flotter à la surface.

Blé et Fécule de Pomme de terre. — Fécule de pomme de terre achetée dans le commerce.

	Fécule de pomme de terre	Farine de blé avec fécule			
		5 p. 100	10 p. 100	15 p. 100	20 p. 100.
Eau................	14,40	»	»	»	13,00
Matières azotées....	0,00	»	»	»	6,35
— grasses....	0,15	»	»	»	0,90
— amylacées.	85,00	»	»	»	78,90
Cellulose..........	0,00	»	»	»	0,25
Cendres........	0,45	»	»	»	0,60
	100,00	»	»	»	100,00
Gluten humide.....	0,00	24,00	22,80	20,25	19,05

L'aspect, le toucher et la nuance des mélanges varient suivant la quantité de fécule.

Le gluten bien lavé présente les caractères du gluten de la farine non mélangée. Les eaux de lavage donnent moins d'écume, à l'ébullition.

Les plus gros grains de fécule, très reconnaissables à leurs dimensions, se retrouvent en quantité dans la couche inférieure du dépôt amylacé. Le fait a été signalé depuis longtemps par Boland, boulanger à Paris, qui s'exprime comme il suit dans un mémoire sur la panification, auquel la Société d'encouragement pour l'industrie nationale a accordé une médaille d'or en 1895 : « Pour rechercher la présence de la fécule de pomme de terre dans une farine, il faut d'abord s'assurer de la qualité de cette farine en séparant le gluten de l'amidon par les moyens ordinaires, qui sont de prendre 20 grammes de farine, en faire une pâte ni trop ferme, ni trop molle, malaxer cette pâte dans le creux de la main sous un petit filet d'eau. Il est indispensable d'avoir sous la main un vase cônique surmonté d'un petit tamis pour recevoir, l'un, l'eau de lavage qui entraîne l'amidon, et l'autre le gluten grenu qui provient d'une farine mal fabriquée. Lorsque l'eau de lavage découle limpide, il reste dans la main, pour résidu, le gluten élastique que l'on pèse.

« On laissera reposer pendant une heure l'eau de lavage contenue dans le vase cônique ; il se forme à la partie inférieure du vase un dépôt, qu'il faut avoir soin de ne pas troubler, et décanter, avec un siphon, l'eau qui le surmonte. Deux jours après, aspirer avec une pipette l'eau qui l'a encore surmonté.

« En examinant ce dépôt, on remarque qu'il est formé de deux couches distinctes : la supérieure, d'une couleur grise, est le gluten divisé sans élasticité ; l'autre couche, d'un blanc mat, est l'amidon pur. Quelques temps après, on enlève avec précaution la couche de gluten. Une résistance, qu'il ne faut pas chercher à vaincre, indique la présence de la couche d'amidon qu'il faut laisser sécher entièrement, jusqu'à ce qu'elle devienne solide. Dans cet état, on la détachera en masse du vase, en appuyant légèrement l'extrémité du doigt tout autour, jusqu'à ce qu'il cède en lui conservant toujours sa forme cônique.

« La fécule de pomme de terre, plus pesante que celle du blé, s'étant précipitée la première, se trouve placée à l'extrémité supérieure du cône (1). »

Boland, dans cet important mémoire, condamne formellement l'addition des farines étrangères au blé, sans en excepter le riz, dont l'emploi a été préconisé dernièrement (2).

---

(1) *Bulletin de la Société d'Encouragement pour l'industrie nationale*, 1896.
(2) *Bulletin de la Société d'Encouragement pour l'industrie nationale*, 1898.

« En ajoutant à la farine des substances étrangères sans gluten, écrivait l'habile praticien, on en diminue non seulement le rendement, mais encore les propriétés panifiables. »

Conclusions. — 1. L'addition des farines de seigle, de sarrasin, de riz, d'orge, de maïs et de fécule de pomme de terre aux farines de blé a pour effet direct d'abaisser, dans celles-ci, le taux du gluten dans des proportions souvent suffisantes pour révéler la fraude.

Le gluten, vers la fin de l'opération, doit être énergiquement lavé et frotté, de façon à enlever tout l'amidon, c'est-à-dire, jusqu'à ce qu'on obtienne un poids à peu près constant. Dans plusieurs expertises contradictoires, j'ai eu l'occasion de constater que les glutens avaient été très insuffisamment lavés.

2. La chimie, dans une certaine mesure, et en tenant compte, comme il convient, du blutage et de l'ancienneté des farines suspectes, peut prêter son concours au microscope.

Le seigle, l'orge et le riz qui, par leur composition chimique, diffèrent peu du blé, n'apportent pas de modifications sensibles dans l'analyse : si le poids du gluten diminue, celui de la matière azotée totale n'est presque pas influencé.

Le maïs élève le poids des matières grasses et les fèves celui de l'azote. La fécule, qui ne contient ni azote, ni graisse, ni cellulose, amène une diminution de ces produits.

3. Il est à noter que la présence du seigle, du sarrasin, du maïs et des fèves fait monter rapidement l'acidité de la farine.

D'autre part, au sujet de la présence des légumineuses, on ne doit pas perdre de vue que l'on a coutume, dans plusieurs régions de la France, pour satisfaire à des habitudes locales, d'ajouter aux farines ordinaires 1 à 2 p. 100 de farine de fève. Cette addition, déjà signalée dans Pline, favoriserait le travail de la pâte et donnerait plus de développement au pain.

§ VII. — SEMOULES, PATES ALIMENTAIRES, FARINES DE GLUTEN

On comprend généralement, sous le nom de pâtes alimentaires, le vermicelle, le macaroni, les nouilles et les petites pâtes pour potages de formes très variées (lettres, étoiles, croix, lentilles, etc.) désignées encore sous le nom de *pâtes d'Italie*, bien que, depuis longtemps, nous ne soyons plus tributaires de ce pays. C'est en s'inspirant des remarquables travaux de Millon sur les blés d'Algérie (1851-1854) que Bertrand, de Lyon, à partir de 1855, a utilisé exclusivement les blés durs d'Afrique à la fabrication des pâtes alimentaires. L'impulsion donnée par ce grand industriel ne s'est pas ralentie, et les pâtes fabriquées à Lyon et à Marseille avec des semoules algériennes rivalisent aujourd'hui en qualité et l'emportent en valeur alimentaire sur les plus belles pâtes d'Italie.

En 1904, on comptait, en France, 191 fabriques de pâtes alimentaires d'une certaine importance, avec une production annuelle de 750.000 quintaux environ. Les principaux centres de cette industrie sont Lyon, Marseille, Clermont-Ferrand, Paris et ses environs. Depuis quelques années les Etats-Unis viennent en tête pour nos exportations, et ce courant ne paraît pas devoir se ralentir, car les blés durs de l'Amérique du Nord sont fort inférieurs à ceux du nord de l'Afrique. Il est bon de le rappeler à nos colons d'Algérie et de Tunisie, qui ont eu trop de tendance à diriger leurs efforts vers la vigne, au détriment du blé.

La production totale annuelle des semoules en France est voisine de 900.000 quintaux. Marseille consomme environ

1.500.000 quintaux de blé dur produisant 800.000 quintaux de semoules de toutes qualités.

On sait que les semoules, beaucoup moins affleurées que les farines, s'obtiennent en traitant les blés suivant un mode de mouture particulier ; elles représentent plus spécialement cette partie gruauteuse du grain, qui est comprise entre les couches centrales moins azotées et les enveloppes si riches en matières salines, grasses et cellulosiques. Aussi leur composition diffère notablement de celle des farines ordinaires : il y a plus d'azote, mais moins d'amidon, de graisse, de cellulose et de cendres (1).

Les pâtes qui ne sont que de la semoule pétrie avec de l'eau bouillante, moulée, puis desséchée, ont exactement la composition des semoules employées à leur fabrication. Elles reprennent de l'eau, à froid et à chaud, en conservant leurs formes : toutefois, si l'on en fait des pâtons après les avoir broyées ou pulvérisées, on constate que le gluten, plus ou moins coagulé par l'eau bouillante, a perdu l'élasticité qu'il avait au début dans les semoules et qu'il ne se rassemble que très difficilement.

Dans les analyses de semoules et de pâtes que nous présentons la qualité des denrées est généralement en rapport avec leur teneur en matière azotée.

Semoules et pâtes françaises. — 1. Macaroni fabriqué à Paris 1895 ; — 2. Id., Paris 1896 ; acidité 0,054 p. 100 ; — 3. Id., Lyon 1896 ; acidité 0,044 ; — 4. Nouilles, Paris, 1897 ; — 5. Pâtes d'Italie fabriquées à Lyon 1896 ; — 6. Id., Paris, 1897 ; — 7. Semoule provenant du service des douanes : taux d'extraction 50 p. 100, 1895 ; — 8. Même provenance ; taux d'extraction 60 p. 100 ; — 9. Semoule fabriquée à Paris, 1896 ; acidité 0,076 ; — 10. Semoule fabriquée à Marseille, 1897 ; acidité 0,065 ; — 11. Semoule de Paris, 1897 ; aicidité

_____

(1) *Comptes-rendus Acad. des Sciences*, 21 fév. 1898.

0,060; — 12 et 13. Semoules d'Algérie, exposition de 1900 ;
— 14. Vermicelle, Paris 1896; — 15. Vermicelle, Paris 1897;
acidité 0,054 ; — 16 et 17. Vermicelles du Japon. Exposition
de 1900. En minces lanières plates, longues de 0 m. 35 et
pesant en moyenne 2 gr. — Le produit est fortement salé.

	1	2	3	4	5	6
Eau	11,60	12,00	12,10	11,90	12,20	10,40
Matières azotées	10,98	10,89	12,20	11,58	12,12	12,51
— grasses	0,45	0,65	0,85	0,60	0,33	0,80
— amylacées	76,05	75,70	74,27	75,21	74,61	75,23
Cellulose	0,28	0,26	0,33	0,26	0,18	0,30
Cendres	0,64	0,50	0,25	0,45	0,54	0,76
	100,00	100,00	100,00	100,00	100,00	100,00

	7	8	9	10	11	12
Eau	9,20	10,50	9,20	10,50	11,70	11,70
Matières azotées	13,50	12,74	10,42	11,96	9,50	10,22
— grasses	0,85	1,00	0,55	0,60	0,90	0,90
— amylacées	75,45	74,61	78,63	75,79	76,75	75,88
Cellulose	0,50	0,50	0,45	0,50	0,60	0,75
Cendres	0,50	0,65	0,75	0,65	0,55	0,55
	100,00	100,00	100,00	100,00	100,00	100,00

	13	14	15	16	17
Eau	13,30	10,90	10,00	15,00	13,90
Matières azotées	10,92	11,74	12,51	9,52	8,91
— grasses	0,85	0,50	0,80	0,95	0,95
— amylacées	74,28	75,74	75,51	69,83	70,09
Cellulose	0,35	0,38	0,28	0,50	0,75
Cendres	0,30	0,74	0,90	4,20	5,40
	100,00	100,00	100,00	100,00	100,00

**Pâtes tunisiennes provenant du concours agricole de
Paris 1902.** — 1. *Couscous Baji;* — 2. *Halalam*; pâte de
semoule roulée avec les mains, en filets minces, et coupée
en grains allongés; se mange avec des légumes ou des sau-
cisses de bœuf; — 3. *Rechta;* pâte de semoule réduite en
feuille au moyen d'un bâton arrondi et découpée en ban-
delettes, que l'on fait cuire dans un bouillon.

	1	2	3
Eau	11,90	12,80	12,20
Matières azotées	12,60	13,16	12,74
— grasses	1,55	0,90	0,70
— amylacées	71,10	71,19	71,81
Cellulose	1,10	0,35	1,10
Cendres	1,75	1,60	1,45
	100,00	100,00	100,00

Farines de gluten. — 1. Farine de gluten fabriquée à St-Denis-sur-Seine, 1903 ; — 2. Semoule de gluten ; — 3. Gluten granulé ; — 4. Gluten séché à l'air et passé aux meules ayant servi à obtenir les précédents produits ; — 5. Gluten, Paris, 1903.— 6. Gluten fabriqué aux États-Unis, exposition de 1900.

	1	2	3	4	5	6
Eau	10,60	10,40	10,30	10,10	9,90	9,40
Matières azotées	35,00	39,68	30,24	73,08	63,84	36,38
— grasses	1,65	1,10	0,95	3,45	2,36	1,25
— amylacées	51,87	47,54	57,53	12,50	22,64	51,92
Cellulose	0,28	0,48	0,36	0,12	0,14	0,35
Cendres	0,60	0,80	0,62	0,75	1,12	0,70
	100,00	100,00	100,00	100,00	100,00	100,00

Farines améliorantes de Russie (1). — Depuis quelque temps il nous arrive de Russie, par le port de Marseille, des farines dont les proportions de gluten dépassent de beaucoup les limites acceptées jusqu'à ce jour. Ces produits, vendus sous les noms de *farines améliorantes* ou de *farines de force*, portent différentes marques : *Champion, Hercule, Samson.* Ils se distinguent, à première vue, des farines ordinaire, par une nuance moins blanche, une odeur moins aromatique, et une saveur moins agréable ; au toucher il n'y a pas de souplesse et la pression dans la main donne des

(1) *Comptes-rendus Acad. des sc.*, 24 sept. 1900.

pelotes sans consistance. Au tamis de soie n° 120, il reste
2 à 3 p. 100 de résidu.

A l'analyse, on obtient jusqu'à 4,72 p. 100 d'azote (29,5
p. 100 de matières azotées) : on y trouve les mêmes proportions de cendres et de cellulose que dans les farines fleurs
avec moins d'amidon, moins d'eau et un peu plus de matière grasse. L'acidité est également plus forte.

Voici d'ailleurs les résultats des analyses rapportés à
100 parties :

	Champion	Hercule	Samson
Eau......................	9,90	10,70	11,00
Matières azotées.........	29,48	22,11	16,43
— grasses.........	1,60	1,45	1,20
— amylacées......	58,22	64,94	70,65
Cellulose...............	0,20	0,25	0,27
Cendres....	0,60	0,55	0,45
	100,00	100.00	100,00
Gluten humide..........	82,80	64,50	46,40
Gluten sec..............	29,10	22,00	16,00
Azote du gluten sec.......	14,85	14,99	14,55
Azote total des farines....	4,717	3,537	2,628
Acidité................	0,073	0,065	0,065

Ces produits spéciaux sont vraisemblablement des mélanges, à proportions variables, de farines de blé et de farines
de gluten. On sait, en effet, que le gluten sec, s'il a été desséché avec soin, à une basse température, peut se pulvéri-
ser ou se moudre facilement, et reprendre, avec son élasticité, toute l'eau qu'il avait à l'état humide.

Les farines de force sont offertes aux boulangers français
pour améliorer les farines pauvres en gluten et augmenter,
assurent les fabricants, le rendement en pain. Il est certain
qu'à l'aide de tels mélanges, on peut restituer aux farines la
matière azotée qu'un excès de blutage leur a enlevé ; mais
on ne leur rend pas les phosphates dont les proportions sont
aujourd'hui si réduites.

Il y a longtemps que Parmentier a cherché à améliorer les farines de blés, ayant souffert en culture, en leur ajoutant de la poudre de gluten; ses essais, entrepris vers 1772, à une époque où l'on avait à redouter les famines, ont également porté sur les farines d'orge, de seigle et de pommes de terre; mais ils n'ont pas été sanctionnés par la pratique (1).

La panification des farines les plus pauvres en gluten, c'est-à-dire des farines fleurs qui donnent les pains les plus blancs et les plus légers, ne gagnera pas aux mélanges proposés; elle se fera moins bien qu'avec des farines de blés assortis moulus ensemble ou séparément. Quant au rendement en pain qui, par 100 kg. de farine, serait porté de 132 kg. à 140 kg., il est purement fictif pour le consommateur, la différence de poids, comme je l'ai constaté, étant due à un excès d'eau retenu par le gluten. Les pains ne diffèrent, en réalité, que par la matière azotée qui a été substituée à l'amidon.

---

(1) PARMENTIER, *Examen chimique des pommes de terre dans lequel on traite des parties constituantes du blé.* Paris, 1773 — BALLAND, *la Chimie alimentaire dans l'œuvre de Parmentier*, p. 48.

CHAPITRE V

PAIN

Le pain est un aliment fait avec des farines pétries et cuites. La France est un des pays qui consomment le plus de pain ; depuis quelques années, la consommation, surtout dans les villes, tend à baisser, elle serait annuellement de 254 kg. par personne, alors qu'elle était de 258 kg. pour la période de 1881 à 1890. Le minimum, pour l'Europe, est en Portugal, avec 102 kg.

Procédés employés pour l'analyse du pain. — On dose l'eau sur un segment convenable de pain ; on porte progressivement la température de l'étuve à 105° et on pèse le segment après dessiccation complète.

Pour les autres éléments, on dessèche à une température de 50° à 60°, de façon à obtenir une masse retenant 10 à 12 p. 100 d'eau, susceptible d'être pulvérisée au moulin ou au mortier. On opère comme on l'a dit pour les céréales et, par le calcul, l'on ramène, les résultats obtenus d'une part à l'état anhydre et, d'autre part, à l'état normal, c'est-à-dire à l'état d'hydratation donné par la première expérience.

§ I. — EXPÉRIENCES DE PANIFICATION FAITES A LA MANUTENTION MILITAIRE DE CAMBRAI (1)

D'après les règlements militaires, les farines tendres blutées à 20 p. 100 doivent fournir au minimum 140 kg. de pain par quintal. Les pétrissages s'opèrent à bras d'homme.

La fermentation panaire est obtenue avec des levains de pâte dans les conditions suivantes :

Le *levain-chef*, prélevé sur le levain de tout point d'un chargement précédent est convenablement travaillé, puis placé en corbeille, à une température favorable pendant quatre à cinq heures, suivant la saison. Lorsque son apprêt est terminé, on procède à un premier rafraîchissement au moyen d'une quantité d'eau tiède et de farine à peu près suffisante pour le quadrupler.

On a ainsi le *levain de première* auquel on fait subir un apprêt de trois à quatre heures. Dès que le but est atteint, on opère un second rafraîchissement pour doubler ce levain ; à cet effet, on incorpore, comme précédemment, à peu près la moitié plus de farine que d'eau.

Le levain de première devient dès lors *levain de seconde* ; on lui donne à peine trois heures d'apprêt, puis on le double par un troisième rafraîchissement qui l'amène à l'état de *levain de tout point*. Ce dernier subit à son tour un apprêt de deux heures : il représente environ le tiers de la fournée à faire. On le pétrit avec de la farine et de l'eau salée, on le laisse reposer pendant quelques instants, et, lorsque la pâte est au point convenable, on la met en pâtons. Ceux-ci sont maintenus dans des panetons pendant trente à

(1) Le mémoire original présenté à l'Académie des sciences, le 11 mai 1885, a été publié dans le *Journal de pharmacie et chimie*, en 1885.

cinquante minutes, suivant le temps d'apprêt, puis mis au
four de façon à ce qu'ils ne se touchent que sur quatre
points.

Les pains que l'on en retire sont à quatre baisures et doivent peser, après ressuage, 1.500 gr., représentant la valeur
de deux rations journalières de 750 gr.

I. — Expériences sur les levains et les pâtes panifiables.

J'ai montré (v. p. 178) que le blé contient un ferment spécial, que ce ferment a pour point de départ les enveloppes
qui entourent l'embryon et qu'il agit d'une façon particulière sur le gluten. Les faits suivants prouvent que c'est le
même ferment qui produit la fermentation panaire.

2 kg. de son, provenant d'une mouture récente, ont été
fortement triturés à la main pendant quelques minutes avec
4 litres d'eau froide. Le liquide obtenu par expression à travers un linge serré a été employé de suite à faire, dans des
pétrins bien lavés, deux pâtons, l'un avec de la farine nouvelle et l'autre avec de la farine de six à sept mois.

D'autre part, on a préparé simultanément deux pâtons
avec les mêmes farines et de l'eau ordinaire, en prenant des
mesures pour écarter tout apport de levain.

Ces quatre pâtons ont été placés dans des panetons recouverts d'une couverture de laine et maintenus à une douce
chaleur pendant cinq heures. A ce moment, le pâton préparé avec de l'eau de son et la vieille farine présentait des
traces manifestes de fermentation, le pâton préparé avec la
farine nouvelle en présentait moins et les pâtons préparés
avec de l'eau ordinaire n'en présentaient pas.

On a procédé à un rafraîchissement général de ces pâtons
avec un peu d'eau tiède et de la farine nouvelle, toujours en
s'entourant de grandes précautions, et on les a remis dans
leurs panetons respectifs, en ayant soin de les couvrir. Après
six heures on a opéré, dans les mêmes conditions que précédemment, un nouveau rafraîchissement, et huit heures
plus tard on avait, pour les pâtons à l'eau de son, d'excel-

lents levains-chefs qui ont été utilisés très avantageusement alors que des deux autres, un seul, celui de la farine
ancienne, présentait des traces de fermentation.

D'autres essais répétés à quelque temps de là, dans des
conditions à peu près semblables, avec d'autres sons et
d'autres farines, ont confirmé ces observations.

Si l'on jette sur filtre l'eau retirée par expression du son,
et si l'on utilise seulement les résidus laissés sur le filtre, on
obtient les mêmes résultats. Avec des résidus desséchés à
une température modérée et conservés en flacon depuis un
an, les résultats sont aussi satisfaisants. Ces résidus ont
été isolés du son frais en opérant le plus rapidement possible, car le ferment s'affaiblit par un contact prolongé avec
l'eau.

Composition des levains et des pâtes panifiables. —
Dans les expériences qui suivent, j'ai cherché à me rendre
compte de la composition des levains et des modifications
qu'éprouve la farine en passant par les différentes phases
de la panification. Les analyses faites comparativement portent sur l'eau, l'acidité, le gluten et le sucre. Le dosage de
l'eau a été obtenu par la dessiccation sur des lames de verre
rigoureusement tarées ; l'acidité en délayant 10 gr. de pâte
dans l'alcool à 90° ; le gluten par un lavage continu sous un
très mince filet d'eau et les matières sucrées par la liqueur
cuprique.

A. — *Levain-chef, prélevé à 7 heures et demie du matin et
examiné de suite* (15 mai 1884).

	Composition pour 100.		Trouvé pour 100 de levain à l'état normal.	Calculé pour 100 de levain à l'état sec.
Eau...................	40,04			
Levain sec...........	59,96			
	100,00	Acidité........	0,198	0,330
		Sucre..........	1,19	1,98
		Gluten humide.	10,80	18,00

B. — *Levain de première, prélevé et examiné à 10 heures.*

Composition pour 100.		Trouvé pour 100 de levain à l'état normal.	Calculé pour 100 de levain à l'état sec.
Eau.................	42,54		
Levain sec...........	57,46		
	100,00		
Acidité........		0,228	0,395
Sucre..........		1,31	2,26
Gluten humide.		3,00	5,20

C. — *Levain de seconde, prélevé et examiné à 1 heure.*

Composition pour 100		Trouvé pour 100 de levain à l'état normal.	Calculé pour 100 de levain à l'état sec.
Eau.................	43,90		
Levain sec...........	56,10		
	100,00		
Acidité........		0,130	0,231
Sucre..........		1,02	1,81
Gluten humide.		10,40	18,50

D. — *Levain de tout point, prélevé et examiné à 4 heures.*

Composition pour 100.		Trouvé pour 100 de levain à l'état normal.	Calculé pour 100 de levain à l'état sec.
Eau.................	42,43		
Levain sec...........	57,57		
	100,00		
Acidité........		0,175	0,303
Sucre..........		1,10	1,97
Gluten humide.		10,00	17,40

E. — *Pâte panifiable, prise au pétrin à 5 heures et demie.*

Composition pour 100.		Trouvé pour 100 de pâte à l'état normal.	Calculé pour 100 de pâte à l'état sec.
Eau.................	47,62		
Pâte sèche...........	52,38		
	100,00		
Acidité........		0,126	0,240
Sucre..........		0,97	1,84
Gluten humide.		11,00	21,00

F. — *Pâte panifiable, prise dans les panetons à 7 heures, au moment de la mise au four.*

Composition pour 100.		Trouvé pour 100 de pâte à l'état normal.	Calculé pour 100 de pâte à l'état sec.
Eau.................	47,57		
Pâte sèche...........	52,43		
	100,00		
Acidité........		0,198	0,377
Sucre..........		0,91	1,73
Gluten humide.		10,60	20,20

G. — *Farine des levains et de la pâte panifiable (mélange de blé des Indes et de blé de Pologne).*

	Composition pour 100		Trouvé pour 100 de farine à l'état normal.	Calculé pour 100 de farine à l'état sec.
Eau	13 35			
Farine sèche........	86,65			
	100,00			
		Acidité........	0,089	0,102
		Sucre.........	1,13	1,30
		Mat. grasses....	0,98	1,13
		Gluten humide.	28,00	32,00
		Cendres........	0,80	0,92

D'après ces analyses et d'autres pratiquées dans les mêmes conditions, il résulte que les levains contiennent moins d'eau que les pâtes panifiables, qu'ils sont plus acides et plus riches en sucres réducteurs. Dans les levains-chefs, l'acidité peut atteindre 0,350 p. 100, soit environ 0,6 p. 100 de levain desséché.

Le gluten que l'on retire des levains est plus visqueux, plus filant et plus difficile à rassembler que le gluten des pâtes : il est en moins grande quantité; par contre, les solutions aqueuses des levains présentent toujours une densité supérieure à celle des pâtes et elles renferment plus de matières albuminoïdes et plus de sucres réducteurs.

La discussion des résultats relatifs aux pâtes prises au pétrin et au moment de la mise au four, c'est-à-dire sur des produits en apparence les mêmes puisqu'il n'y a rien été ajouté, offre un intérêt tout particulier au point de vue de la fermentation panaire.

On voit, durant cette courte période de moins de deux heures, l'acidité aller en augmentant et le sucre en diminuant. Notons de suite qu'il y a une perte sensible d'eau provenant de la dessiccation superficielle des pâtons, que cette perte, d'après plusieurs épreuves de panification, peut être évaluée à 1,5 p. 100 et que le gluten est devenu plus fluide et plus visqueux.

L'acidité, qui était au début de 0 gr. 102 p. 100 de farine desséchée, était de 0,240 au moment de la pâte au pétrin et de 0,377 au moment de la mise au four. Pendant le même temps le sucre s'est élevé seulement de 1,30 à 1,84 pour descendre à 1,73.

De la pâte conservée en lieu chaud, pendant sept heures, on ne peut plus retirer le gluten, et l'acidité s'élève à 0,820 pendant que le sucre tombe à 1,31.

Production et transformation des matières sucrées pendant la panification. — La production des matières sucrées et leur transformation pendant la panification n'étant plus discutées aujourd'hui, nous ne reviendrons pas sur les expériences rapportées dans le mémoire original (1).

D'après ces expériences, la production du sucre est manifeste et sa transformation ne l'est pas moins : le sucre se rattacherait directement à l'hydratation de l'amidon ; il donne de l'alcool et de l'acide carbonique. Le sucre et l'acidité dépendent du ferment naturel du blé, ainsi que certaines colorations brunes, qui apparaissent lorsque l'acidité s'est très développée. Une température douce est particulièrement favorable à l'évolution du ferment, et c'est pourquoi, dans le travail des pâtes, il est recommandé d'employer de l'eau ni trop chaude, ni trop froide.

_____

(1) A l'époque où ces expériences furent publiées, Chicandard venait de contester la présence de l'alcool, dans la fermentation panaire (*Comptes-rendus Acad. des Sciences*, du 28 mai 1883). Depuis la publication de mon travail, Aimé Girard a trouvé que l'alcool et l'acide carbonique, pendant la panification, se produisaient exactement dans les proportions qui caractérisent la fermentation alcoolique (*Comptes-rendus Acad. Sc.*, 14 sept. 1885) et Boutroux a fait paraître, dans les *Annales de chimie et de physique* de juin 1892, un très important travail *sur la fermentation panaire*, établissant que cette fermentation « consiste essentiellement en une fermentation alcoolique normale du sucre préexistant dans la farine, auquel s'adjoint peut-être du sucre formé par saccharification d'une trace d'hydrate de carbone plus attaquable que l'amidon ».

II. — Expériences sur le pain.

Dès que la pâte est au four, le premier effet de la chaleur est d'arrêter la fermentation, de dilater les gaz et de vaporiser une partie de l'eau en torréfiant la surface. La quantité d'eau perdue par 1.750 gr. de pâte est d'environ 200 gr. (11,42 p. 100).

Au sortir du four, les pains, portés dans des paneteries bien aérées, sont posés de champ et autant que possible espacés les uns des autres, afin de favoriser le ressuage. Pendant les quatre premières heures ils perdent 1,5 à 2 p. 100 d'eau ; pendant vingt-quatre heures ils peuvent perdre jusqu'à 2,5 p. 100. Les expériences, portant sur une moyenne de plusieurs fournées, ont été faites, comme celles dont il sera question plus loin, sur des pains de munition à peu près de même poids (1.500 gr.) et de même forme (ronde avec un diamètre de 27 à 29 centimètres et une hauteur de 96 à 99 millimètres).

La portion extérieure du pain, sous une épaisseur de 4 à 5 millimètres, représente la *croûte*, et le reste constitue la *mie*. Dans un pain rassis de 1.500 gr., il y a en moyenne 996 gr. de mie et 504 gr. de croûte, dont 259 pour la croûte supérieure : ces données correspondent à 34,6 de croûte et à 66,4 de mie p. 100 de pain, soit un tiers de croûte pour deux tiers de mie.

Composition de la croûte. — La composition de la croûte totale est la suivante :

Eau...............................	24,66
Croûte déshydratée....................	75.34
	100,00

	Matière sucrée.	Matière grasse.
Trouvé p. 100 de croûte râpée...	2,07	0,52
Calculé p. 100 de croûte sèche...	2,72	0,69
Trouvé p. 100 de croûte desséchée et pulvérisée	2,67	0,19

La croûte supérieure et la croûte inférieure (bien brossée), examinées séparément, présentent à peu près la même composition (1).

Composition de la mie. — On a obtenu pour la mie :

Eau....................................	47,82
Mie déshydratée........................	52,18
	100,00

	Matière sucrée.	Matière grasse.
Trouvé p. 100 de mie râpée......	1,45	0,70
Calculé p. 100 de mie desséchée.	2,77	1,32
Trouvé p. 100 de mie desséchée et pulvérisée	2,64	0,14

On remarquera que la mie ne contient pas moins d'eau que la pâte au moment de l'enfournement, ce qui prouve que la perte d'eau provient exclusivement de la croûte.

Composition du pain. — Le pain entier a donné :

Eau	39,24
Pain déshydraté........................	60,76
	100,00

	Trouvé pour 100 de pain à l'état normal.	Calculé pour 100 de pain à l'état sec.
Acidité	0,24	0,34
Sucre..................	1,80	2,79 trouvé 2,76
Matière grasse..........	0,65	1,07 trouvé 0,10
Cendres	0,90	1,48

(1) Lorsque la croûte est brûlée, l'éther dissout, en même temps que la graisse, un produit noirâtre qui est soluble dans l'eau et la colore à la façon du caramel. Ce produit répand l'odeur particulière du pain trop fortement saisi par la chaleur du four.

Les analyses portent sur des segments représentant le quart d'un pain.

Le sucre a été dosé après dessiccation et macération du pain dans l'eau froide pendant six heures ; après une macération plus prolongée, les résultats sont presque les mêmes.

La matière grasse a été retirée, d'une part, du pain râpé non désséché et, d'autre part, du pain désséché pendant vingt-quatre heures à 100° et pulvérisé.

En se reportant aux précédentes expériences sur les pâtes, on constate que l'acidité est restée ce qu'elle était dans la pâte panifiable, et que les matières grasses et sucrées seules se sont modifiées.

L'augmentation des cendres vient du sel, qui est ajouté dans la proportion de 4 kg. pour 1.000 rations, soit 0 gr. 53 p. 100 de pain (1).

Gaz contenus dans le pain. — J'ai fait sur les gaz contenus dans le pain les essais suivants :

Exp. I. — Un pain rassis de 1.500 gr., ayant un volume d'environ 5.100 centimètres cubes, porté rapidement sous une grande cloche en verre dans une cuve remplie d'eau, a donné par expression à l'aide d'une serviette, préalablement disposée à cet effet sous la cloche, 1.200 centimètres cubes de gaz dont la composition correspond exactement à celle de l'air.

Exp. II. — La même expérience faite sur un pain retiré du four depuis une heure a donné des résultats analogues.

Exp. III. — Avec un pain sortant *directement* du four, le gaz est peu à peu absorbé par l'eau : il ne reste que quelques centimètres cubes d'air.

(1) Les directeurs de l'intendance ont été autorisés récemment (janvier 1905) à fixer eux-mêmes les quantités maxima de sel pouvant être employées pour la fabrication du pain ordinaire, sans que ces quantités puissent être supérieures à 1 k. 400 par 100 kilogr. de farine.

Exp. IV.—Les expériences répétées sur la cuve à mercure avec des petits pains sans baisures, d'une centaine de grammes, ont prouvé qu'à la sortie immédiate du four les pains ne donnent, sous la cloche pleine de mercure, que de l'eau et de l'acide carbonique. Un quart d'heure après la sortie on trouve un mélange d'eau, d'oxygène, d'azote et d'acide carbonique. Plus tard, le ressuage étant terminé, il n'y a que de l'air : l'acide carbonique et l'eau ont disparu.

C'est donc à tort que l'on attribue la production des *vides* du pain à l'acide carbonique seul ; la vapeur d'eau y joue le plus grand rôle, comme dans le gluten humide, qu'elle dilate lorsqu'on le porte au four ou à l'étuve.

Dès que le pain est retiré du four la vapeur se condense en se saturant d'acide carbonique et l'air entre par les baisures avec une facilité dont on se rend compte quand on voit la rapidité avec laquelle le mercure pénètre dans un pain que l'on plonge dans une cuve à mercure.

III. — Conclusions générales.

1. La fermentation panaire peut être produite par le ferment naturel du blé mis en mouvement par l'eau et la chaleur. Dès le début, le gluten se modifie : il s'hydrate, devient visqueux et, sous cet état, communique à la pâte ce liant, cette cohésion que l'amidon seul est impuissant à donner. Il constitue comme un réseau mobile dans lequel se trouvent emprisonnés les gaz au fur et à mesure de leur production. Plus tard, en se durcissant au four, il assure au pain sa forme définitive.

L'un des points les plus délicats de la panification consiste à bien saisir le moment où le gluten va atteindre son maximum de cohésion, soit dans les levains, soit dans les pâtes. Lorsque l'action du ferment s'est trop développée, le gluten rendu fluide n'a plus la force de retenir les gaz intérieurs ; ceux-ci s'échappent et les pains s'aplatissent. Dans un bon travail, cette action doit se produire naturellement et graduellement.

En même temps que le gluten, l'amidon s'hydrate aussi, et ces deux principes immédiats concourent à la production de l'acidité et du sucre.

Parmi les produits de transformation ultérieure du sucre, on trouve de l'alcool et de l'acide carbonique.

Toutes ces actions, suivant la conduite du ferment dans les levains et les pâtes, s'enchaînent et se développent avec une régularité, une sûreté que l'on ne saurait obtenir par des moyens artificiels (pains chimiques sans levure) (1).

2. La pâte au four se dilate, se durcit et perd de l'eau en passant à l'état de pain ; toute la perte porte sur la croûte, car la mie ne contient pas moins d'eau que la pâte au moment de l'enfournement.

Sous l'influence de la chaleur, le sucre augmente et les matières grasses diminuent : il y a plus de sucre et moins de matières grasses dans la croûte que dans la mie.

La dilatation du pain est amenée par la vapeur d'eau et l'acide carbonique produit pendant la panification. Dès que le pain est retiré du four, la vapeur se condense et l'air extérieur, pénétrant dans les vides, l'en chasse peu à peu (ressuage du pain).

3. Le pain de munition présente environ un tiers de croûte pour deux tiers de mie.

A la sortie du four il renferme 40 à 41 p. 100 d'eau ; il perd environ 2 p. 100 pendant le ressuage. Après une exposition de six heures dans une paneterie bien aérée, on peut dire que le pain est complet et possède l'ensemble de ses

---

(1) Pain Dauglish, pain Liebig, pain Horsford, pain Wimmer, etc. (V. *Encyclopédie Roret*, BOULANGER, nouvelle édition par Schield Tréherne, pp. 273-312).

qualités. Il n'est livré aux troupes que vingt-quatre heures après sa préparation, et consommé trop souvent longtemps après. Il est trop rassis et a déjà perdu une partie de ses excellentes qualités, notamment cette odeur et cette saveur si appétissantes que ne donnent jamais les farines premières du commerce. Il y aurait lieu de solliciter à ce sujet de l'autorité militaire une modification aux règlements en vigueur.

§ II. — EXPÉRIENCES FAITES A PARIS AU LABORATOIRE DU COMITÉ DE L'INTENDANCE

I. — Expériences sur le pain et l'ancien biscuit de troupe.

Température intérieure du pain sortant du four. — La température a été prise sur des pains ronds et sur des pains longs d'environ 1 kg. A la sortie du four, la croûte, suivant la forme du pain, était percée, à l'aide d'un poinçon, sur le côté ou sur l'un des bouts, de façon à faciliter l'entrée immédiate d'un thermomètre à mercure très sensible. Au moment de la mise au four, le pyromètre accusait en moyenne 275°; quinze minutes plus tard, il marquait 270° et, après trente minutes, à la sortie du pain, la température était voisine de 260°. La température intérieure du pain a toujours été comprise entre 97° et 100°; elle n'a jamais dépassé 100 degrés, même lorsque l'on portait à quarante minutes le temps de la cuisson, qui est généralement de trente minutes. Cette température baisse progressivement, et ce n'est qu'après cinq à six heures que le pain a pris la température du milieu ambiant.

Voici quelques indications fournies par un pain de 1.100 gr., mesurant 0 m. 49 de long, 0 m. 15 de large et 0 m. 08 de haut :

Pain sortant du four.......................   98°
Après 15 minutes......................   83°
   — 30 —   ....   66°
   — 45 —   ....   54°
   — 1 heure.....................   45°
   — 1 — 30....................   39°
   — 2 heures....................   29°
   — 2 — 30....................   24°
   — 3 —   ....   21°
   — 3 — 30....................   18°
   — 4 —   ....   16°
   — 5 —   ....   14°
   — 6 —   ....   14°
Température du milieu ambiant...........   14°

En opérant sur un pain rond de 3 kg. 760 ayant 0 m. 33 de diamètre sur 0 m. 14 d'épaisseur, Boussingault(1) a trouvé autrefois 97° pour la température du pain sortant du four et vingt-quatre heures pour la période de refroidissement.

Sur l'eau contenue dans le pain et le biscuit au moment de leur consommation habituelle. — 1. Avant de prendre le pain dans son entier, il convient d'examiner séparément la croûte et la mie. On s'est efforcé autant que possible d'avoir une croûte dépourvue de mie, sans se préoccuper de l'épaisseur, qui a varié entre 2 et 5 millimètres.

	Eau pour 100.	
	Mie.	Croûte.
Pains de munition ordinaires (1.500 gr.).... {	46,3	24,3
	49,4	25,2
Pains ronds de 1 kilogramme............... {	38,5	23,0
	41,3	17,6
	42,5	17,2
Pains longs de 1 kilogramme............. {	42,0	21,1
	42,5	17,2
	46,0	21,1
	47,7	20,0
Pains à café de 70 grammes .... {	39,8	16,9
	45,6	15,8

---

(1) Boussingault, Expériences ayant pour but de déterminer la cause de la transformation du pain tendre en pain rassis, in *Annales de chimie et de physique*, 1852.

D'après ces chiffres, qui représentent les écarts les plus forts que nous ayons observés, on voit :

1º Qu'il n'y a pas de relations entre la quantité d'eau contenue dans la mie et dans la croûte des pains de même poids et de même forme ;

2º Que la proportion d'eau contenue dans la mie et dans la croûte est indépendante du poids du pain et de sa forme, et qu'elle peut atteindre, dans les deux cas, un écart de 9 à 11 p. 100. Pour la mie, l'écart vient de la quantité d'eau (variable comme on le sait) prise par la farine pendant le travail de la pâte. Quelques minutes de plus ou de moins dans un four plus ou moins chauffé ont, pour la mie, moins d'importance que ne l'admet Rivot (1), mais pour la croûte il en est autrement.

2. On comprend déjà, par ce qui précède, que plus un pain sera riche en croûte, moins il contiendra d'eau ; en d'autres termes, la quantité d'eau contenue dans un pain est en rapport avec la forme de ce pain. C'est ce qui ressort plus nettement des faits suivants :

A. — *Pain de munition ordinaire* (4 baisures) : Diamètre 285 mm., hauteur 95 mm. ; poids (vingt-quatre heures après la sortie du four) : 1.480 gr. dont mie 990 et croûte 490 ; soit, p. 100 : mie 66,9 et croûte 33,1.

Eau dans le pain entier : 39,7 p. 100.

B. — *Pain rond* (*grignes sans baisures*) : Diamètre 225 mm. ; hauteur 85 mm. ; poids (vingt-quatre heures après la sortie du four) : 760 gr. dont mie 564 et croûte 196 ; soit, p. 100 : mie 74,2 et croûte 25,8.

Eau dans le pain entier : 34,7 p. 100.

(1) RIVOT, Note sur l'examen des farines et des pains, in *Annales de chimie et de physique*, 1856.

C. — *Pain long non fendu, grigné :* Longueur 510 mm., largeur 120 mm., hauteur 75 mm. ; poids (vingt-quatre heures après la sortie du four) : 728 gr. dont mie 510 et croûte 218 ; soit p. 100 : mie 70 et croûte 30.

Eau dans le pain entier : 34,0 p. 100.

D. — *Pain à café :* Longueur 145 mm. ; largeur 55 mm. ; hauteur 40 mm. ; poids(douze heures après la sortie du four) : 68 gr. dont mie 39 et croûte 29; soit, p. 100 : mie 57,3, croûte 42,7.

Eau dans le pain entier : 30,0 p. 100.

E. — *Pain long non fendu :* Longueur 625 mm., largeur 125 mm., hauteur 75 mm. ; poids : 990 gr.

	Eau p. 100.
Pain entier.....................	33,6
Mie.............................	47,7
Croûte.........................	20,0
Tranche du milieu..............	35,5
L'un des bouts, sur 150 gr......	31,0

Cette dernière expérience prouve qu'il n'est pas indifférent de prendre telle partie du pain pour évaluer sa teneur en eau. Avec les pains ronds, on peut, à la rigueur, comme le conseille Millon (1), opérer sur un segment de 150 gr. allant à angle aigu du centre du pain à la circonférence ; mais il est préférable, comme pour tous les pains, de les partager en deux ou quatre parties aussi symétriques que possible, et d'opérer la dessiccation sur la moitié ou le quart. Il convient d'insister sur ce point, car des auteurs classiques ont conseillé d'opérer seulement sur *une vingtaine de grammes* (2).

(1) Voy.*Travaux de Millon sur les blés*, p. 32.
(2) PÉLIGOT,*Traité de chimie appliquée à l'agriculture*,Paris,1883,p.393.

3. L'eau contenue dans le biscuit de troupe, d'après de très nombreuses observations, est comprise, suivant la saison, entre 11 et 14 p. 100. Elle s'y trouve uniformément répartie; il n'y a pas de différence entre les parties internes et la croûte extérieure détachée sur une épaisseur de 2 à 3 millimètres.

Sur les variations de poids et de volume éprouvées par le pain depuis sa sortie du four jusqu'à sa dessiccation spontanée à l'air libre. — 1. Nous examinerons comme précédemment les variations éprouvées par la croûte et par la mie avant de passer au pain entier.

La croûte, à quelque espèce de pain qu'elle appartienne, laissée à l'air libre, perd plus ou moins d'eau, suivant son état d'hydratation. Dès qu'elle ne retient plus que 12 à 14 p. 100 d'eau (après deux ou trois jours), le poids reste à peu près invariable.

Il en est de même pour la mie, et l'on remarque que son volume est réduit. Ainsi, un morceau de mie bien développée, pesant 47 gr. et ayant la forme d'un parallélipipède de 80 mm. de long, 60 mm. de large et 50 mm. de haut, ne mesure plus, après sa dessiccation spontanée (au bout de huit jours), que 65 mm. de longueur, 50 mm. de largeur et 40 mm. de hauteur.

Le pain entier perd aussi de son poids jusqu'à ce qu'il arrive à ne retenir que 12 à 14 p. 100 d'eau, c'est-à-dire à n'avoir que la quantité d'eau normalement contenue dans le blé et les farines. La durée de la dessiccation est très variable et dépend naturellement d'une foule de circonstances (poids du pain, sa forme, son épaisseur; légèreté de la mie; état de sécheresse du local, sa température, etc.).

Exp. I. — Un pain long de 1,060 gr. (longueur 490 mm., largeur 140 mm., hauteur 80 mm.), pris une demi-heure après sa sortie du four, a subi les variations de poids suivantes:

Oct. 1891. — 20.......	1060 gr.	Nov. 1891	9.......	852 gr.
— 21.......	1048	—	10......	849
— 22.......	1034	—	11......	847
— 23.......	1019	—	12.......	843
— 24.......	1010	—	13.......	840
— 25.......	999	—	14.......	837
— 26.......	990	—	15.......	834
— 27.......	982	—	16.......	831
— 28.......	970	—	17.......	826
— 29.......	952	—	20......	825
— 30.......	938	—	22.......	820
— 31.......	915	—	23.......	812
Nov. — 1er.....	912	—	24.......	807
— 2.......	906	—	25......	802
— 3.......	899	—	26......	799
— 4.......	890	—	27......	795
— 5.......	882	—	28......	792
— 6.......	874	—	29......	790
— 7.......	864	Déc. —	10......	790
— 8.......	858			

Le pain a donc perdu 270 gr., soit 25,6 p. 100; à ce moment, il retenait encore 13 p. 100 d'eau. Le volume est resté le même; la croûte a peu changé, s'est fendillée, mais la mie présentait de nombreuses crevasses avec moisissures.

Exp. II. — Trois pains ronds A, B, C, d'une ration, obtenus avec 900 gr. de la même pâte, ont été mis à sécher dans le même local et pesés chaque jour à la même heure.

Le pain A a été laissé au four (température 320°) pendant dix minutes (croûte molle, mince, peu colorée; diamètre 200 mm., épaisseur 60 mm.).

Le pain B, pendant vingt minutes (croûte ordinaire; diamètre 200 mm., épaisseur 70 mm).

Le pain C, pendant trente-cinq minutes (croûte très dure, diamètre 200 mm., épaisseur 80 mm.).

	A	B	C
Nov. 1891. — 27............	866 gr.	818 gr.	778 gr.
— 28............	839	798	766
— 29............	815	780	755
— 30............	799	769	749

		A	B	C
Déc. 1891	1er............	784 gr.	755 gr.	737 gr.
—	2............	768	743	727
—	3............	759	736	719
—	4............	750	730	715
—	5............	741	720	710
—	6............	734	711	704
—	7............	725	704	695
—	8............	714	693	685
—	9............	698	684	677
—	10............	694	678	671
—	11............	686	669	663
—	12............	678	662	656
—	13............	670	655	650
—	14............	662	650	645
—	15............	657	645	639
—	16............	648	640	635
—	17............	640	633	627
—	18............	628	625	618
—	19............	620	617	611
—	20............	610	608	602
—	21............	605	604	598
—	22............	598	600	593
—	23............	593	595	588
Janv. 1892. —	1er............	580	585	578
—	5............	573	580	570
—	6............	571	578	570
—	8............	570	576	570

Le premier pain se trouve avoir perdu 296 gr., soit 34,1 p. 100 ; le second, 243 gr., soit 28,4 p. 100, et le troisième 208 gr., soit 26,7 p. 100. Il restait, dans les trois, entre 13 et 14 p. 100 d'eau. Le volume n'a pas varié, mais, comme précédemment, la croûte s'est fendillée et la mie offrait de grandes crevasses avec traces de moisissures.

Exp. III. — Petits pains à café de 60 à 70 gr. Ils perdent leur maximum de poids en huit ou dix jours pour ne retenir en moyenne que 13 p. 100 d'eau. Le volume n'est pas changé, la croûte et la mie sont en parfait état.

A			B		
Nov. 1891 25	66 gr.	5	Déc. 1891 17.........	66 gr.	0
— — 26..........	64	5	— — 19.........	61	0
— — 27.........	62	5	— — 21.........	57	5
— — 28.........	61	0	— — 24.........	55	7
— — 29.........	60	0	Janv. 1892 6.........	56	4
— — 30.........	59	0			
Déc.1891 1ᵉʳ.........	58	5	C		
— — 2.........	58	0	Déc. 1891 18	62	0
— — 3..........	57	0	— — 19.........	59	0
— — 4..........	56	5	— — 21..	55	0
— — 5..........	56	5	— — 24.........	52	6
— — 14.........	56	0	— — 27.........	53	0

Exp. IV. — Des pains semblables, maintenus dans un courant d'air sec ayant traversé l'acide sulfurique et venant d'une soufflerie activée par la pression de l'eau, ne retiennent plus que 12 p. 100 d'eau après vingt-quatre heures. En les laissant plusieurs jours, ils perdent encore 5 à 6 p. 100 d'eau et deviennent cassants. Remis à l'air libre, ils reprennent, suivant l'état hygrométrique, un maximum de 12 à 14 p. 100 d'eau, mais restent aussi friables ; c'est exactement ce qui se produit avec les pains ou les biscuits desséchés à l'étuve.

Exp. V. — 312 gr. de pain ordinaire, après vingt-quatre heures d'étuve, pesaient 209 gr. et ont acquis, à l'air libre, un poids maximum de 239 gr. Ces 239 gr. contenaient donc 30 gr. d'eau, soit 12,6 p. 100.

37 gr. de pain à café, pesant 26 gr. 2 après dessiccation, ont repris 30 gr. 4 qui renferment par conséquent 4 gr. 2 d'eau, soit 13,8 p. 100.

40 gr. de croûte anhydre ont repris 46 gr. 5 ; c'est alors de la croûte à 13,3 p. 100 d'eau.

15 gr. de mie anhydre reprennent 17 gr. 1 ; c'est de la mie à 14 p. 100 d'eau.

Un biscuit ordinaire de 192 gr. a pesé, à la sortie de l'étuve, 167 gr. et, plus tard, 191 gr. ; il contenait donc, à ce moment, 12,3 p. 100 d'eau.

2. Au sortir du four, la mie présente une composition

homogène; l'eau est uniformément répartie, mais l'équilibre est bientôt rompu, la croûte prenant de l'eau à la mie et la dessiccation s'étendant graduellement vers le centre.

Dans un pain long d'un kilogramme laissé à l'air pendant deux jours, on a trouvé :

	Eau pour 100.
Dans la croûte............................	23,1
Dans la mie voisine de la croûte............	43,6
Dans la mie au centre......................	44,9

Pour un pain rond de 800 gr., les résultats ont été, après cinq jours :

	Eau pour 100.
Dans la croûte............................	25,7
Dans la mie voisine de la croûte............	39,4
Dans la mie plus rapprochée du centre.......	46,2
Dans la mie au centre......................	47,7

3. Le biscuit sortant du four renferme le plus souvent de 12,5 à 14,5 p. 100 d'eau; dans ce cas, il ne perd que 1 à 3 p. 100 par le fait de sa dessiccation spontanée à l'air libre. Il arrive parfois que le biscuit, sortant du four, contienne moins de 10 p. 100 d'eau (j'ai trouvé un minimum de 9,3); il reprend alors du poids pour revenir à la proportion d'eau ordinaire, mais il reste cassant. Le même fait se produit avec les biscuits que l'on repasse quelquefois au four pour les réparer et en prolonger la conservation.

Variations de poids éprouvées par le pain et le biscuit pendant leur immersion dans l'eau. — Les échantillons sortant de l'eau étaient égouttés, pendant une minute, avant d'être placés sur la balance. Dans certains cas, nécessités par l'état des échantillons, l'immersion était faite dans une capsule tarée : le temps de l'expérience écoulé, on versait l'eau, on attendait une minute, on enlevait de nouveau l'eau et l'on pesait.

1. La croûte et la mie plongées dans l'eau à la température ordinaire retiennent des quantités d'eau très variables : 100 gr. de croûte peuvent prendre 350 à 450 gr. d'eau, alors que 100 gr. de mie ne prennent que 200 à 300 gr.

Avec la croûte et la mie déshydratées, la prise d'eau offre moins d'écart ; elle est comprise pour les deux entre 400 et 500 gr.

100 gr. de pain ordinaire, suivant la qualité de la mie, prennent 250 à 350 gr. d'eau. Avec les mêmes pains, desséchés spontanément à l'air, la prise d'eau la plus forte atteint 400 ; avec les pains anhydres, elle est de 500 gr.

Les petits pains prennent quatre à cinq fois leur poids d'eau ; les mêmes pains, desséchés à l'étuve ou à l'air libre, prennent six fois leur poids d'eau.

100 gr. de biscuit de troupe ne prennent que 200 à 250 gr. d'eau.

2. La prise d'eau est plus ou moins rapide, comme le prouvent les exemples ci-après :

A. *Pain ordinaire, mie peu développée ;* le volume calculé p. 100 gr. de pain est de 250 cmc. — B. *Pain ordinaire, mie très développée ;* le volume p. 100 gr. est d'environ 320 cmc. — C. *Petit pain à café de 70 gr. ;* le volume pour 100 gr. est approximativement de 350 cmc. — D. *Biscuit de troupe ;* le volume pour 100 gr. est assez rapproché de 220 cmc.

Eau prise par 100 gr. après une immersion de :			
	A	B	C	D
10 minutes.	135 gr.	»	»	75 gr.
15 —	150	170 gr.	425 gr.	95
30 —	180	225	455	110
1 heure.	190	258	480	162
3 —	»	»	»	218
24 —	»	»	»	240

Dans l'eau chaude (70 à 80o), l'augmentation de poids atteint son maximum en quelques minutes. Les échantillons

ayant servi aux expériences suivantes ont la même origine
que les précédents :

	Eau prise par 100 gr. après immersion de :		
	A	C	D
5 minutes.	140 gr.	550 gr.	150 gr.
10 —	205	592	220
15 —	250	592	250
30 —	300	»	280
60 —	300	»	285

3. Il était intéressant de s'assurer si le pain, spontanément desséché à l'air, ne perdait pas, avec le temps, la propriété d'absorber l'eau. J'ai pu me procurer quelques fragments de pains (1), conservés depuis de longues années, qui
ne laissent aucun doute à cet égard.

	Eau pour 100.	Prise d'eau.
Pain de 30 ans.....................	11,1	343 gr.
Pain de 30 ans.....................	14,0	300
Pain de 40 ans.....................	13,9	385
Pain de 50 ans.....................	11,9	271

4. J'ai encore étudié ce que devient un pain placé, à sa
sortie du four, dans une atmosphère saturée d'humidité
(sous une cloche reposant sur l'eau). Les résultats suivants,
confirmés par d'autres expériences, montrent que la mie
perd de l'eau, que la croûte en gagne et que le poids du
pain dans son ensemble ne varie pas.

Un bout de pain long, de 212 gr., a été, à sa sortie du four,
partagé en deux parties symétriques de 106 gr. ; dans l'une,

_____

(1) Dans certaines régions de la France (Bresse), pour la fête de
sainte Agathe (5 février), on faisait autrefois bénir des pains que l'on
se partageait dans les campagnes et auxquels ont attribuait la propriété d'écarter la foudre et les incendies. Dans d'autres (Auvergne,
Normandie, etc.), les femmes relevant de couches avaient coutume de
faire bénir un pain qui était ensuite partagé entre les principaux membres de la famille. Telle est l'origine des fragments dont il est ici
question.

on a séparé la mie de la croûte. Les trois lots, mis sous cloche et pesés chaque jour, ont donné :

	Pain.	Mie.	Croûte.
21 décembre......	106 gr.	67 gr.	39 gr.
22 —	106	63	40
23 —	106	62	41
24 —	106	61	42
25 —	106	60	43
26 —	106	59	43,5
27 —	106	58,5	43,5
28 —	106	58	44,5
29 —	106	57,5	45
30 —	106	57	45,5
31 —	106	57	46
1ᵉʳ janvier	106	56	46

A ce moment, les échantillons sont envahis par les moisissures ; le pain contient 37,3 p. 100 d'eau ; la mie 37,7 p. 100 et la croûte 28,9 p. 100.

Résumé et conséquences (1). — 1. D'après nos expériences, la mie du pain, prise en particulier, renferme ordinairement 38 à 49 p. 100 d'eau et la croûte 16 à 25 p. 100· Il en résulte qu'au point de vue alimentaire 100 gr. de croûte représentent assez exactement 135 gr. de mie. A poids égal, il y a donc avantage à avoir des pains riches en croûte ; le degré d'hydratation d'un pain est, en effet, en rapport direct avec la forme de ce pain. Un pain rond de 1.500 gr. contient 39 p. 100 d'eau, alors qu'un pain rond de 750 gr. obtenu avec la même pâte, n'en contient que 35 p. 100 et qu'un pain long du même poids (longueur 0 m. 50) n'en renferme que 33 à 34 p. 100.

En remplaçant le pain de munition de 1.500 gr. (deux rations) par deux pains de 750 gr. à une ration et en adoptant, de préférence, la forme longue, on aurait, avec les

---

(1) *Comptes-rendus Acad. Sc.*, 31 oct. 1892.

mêmes farines, un *pain de repas* supérieur à tous les points de vue au pain actuel.

2. Le pain sortant du four, mis en lieu sec et suffisamment aéré, se dessèche lentement jusqu'à ce qu'il arrive à ne retenir que 12 à 14 p. 100 d'eau, c'est-à-dire à n'avoir que la quantité d'eau normalement contenue dans le blé et les farines. Le temps de la dessiccation, qui est de trente à quarante jours pour des pains de 750 gr., n'est plus que de huit à dix jours pour des petits pains longs de 70 à 100 gr. Ces derniers, après dessiccation spontanée à l'air libre, ne contiennent pas plus d'eau que le biscuit ordinaire et sont susceptibles d'une aussi longue conservation. Ils trempent dans l'eau, le thé, le café, le lait et le bouillon, mieux que le *pain de soupe* ordinaire du soldat et conservent cette propriété pendant de longues années. Ils peuvent prendre, pour ainsi dire instantanément, cinq à six fois leur poids d'eau, alors que le biscuit en prend à peine son poids. J'ai reconnu, après nombre d'essais, qu'on atteint ce résultat avec des pains dont le volume, à poids égal, est sensiblement le double de celui du biscuit (plus exactement 350 cmc. à 400 cmc. pour 100 gr., le volume du biscuit étant de 220 cmc. à 230 cmc. pour 100 gr.). Les farines doivent être blutées à 30 p. 100; la levure doit être substituée au levain et la fermentation panaire être aussi régulière que possible. Pour éviter que le pain ne se fendille, la température du four sera peu élevée, afin d'avoir une croûte plutôt molle que trop dure; de plus, le pain sera laissé pendant le premier jour dans un local modérément chauffé avant d'être exposé à la température de l'air extérieur.

On a ainsi un véritable *pain de réserve*, incontestablement supérieur à tous les biscuits, et dont on pourrait assurer le renouvellement en le substituant, à raison de 200 gr. par jour, aux 250 gr. de *pain de soupe* alloués aujourd'hui à chaque soldat avec les 750 gr. de *pain de repas*.

Pour favoriser l'emmagasinage, il semble que l'on puisse obtenir des pains de 100 gr. ayant la forme de cylindres, de prismes triangulaires ou quadrangulaires de 0 m. 20 de longueur et présentant une surface à peu près lisse, sans fissures, de façon à éviter le passage des insectes.

II. — Expériences sur la stérilisation du pain.

« Les germes apportés par l'eau servant à la panification peuvent-ils conserver leur activité dans le pain et le biscuit après cuisson? »

L'étude de cette question, prescrite par le Ministre de la Guerre aux Comités techniques de l'Intendance et de Santé, qui nous ont chargés, le pharmacien principal Masson de l'hôpital de Vincennes et moi, d'en préparer les éléments, comporte essentiellement l'examen des causes susceptibles de provoquer la destruction des micro-organismes pendant le travail de la panification. Ces causes se rattachent, d'une part, à l'acidité des pâtes et, d'autre part, à la température à laquelle ces pâtes sont soumises dans le four.

Acidité des pâtes. — Il est acquis que la pâte du pain de munition, au moment de l'enfournement, a une acidité moyenne représentée en acide sulfurique monohydraté par 0 gr. 15 à 0 gr. 20 p. 100, soit approximativement 0 gr. 29 à 0 gr. 38 p. 100 de pâte à l'état sec; dans la mie après cuisson, la proportion est sensiblement la même. Dans les pains obtenus avec la levure de grains ou de bière, tels qu'on les trouve dans beaucoup de boulangeries parisiennes, l'acidité est toujours moins forte. C'est ainsi qu'en faisant usage des mêmes farines, nous avons obtenu avec les levains une acidité de 0 gr. 146 p. 100 de pâte, et avec la levure seule 0 gr. 055 p. 100 : ces acidités correspondent dans le premier cas à 0 gr. 272 p. 100 de pâte privée d'eau et dans le second cas à 0 gr. 104 p. 100. C'est là un fait important à noter dans l'étude si complexe de la fermentation panaire, et qui a été relevé par Duclaux (1).

Dans le biscuit de troupe fait avec de la pâte non levée (2), l'acidité, au moment de la mise au four, se rapproche davantage de l'acidité normale des farines employées ; elle s'en écarte néanmoins par suite de la fermentation spontanée qui se produit pendant le travail des pâtes (en moyenne de deux heures), mais elle ne dépasse guère 0 gr. 070 p. 100, correspondant à 0 gr. 100 p. 100 de pâte déshydratée.

Température intérieure des pâtes pendant la cuisson (3). — Les expériences entreprises au laboratoire du Comité de l'Intendance et à la manutention de Billy ont établi que la température du four, étant au moment de l'enfournement de 300°, tombait vers 260° après cuisson du pain et du biscuit de troupe, c'est-à-dire après cinquante ou soixante minutes.

Pendant ce temps, la température intérieure du pain atteint de 100 à 102°. Pour le biscuit qui a la forme de galettes carrées (0 m. 130 de côté sur 0 m. 018 d'épaisseur) percées à jour de 36 trous, la température n'a pu être déterminée exactement ; mais elle doit se rapprocher de 115°, car, avec des galettes non percées, on a obtenu jusqu'à 110°.

Voici le détail des expériences faites suivant les indications d'Aimé Girard, en introduisant des thermomètres à maxima au centre des pâtons :

(1) Duclaux, *Traité de microbiologie*. Paris. 1901, tome IV, page 510.
(2) On verra plus loin que ce biscuit est aujourd'hui remplacé par un pain spécial.
(3) *Comptes-rendus Acad. Sciences,* 16 oct. 1893.

Laboratoire des Invalides. — Le four dépendant du laboratoire d'expertises est un four Biabaud, pour 60 kg. de pain, dont on ne se sert que quatre à cinq fois par semaine; il est muni d'un pyromètre Damaze, à base de mica.

Première expérience. — Avec deux pains semblables A et B, de 750 gr. (forme longue), laissés au four pendant quarante minutes. La température du four était de 300° à l'entrée du pain et de 265° à la sortie :

$$A \dots\dots\dots\dots\dots\dots\dots\dots\dots\dots\dots\dots\dots\dots\dots\dots\dots\dots\dots\dots\dots\dots 100°, 2.$$
$$B \dots\dots\dots\dots\dots\dots\dots\dots\dots\dots\dots\dots\dots\dots\dots\dots\dots\dots\dots\dots\dots\dots 99°, 8.$$

Deuxième expérience. — Avec deux pains semblables de même poids et de même forme ; l'un A, laissé au four pendant trente-deux minutes, et l'autre, B, pendant une heure. La température du four était de 302° au moment de l'enfournement, de 275° à la sortie de A, et de 225° à la sortie de B.

$$A \dots\dots\dots\dots\dots\dots\dots\dots\dots\dots\dots\dots\dots\dots\dots\dots\dots\dots\dots\dots\dots\dots 100°, 8.$$
$$B \dots\dots\dots\dots\dots\dots\dots\dots\dots\dots\dots\dots\dots\dots\dots\dots\dots\dots\dots\dots\dots\dots 101°.$$

Troisième expérience. — Avec deux pains semblables de même poids et de même forme ; l'un, A, laissé au four pendant vingt-huit minutes, et l'autre, B, pendant une heure. La température du four était de 294° au moment de l'enfournement, de 256° à la sortie de A et de 225 à la sortie de B :

$$A \dots\dots\dots\dots\dots\dots\dots\dots\dots\dots\dots\dots\dots\dots\dots\dots\dots\dots\dots\dots\dots 101°.$$
$$B \dots\dots\dots\dots\dots\dots\dots\dots\dots\dots\dots\dots\dots\dots\dots\dots\dots\dots\dots\dots\dots 101°.$$

Quatrième expérience. — Avec deux pains semblables de 1.500 gr. (forme longue); l'un, A, retiré du four après une heure onze minutes, et l'autre, B, après une heure vingt-cinq minutes :

$$A \dots\dots\dots\dots\dots\dots\dots\dots\dots\dots\dots\dots\dots\dots\dots\dots\dots\dots\dots\dots\dots 99°, 2.$$
$$B \dots\dots\dots\dots\dots\dots\dots\dots\dots\dots\dots\dots\dots\dots\dots\dots\dots\dots\dots\dots\dots 100°, 6.$$

Cinquième expérience. — Avec deux pains semblables de deux kilogrammes, retirés, l'un et l'autre, après une heure dix minutes d'exposition au four :

A.. 100°, 8.
B.. 100°, 8.

Sixième expérience. — Avec de petits pains longs, de 150 à 300 gr., laissés au four pendant vingt à quarante minutes. La température a été comprise entre 100°, 5 et 101°, 5. Une fois, elle s'est élevée à 105°, mais le réservoir du thermomètre était pris en partie dans la croûte.

Septième expérience. — Avec des pains-galettes de même poids. La température n'a également dépassé 101°,5 que lorsque le thermomètre était engagé dans la croûte.

Manutention de Billy. — Le four Lamoureux, qui nous a servi, peut cuire 270 kg. de pain ; les fournées se succèdent sans interruption, nuit et jour. Il n'y a pas de pyromètre, mais la température n'est certainement pas inférieure à celle du four du laboratoire du Comité.

1° Avec les pains de munition ordinaires (ronds, à quatre baisures, pesant 1.500 gr., après quarante-cinq minutes de cuisson), on a obtenu de 100°, 5 à 101°, 5 ;

2° Avec trois pains semblables, mais sans baisures (par suite, ne communiquant point entre eux au four), on a eu 102, 102° et 103° 6. Dans le dernier cas, le réservoir du thermomètre touchait à la croûte inférieure ;

3° Avec un pain de 750 gr., fait avec de la pâte non levée (pâte à biscuit), le thermomètre a marqué 101 ;

4° Avec les biscuits de guerre (non percés de trous et d'une épaisseur de 15 à 20 millimètres), les résultats sont incertains, le thermomètre étant influencé par le voisinage de la croûte. On a obtenu jusqu'à 110°.

Action de la chaleur et de l'acidité sur les micro-organismes. — On sait que l'ébullition, même prolongée au delà d'une heure, peut ne pas être suffisante pour priver l'eau de tous ses germes. Certaines spores (spores des bacilles du foin, de la terre des jardins et de la pomme de terre) supportent l'action de la vapeur d'eau à 100° pendant deux et trois heures, et ne sont tuées rapidement qu'à une température supérieure à 115°.

D'autre part, dès 1861, Pasteur appelait l'attention sur ce fait que l'ébullition du lait ne le rend pas stérile, tandis que d'autres liquides, l'eau de levure de bière, l'urine acide, le moût de bière, le moût de raisins, se conservent sans altération après une ébullition de quelques instants. La cause de ces différences, d'après Pasteur, tient à ce que le lait a une réaction neutre ou légèrement alcaline, tandis que les autres liquides ont une réaction acide : si l'on sature l'eau de levure par du carbonate de chaux, l'ébullition ne suffit plus pour la stériliser (1).

De son côté, Chamberland a prouvé que, du moment où l'acidité du milieu est égale à 0 gr. 245 d'acide sulfurique par litre, on ne voit jamais apparaître d'organismes microscopiques après moins de dix minutes d'ébullition. Toutefois, à ce degré d'acidité, les milieux ne sont pas stériles au vrai sens du mot, car ils peuvent encore renfermer des germes susceptibles de se développer dans les liquides neutres ou légèrement alcalins. Au contraire, lorsque l'acidité est supérieure à 1 gr. 225 par litre, la stérilisation est absolue (2).

Dans ces conditions, il était à prévoir que le pain et le biscuit de nos manutentions militaires étaient stérilisés à leur sortie du four. Les expériences suivantes faites avec le

(1) PASTEUR, *Mémoires sur les corpuscules organisés qui existent dans l'atmosphère ; Examen de la doctrine des générations spontanées* (*Annales de chimie et de physique*, 3e série, t. LXIV, 1862, p. 62).
(2) CHAMBERLAND, *Recherches sur l'origine et le développement des organismes microscopiques* (*Annales scientifiques de l'Ecole normale supérieure*, supplément au t. VII, année 1878, pp. 82 et 87).

concours du pharmacien principal Péré, dont les travaux en bactériologie font autorité, établissent dans quelle mesure s'est produite la stérilisation.

Examen bactériologique du pain. — *Première expérience.* — Pain de la manutention de Vincennes. Des fragments de mie, prélevés de façon à éviter tout ensemencement accidentel, sont introduits dans un matras contenant 100 cmc. d'eau distillée stérilisée.

Après douze heures de macération à 20° et d'agitation répétée, quatre tubes de gélatine nutritive reçoivent un centimètre cube du liquide surnageant.

Après dix jours de macération et d'agitation, quatre nouveaux tubes reçoivent de même 1 cmc. du liquide.

Les huit tubes sont demeurés stériles.

Deuxième expérience. — Pain des malades, fourni à l'hôpital militaire de Vincennes par la boulangerie civile. Mêmes opérations que dans l'expérience précédente : mêmes résultats négatifs.

Troisième expérience. — Pain de la manutention du quai de Billy. Vingt bouillons simples sont ensemencés directement avec des fragments de mie et maintenus à la température ambiante de 20° environ.

Les vingt bouillons restent limpides.

Quatrième expérience. — Pain de la manutention du quai de Billy. Trente bouillons légèrement alcalins (dix bouillons simples, dix à 1 p. 100 de peptone, dix à 1 p. 100 de sucre) sont largement ensemencés avec des fragments de mie et maintenus à 38° dans l'étuve à incubation. Dans cette expérience, on a réalisé, conformément aux indications de Chamberland, les conditions les plus favorables au développement des germes susceptibles d'activité après avoir été exposés à la température de 100°.

Après quinze jours, deux bouillons se sont troublés : un bouillon simple et 1 bouillon à 1 p. 100 de sucre.

Cinquième expérience. — Pain de la manutention du quai de Billy. Vingt bouillons simples sont ensemencés et maintenus à la température ambiante de 20°.

Dès le 3e jour, quatorze bouillons sont troublés, dont dix par le même bacille, qui paraît être un *Bacillus subtilis*.

Sixième expérience. — Le résultat précédent étant, au premier abord, inexplicable, on procède, concurremment, à deux nouvelles séries d'ensemencements : une avec le même pain ; une autre avec un pain de la manutention de Vincennes.

Les dix bouillons ensemencés avec le premier sont tous troublés dès le 3e jour. Les dix bouillons ensemencés avec le pain de Vincennes restent tous limpides.

Informations prises, le pain qui a donné lieu à ces cultures provenait d'une fabrication exceptionnelle, faite à la manutention du quai de Billy, avec de la levure de grains. Ce pain, qui avait très bon aspect, a été rapidement envahi par une culture intense d'*Aspergillus niger*. L'acidité de sa mie était très faible, de 60 p. 100 inférieure à l'acidité moyenne de la mie du pain préparé aux levains.

Septième expérience. — En vue de vérifier le fait précédent, deux séries d'ensemencements sont pratiquées avec la mie de deux pains de luxe, provenant d'une boulangerie civile et faits avec de la même farine. L'un de ces pains était préparé aux levains ; l'autre à la levure de bière ; l'acidité de ce dernier était de 50 p. 100 plus faible.

Dix bouillons ensemencés avec le premier sont restés limpides ; sur dix autres ensemencés avec le pain de levure, six se sont troublés.

Examen bactériologique du biscuit. — *Première expérience.* — Biscuit de la manutention du quai de Billy. Le biscuit est ouvert de façon à le diviser en deux valves, puis, à l'aide d'une pince flambée, la face interne de la valve supérieure est fouillée en divers points, à distance des trous. Des parcelles plus ou moins volumineuses et pulvérulentes de biscuit sont ainsi prélevées et introduites dans trois

matras contenant 100 cc. d'eau distillée stérilisée ; chaque
matras a reçu environ 2 gr. de biscuit.

Trois séries de 6 tubes de gélatine nutritive ont ensuite
été ensemencées, chaque série avec le contenu de l'un des
trois matras :

La première série après une heure de macération à 20° et
d'agitation répétée; la deuxième, après vingt-quatre heures ;
la troisième, après quatre jours.

Les trois matras sont restés limpides et les 18 tubes de
gélatine sont restés stériles.

Deuxième expérience.— Biscuit de la manutention du quai
de Billy. Vingt bouillons neutres sont ensemencés directement avec des parcelles de biscuit prélevées comme ci-dessus.
Ces vingt bouillons, maintenus à la température ambiante
de 20°, restent tous limpides.

Troisième expérience. — Biscuit du quai de Billy. Trente
bouillons légèrement alcalins (dix bouillons simples, dix à
1 p. 100 de peptone, dix à 1 p. 100 de sucre) sont ensemencés avec des parcelles de biscuit et maintenus à 38° dans
l'étuve à incubation.

Après quinze jours, un seul bouillon s'est troublé. Au
premier abord, cet ensemencement positif, unique, pouvait
être considéré comme accidentel; mais un examen plus ap-
profondi a montré que le germe en provenait vraisemblablement du biscuit, où ses spores avaient pu conserver leur
activité. En effet, ce micro-organisme, essentiellement
aérobie, présente les caractères du *Bacillus subtilis* (bien
connu par sa résistance aux températures élevées), en bâton-
nets cylindriques, se développant en longs filaments sporu-
lés, produisant à la surface du bouillon un voile épais et ridé,
et donnant en piqûre sur la gélatine un cône de liquéfaction
en forme de têtard. De plus, ses cultures sporulées, additionnées d'*acide acétique*, de façon à obtenir une acidité de
3 p. 1000, portées à 100° pendant une demi-heure, ne sont
pas stérilisées. La stérilisation absolue n'a été obtenue qu'en
doublant la quantité d'acide et en prolongeant l'action de la
chaleur pendant une demi-heure.

Quatrième expérience. — Biscuit de la manutention du quai de Billy. Quinze bouillons neutres sont ensemencés directement avec des parcelles de biscuit. Ces quinze bouillons, maintenus à la température ambiante de 20°, restent limpides.

CONCLUSIONS (1). —1° La partie centrale du pain de munition atteint, pendant la cuisson, une température de 100° à 102° (2) ; celle du biscuit atteint 110° ;

2° L'action combinée de ces températures et de l'acidité des pâtes suffit à assurer pratiquement la stérilisation du pain et du biscuit. Certaines spores connues par leur résistance aux températures élevées peuvent seules conserver leur activité et se développer ultérieurement dans certaines conditions particulièrement favorables.

3° Du moment où l'acidité diminue sensiblement, comme dans les pâtes préparées avec les levures, la stérilisation n'est plus assurée au même degré.

4° Dans tous les cas, les germes pathogènes, le bacille typhique et le bacille du choléra en particulier, qui offrent tous une moindre résistance à la chaleur, doivent nécessairement être détruits.

III.— Expériences sur la répartition des matières azotées et des matières minérales dans le pain (3).

Dans une étude sur le pain, publiée en 1856, Rivot a trouvé une proportion de cendres un peu plus faible dans la mie

---

(1) *Comptes-rendus Acad. des Sciences*, du 4 déc. 1893.
(2) GRAHAM (*La Chimie de la panification*. Paris, 1882, p. 139), admet sans autrement préciser, qu'à l'intérieur du pain, la chaleur ne dépasse *guère* 212 degrés Fahrenheit, c'est-à-dire la température de l'eau bouillante. J. Roussel a obtenu, avec des témoins chimiques, 101° à 103° pour la mie, et 125° pour la croûte (1906).
(3) *Comptes-rendus Acad. des Sciences*, du 29 nov. 1895.

que dans la croûte, les deux produits étant ramenés au même degré de dessiccation. Il en avait conclu que la croûte doit perdre une certaine quantité de matières organiques pendant la cuisson du pain et il évaluait, par le calcul, cette perte à environ 2 p. 100 de la pâte sèche employée (1).

En 1863, ces résultats ont été confirmés par Barral, qui avance que non seulement les cendres, mais aussi les matières azotées, sont en plus grande quantité dans la croûte que dans la mie. A l'état de siccité, le rapport moyen de l'azote de la croûte à l'azote de la mie serait même, d'après Barral, de 123 à 100 et la perte moyenne de la matière organique de 5 p. 100 (2).

J'ai repris le travail de ces chimistes, après avoir, comme Millon, eu l'occasion de constater que, en desséchant de la farine à 150° pendant neuf heures, il n'y a pas perte appréciable de matière organique, malgré la teinte jaune qu'elle prend, très comparable à la nuance de la croûte du pain ordinaire. Mes expériences ont été faites dans les mêmes conditions: la dessiccation a duré vingt-quatre heures (température, 100° à 105°); l'incinération a été poussée au même point ; les matières azotées ont été dosées par le procédé Kjeldahl, tel qu'il a été exposé, page 3.

Exp. 1. — *Pâte prise au centre d'un pain, au moment de la mise au four.*

La pâte contient, p. 100.......... {	Eau....................	45,50
	Pâte sèche.............	54,50
La pâte sèche contient, p. 100..... {	Matières azotées........	11,19
	Cendres...............	0,95

---

(1) RIVOT, *Note sur l'examen des farines et des pains* (*Annales de Chimie et de Physique*, 3° série, t. XLVII).

(2) BARRAL, *Étude analytique sur le blé, la farine et le pain* (*Comptes rendus Acad. des Sciences*, t. LVI, p. 837).

EXP. II. — *Pain déposé sur une plaque de tôle pour éviter l'apport des cendres ou des matières terreuses venant de la sole du four.*

La mie desséchée prise au centre du pain contient, p. 100............
- Matières azotées....... 11,36
- Cendres................ 0,94

La croûte desséchée prise à l'extérieur, sur une épaisseur de 1 mm., contient, p. 100...............
- Matières azotées....... 11,19
- Cendres................ 0,96

EXP. III. — *Second pain semblable au précédent.*

	gr.
Poids au moment de la mise au four.................	248,7
Poids à la sortie du four...........................	184,8
Poids après dessiccation pendant vingt-quatre heures.	135,2

Soit 54,37 de matière sèche pour 100 de pâte.

Le pain entier finement pulvérisé et remis à l'étuve a donné.p.100.
- Matières azotées....... 11.35
- Cendres................ 0.98

EXP. IV. — *Troisième pain de la même fournée.*

Poids au moment de la mise au four................	500 gr.
Poids après une dessiccation de quarante-huit heures à la sortie du four...........................	271 —

Soit 54,20 de matière sèche pour 100 de pâte.

EXP. V. — *Pains de différentes provenances.*

		Matières azotées.	Cendres.
Pain A.	Mie sèche p. 100....................	11.44	0,83
	Croûte sèche p. 100...............	11,61	0,90
Pain B.	Mie sèche p. 100....................	10,76	0,89
	Croûte sèche p. 100...............	10,60	0,83

EXP. VI. — Quatre galettes de même poids et de même épaisseur, provenant d'une pâte faite simplement avec de la farine et de l'eau, ont été desséchées, l'une sans passer par le four, la deuxième après avoir été maintenue au four pen-

dant quarante-cinq minutes et les deux autres pendant soi-
xante-sept minutes.

On a obtenu :

	A. gr.	B. gr.	C. gr.	D. gr.
Poids au moment de la mise au four...	150,00	150,00	150,00	150,00
Poids à la sortie du four.............	»	113,20	101,50	102,60
Poids à la sortie après une dessiccation de 24 heures........	93,87	93,52	93,05	93,20
Poids à la sortie après une dessiccation de 40 heures........	93,37	93,52	92,10	93,30
Matières azotées p. 100 de produit des-séché............	12,03	12,11	12,03	12,11
Matières grasses p. 100 de produit des-séché............	0,10	0,12	0,12	0,14
Matières sucrées p. 100 de produit des-séché............	1,25	1,39	1,47	1,39
Cendres...........	0,95	0,94	0,98	0,92

D'autre part, la farine desséchée pendant quarante heures
et la même farine normale renfermant 13,60 p. 100 d'eau
(farine tendre militaire, blutée à 20 p. 100) ont donné :

	Farine desséchée.	Farine normale	
		trouvé à l'analyse	calculé à l'état sec.
Matières azotées, p. 100..........	12,03	10,56	12,22
— grasses —	0.60	1,26	1,46
— sucrées —	1,00	0,63	0,72
Cendres...........	0,90	0,76	0,88

On voit, par cet exposé, qu'il n'y a pas plus de matières
azotées et de matières salines dans la croûte de pain que dans
la mie, lorsque ces produits ont été ramenés au même degré

de déshydratation. Contrairement à l'opinion admise de Rivot et de Barral, la cuisson du pain se fait sans destruction de matière. Si les éléments constitutifs de la farine sont modifiés, comme je l'ai déjà signalé, par une perte de matières grasses et une augmentation de matières sucrées, leur poids ne varie pas d'une façon appréciable, et l'on peut avancer que le pain desséché ne renferme pas plus de matières nutritives que la farine sèche employée à le préparer. Il en résulte que la détermination de l'eau dans une farine permet d'évaluer mathématiquement la quantité de pain, à un degré d'hydratation voulu, qu'elle peut fournir et que la détermination simultanée de l'eau dans le pain et dans la farine qui a servi à le fabriquer permet de s'assurer que le rendement de la farine en pain n'a pas été exagéré par une addition illicite d'eau.

IV. — Expériences sur l'acidité des pains préparés avec levain ou avec levûre.

Les expériences portent sur la mie centrale de pains obtenus à la manutention de Billy ou à la boulangerie du laboratoire du comité. L'eau et l'acidité ont été prises sur des pains de même fournée, conservés pendant plusieurs jours dans les mêmes locaux.

Pains avec levains ordinaires.

		Eau p. 100	Acidité p. 100
Fournée A	Après 24 heures	43,10	0,166
	Après 5 jours	43,00	0,167
	Après 12 jours	42,20	0,167
Fournée B	Après 24 heures	43,90	0,147
	Après 5 jours	44,00	0,149
	Après 12 jours	43,50	0,155
Fournée C	Après 24 heures	46,10	0,147
	Après 5 jours	44,80	0,151
	Après 12 jours	39,90	0,149

Pains avec levure.

		Eau p. 100	Acidité p. 100
Fournée D	Après 24 heures........	45,10	0,039
	Après 5 jours..........	43,60	0 049
	Après 12 jours..........	43,70	0,049
Fournée E	Après 24 heures......	44,60	0,039
	Après 5 jours..........	44,40	0,049
	Après 12 jours........	40,90	0,049

Pains avec levains et levure.

Fournée F	Après 24 heures........	45,30	0,088
	Après 7 jours	39,90	0,091
Fournée G	Après 24 heures	44,60	0,079
	Après 7 jours..........	40,60	0,087

Conséquences. — Les pains travaillés sur levûre ayant une acidité inférieure à celle des pains travaillés sur levains, il semble que la teinte des pains bis exaltée par l'acidité (v. p. 174) pourrait être atténuée en renonçant aux levains et en ne faisant usage que de levures très actives pour porter la pâte, dans le moins de temps possible, au degré de fermentation voulu pour la mise au four. C'est ce qu'obtenait partiellement Mège-Mouriès en employant exclusivement, à la confection des levains, des farines de première qualité auxquelles il mêlait ensuite les gruaux blancs et, en dernier lieu seulement, les gruaux bis (1). Ces sages conseils n'ont pas prévalu dans la pratique et il devait en être ainsi, si l'on songe que la conduite des levains, l'opération la plus délicate de la boulangerie, est généralement confiée à des personnes qui en méconnaissent la portée et qu'en France on s'est préoccupé avant tout d'affiner les farines pour avoir du pain blanc.

---

(1) *Comptes-rendus Acad. des Sciences*, t. LIV, p. 467.

V. — Expériences sur le rendement des farines en pains (1).

J'ai cherché à établir aussi exactement que possible les quantités de pains ronds et longs que l'on peut obtenir avec des poids de pâte variant entre 2 kg. et 0 kg. 250. La pâte, préparée avec la même farine et les mêmes levains, contenait 45 p. 100 d'eau. Cuisson normale de 30 à 60 minutes, suivant le poids de la pâte. Les pains ont été obtenus sans baisures, ni coupures. Le poids moyen, avec le diamètre ou la longueur, ont été pris sur vingt-cinq pains, douze heures après la sortie du four. Les résultats peuvent se traduire ainsi :

		Poids de la pâte.		Poids du pain obtenu.		Diamètre ou longueur des pains.		Rendement en pain pour 100 kg. de pâte.	
Pains longs.....	I	2 kg.	000	1 kg.	700	0 m.	28	85 kg.	000
	II	1	500	1	260	0	24	84	—
	III	1	000	0	800	0	22	80	—
	IV	0	500	0	390	0	17	78	—
	V	0	250	0	190	0	12	76	—
Pains ronds.....	I	2	000	1	620	0	62	81	—
	II	1	500	1	185	0	60	79	—
	III	1	000	0	750	0	50	75	—
	IV	0	500	0	365	0	32	73	—
	V	0	250	0	175	0	22	70	—

Dans les pains des quatre premières catégories, la mie renferme à très peu près 45 p. 100 d'eau, c'est-à-dire la même quantité que la pâte avant la mise au four. Pour les pains de la dernière catégorie, l'hydratation est un peu plus faible (38 à 43 p. 100); pendant le ressuage du pain, la croûte, qui est très sèche et relativement très développée, prend à la mie une partie de son eau.

_____

(1) *Comptes-rendus Acad. Sciences*, 22 juillet 1901. Ces expériences ont été faites en vue des perfectionnements à apporter au pain de munition.

Il résulte de ces expériences, venant à l'appui de mes précédentes recherches, qu'il y a d'autant plus d'eau dans le pain que la croûte est en moindre proportion.

Le rendement des farines en pain est donc étroitement lié au développement que prend la croûte au four, suivant le poids de la pâte employée et la forme qui a été adoptée. C'est ainsi que 100 kg. de la même pâte donnent de 70 à 85 kg. de pains présentant une valeur nutritive différente et ne pouvant être équitablement soumis, pour la vente au poids, à une taxe uniforme.

La farine employée pour l'expérience est une bonne farine de blé tendre blutée à 70 p. 100 et contenant 26 p. 100 de gluten et 12,50 p. 100 d'eau. Lorsque l'on utilise des farines très riches en gluten ou blutées à 80 p. 100, comme c'est le cas dans les manutentions militaires, la pâte et la mie contiennent normalement plus d'eau (46 à 47 p. 100); avec la boulange (farine non blutée) servant à préparer les pains dits *complets*, la proportion d'eau atteint et dépasse parfois 50 p. 100 : le rendement en pain suit la même marche ascendante.

§ III. — ANALYSES DE PAINS

I. — Pains de choix de la boulangerie de Paris.

1. Fragment de pain fabriqué en 1892 et conservé pendant trois ans (1895); — 2. Pain long, sans fente, dit *flûte* (1895); — 3. Pain boulot de 1 kg. ; obtenu avec parties égales de levain et de levure (1896); — 4. Pain long, 1 kg. 500, traversé, à la partie supérieure, dans toute sa longueur par une fente profonde; levain et levure à parties égales; — 5. Pain long sans fente, de 1 kg. ; plus de levûre que de levain; — 6. Pain long dit *pain allemand*, 1 kg. 500, levure en très forte proportion. Les quatre derniers pains, de la même boulangerie, proviennent des mêmes farines.

	1		2		3	
	À l'état normal.	À l'état sec.	À l'état normal.	À l'état sec.	À l'état normal.	À l'état sec.
Eau...............	12,00	0,00	31,60	0,00	34,50	0,00
Matières azotées....	8,57	9,74	5,99	8,75	6,83	10.43
— grasses....	0,40	0,45	0,24	0,35	0,12	0.18
— amylacées.	78,05	88,70	61,59	90,06	57,95	88,18
Cellulose..........	0,33	0,37	0,14	0,20	0,11	0,16
Cendres..........	0,65	0,74	0,44	0,64	0,49	0,75
	100,00	100,00	100,00	100,00	100,00	100,00

	4		5		6	
	À l'état normal.	À l'état sec.	À l'état normal.	À l'état sec.	À l'état normal.	À l'état sec.
Eau...............	34,30	0,00	29.50	0,00	35,00	0,00
Matières azotées....	6,79	10,34	7,23	10,26	7,03	10,82
— grasses....	0,10	0,16	0,11	0,16	0,11	0,16
— amylacées.	58,12	88,45	62,48	88,62	57,29	88,14
Cellulose..........	0,10	0,15	0,13	0,18	0,13	0,20
Cendres..........	0,59	0,90	0,55	0,78	0,44	0,68
	100,00	100,00	100,00	100,00	100,00	100,00

II. — Pains ordinaires.

1. Pain des pensionnaires de l'Hôtel des Invalides; forme longue, poids 1 kg. 500; examiné au moment de la distribution, 17 heures après la sortie du four (1893); — 2. Pain Schweitzer, légèrement bis, obtenu avec des farines blutées à 72 p. 100 (blé de Lorraine). Examen après trois jours de fabrication (1896); — 3. Pain de ferme de Saint-Julien (Ain), rond, légèrement bis, examiné après cinq jours de fabrication (1896); — 4. Pain de ferme, rond, de même provenance de 2 kg. 500, préparé depuis sept jours (avril 1897); — 5. Farine de blé de pays, de la récolte 1896, ayant servi à préparer ce pain; — 6. Pain de ferme rond, de 3 kg., provenant d'Haubourdin (Nord), préparé depuis cinq jours (janvier 1898); —7. Farine ayant servi à préparer ce pain; blé de pays de la récolte de 1897, mouture par moulin à vent, taux de blutage 77,5 p. 100; — 8. Pain de ferme, rond de 3 kg. provenant de Santes (Nord) préparé depuis cinq jours (janvier

1898); — 9. Farine ayant servi à préparer le pain; blé de pays, mouture par moulin à vent, taux de blutage, 75 p. 100.

	1		2		3	
	À l'état normal.	À l'état sec.	À l'état normal.	À l'état sec.	À l'état normal.	À l'état sec.
Eau...	34,90	0,00	34,90	0,00	32,60	0,00
Matières azotées	6,30	9,68	6,21	9,54	7,25	10,79
— grasses	0,13	0,20	0,14	0,22	0,40	0,59
— amylacées ...	57,97	89,05	57,89	88,93	58,04	87,58
Cellulose.............	0,20	0,31	0,13	0,20	0,14	0,20
Cendres.............	0,50	0,76	0,73	1,11	0,57	0,84
	100,00	100,00	100,00	100,00	100,00	100,00

	4		5		6	
	À l'état normal.	À l'état sec.	À l'état normal.	À l'état sec.	À l'état normal.	À l'état sec.
Eau.................	32,00	0,00	13,50	0,00	31,10	0,00
Matières azotées.......	7,11	10,46	8,87	10,26	7,63	11,07
— grasses.......	0,19	0,28	1,25	1,44	0,26	0,38
— amylacées....	59,98	88,20	75,70	87,51	59,80	86,80
Cellulose............	0,19	0,28	0,18	0,21	0,46	0,67
Cendres.............	0,53	0,78	0,50	0,58	0,75	1,08
	100,00	100,00	100,00	100,00	100,00	100,00

	7		8		9	
	À l'état normal.	À l'état sec.	À l'état normal.	À l'état sec.	À l'état normal.	À l'état sec.
Eau.................	11,20	0,00	31,20	0,00	12,80	0,00
Matières azotées.......	10,05	11,31	7,71	11,21	9,74	11,17
— grasses......	1,26	1,42	0,25	0,36	1,28	1,47
— amylacées...	76,42	86,06	59,83	86,96	75,04	86,05
Cellulose............	0,45	0,51	0,37	0,54	0,50	0,57
Cendres.............	0,62	0,70	0,64	0,93	0,64	0,74
	100,00	100,00	100,00	100,00	100,00	100,00

Conséquences. — Les analyses qui précèdent mettent en évidence les faits suivants :

1. La composition des pains à l'état sec est en rapport direct avec la composition, au même état, des farines employées à leur fabrication. La matière azotée et la cellulose s'y retrouvent dans la même proportion ; le poids des cendres est plus élevé en raison du sel ajouté. Les matières grasses, plus ou moins modifiées pendant le traitement que l'on fait subir au pain pour le cuire ou l'analyser, sont en moindre quantité.

2. La matière azotée, qui est en plus faible quantité dans les farines les mieux blutées se trouve, naturellement, en moindre proportion dans les pains fabriqués avec des farines blutées à 60 p. 100, que dans les pains obtenus avec des farines blutées à 80 p. 100. Au même degré d'hydratation, les pains bis sont donc plus azotés que les pains blancs.

3. L'ancien pain bis a été trop brusquement délaissé. Le courant qui, depuis l'essor pris par la mouture par cylindres, a entraîné, presque sans transition, les villes vers les pains extra-blancs, gagne de plus en plus les campagnes. Les meuniers, travaillant encore pour les fermes, produisent à peine 72 de farine panifiable pour 100 de blé, alors qu'ils en retiraient généralement 83, il y a une quarantaine d'années.

4. Aujourd'hui (1), plus que par le passé, les farines des divers passages, si dissemblables par leurs caractères chimiques, micrographiques et physiologiques, n'ont pas le même sort. Les premiers passages servent à faire des pâtisseries, des biscuits, des pâtes alimentaires de choix, des pains de luxe ; les autres passages sont généralement consommés, sous forme de pain commun, par le paysan et par l'artisan, trop souvent aussi par le soldat, lorsque les fari-

---

(1) *Comptes-rendus Acad. des Sciences,* du 25 nov. 1895 et du 6 janvier 1896.

nes, comme c'est le cas général, ne sortent pas des moulins militaires. Les premiers passages donnent un pain très blanc, très développé, très digestible, peu sapide et peu nourrissant, tandis que les autres, suivant que l'on se rapproche des queues de mouture, fournissent un pain plus ou moins bis, mal levé, aqueux, très riche en matières nutritives, lourd à l'estomac et de longue digestion, mais néanmoins bien supérieur au *panis cibarii* de Pline, à nos anciens pains bis, et surtout à ces pains *dits* complets que l'on voit exposés aux vitrines de quelques boulangeries de Paris, à des prix exagérés, et qui font songer à ces pains pour « le grossier de la famille et manœuvres » dont parle Olivier de Serres (1), où il entrait « toute sorte de grains, orges, millets, avoines, jusques aux légumes et fruits des arbres, mesme le gland quand la pauvreté et famine pressent ».

Avec la farine entière comprenant tous les passages d'une même mouture, c'est-à-dire avec des farines blutées à un taux d'extraction voisin de 75 p. 100, on a un pain suffisamment blanc, bien développé, plus savoureux que le pain de luxe, plus nourrissant que lui, se digérant bien et conservant plusieurs jours son arôme et sa saveur. C'est le meilleur pain à recommander. Est-ce à dire que l'on doive proscrire les pains de luxe préparés exclusivement avec des farines blutées à 50 ou 60 p. 100 ? Assurément non ; mais il faut les laisser aux malades, aux estomacs fatigués, aux personnes qui n'en prennent que quelques bouchées pour raviver la saveur de leurs mets. Les vrais mangeurs de pain, qui en usent comme aliment de première nécessité ; tous ceux qui n'ont pas les moyens de s'offrir, sous forme de viande, les basses moutures avec lesquelles A. Girard conseille de nourrir le bétail, ne devraient trouver chez les

(1) *Théâtre d'Agriculture*, p. 286. Paris, MDC.

boulangers que des pains de farine entière, du poids de
750 gr. à 1.000 gr. et de préférence de forme longue, pour
des motifs que j'ai fait connaître précédemment. C'est là
que devraient tendre, en partie, les efforts, trop peu soutenus
par les Pouvoirs publics, de ces hommes généreux et éclairés
qui ont fondé à Paris, en 1891, une École professionnelle de
meunerie et de boulangerie. C'est par là, comme l'ont judi-
cieusement avancé plusieurs médecins, parmi lesquels il convient de citer le professeur Tarnier, que l'on écartera l'une des
principales causes de l'affaiblissement progressif de la race
dans les villes et les départements les plus riches de France.

III. — Pain des hôpitaux de Paris (1).

On a proposé plusieurs moyens pour atténuer la hausse
des blés résultant de la récolte insuffisante de 1897 : diminution de la taxe sur les blés étrangers et suppression, pendant trois mois, du droit qui frappe les farines, puis réduction des frais de transport à l'intérieur de façon à permettre
la circulation à bon marché des centres de production aux
centres de consommation. Il a même été question, pour allé-
ger les charges de la population ouvrière de Paris, de faire
appel à la boulangerie centrale de l'Assistance publique;
c'est alors que fut publiée la présente note pour rappeler la
valeur du pain spécial qui se fabrique dans ce grand établissement.

Les farines employées sont obtenues en traitant les blés
par les meules et contiennent tous les principes nutritifs du
germe. Les blés sont blutés, en moyenne, à 74 p. 100, ce
qui revient à dire que 100 kg. de blé donnent environ
74 kg. de farine et 26 kg. de son. La farine, comme le prouvent les analyses citées plus loin, est moins hydratée et

---

(1) *Bulletin de l'Académie de médecine*, 19 oct. 1897.

plus riche en éléments gras, azotés ou minéraux, que les farines du commerce dites de *première marque*, blutées à 60 p. 100. Il est à noter aussi que la cellulose, toujours plus abondante dans les farines de meules que dans les farines de cylindres, y existe en proportion relativement très faible, si l'on tient compte du taux d'extraction : c'est la meilleure preuve que l'on puisse invoquer du grand soin apporté au nettoyage du blé et au rhabillage des meules.

Le pain fait sur levain présente les mêmes avantages que les farines. S'il est un peu moins blanc que le pain ordinaire de Paris, il est, à poids égal et au même degré d'hydratation, plus aromatique, plus savoureux et plus nutritif que ce dernier.

La boulangerie centrale de l'Assistance publique livre, chaque jour, de 15.000 à 16.000 kg. de pains longs, dont la moitié en pains de 2 kg. de 0 m. 75 à 0 m. 80. La proportion d'eau étant, en moyenne, de 33 à 34 p. 100, il en résulte que 100 kg. de pain renferment 66 à 77 kg. de farine à l'état sec, soit 75 kg. de farine à 12 p. 100 d'eau. Comme, d'autre part, 100 kg. de blé donnent 74 kg. de farine, on voit que 100 kg. de blé représentent assez exactement 100 kg. de pain. Il sort donc chaque année, de la boulangerie de la place Scipion, autant de pain qu'il entre de blé, soit environ 5.750.000 kg.

Si l'on se reporte aux principaux types de farines adoptés en France, un simple calcul montre qu'avec le taux de blutage de 60 p. 100 généralement employé pour les villes, on ne retire de 100 kg. de blé que 80 kg. de pain et qu'avec les taux de 65 à 70 p. 100 qui ont gagné les campagnes, on retire du même blé 87 à 93 kg. de pain. Avec le taux de 80 p. 100 des manutentions militaires, on a 107 kg. de pain pour 100 kilog. de blé.

La généralisation des procédés de moutures employés par l'Assistance publique l'emporterait sur tous les moyens qui ont été proposés jusqu'à ce jour pour atténuer la hausse du pain provoquée par la récolte insuffisante de 1897. Elle donnerait un pain moins cher et plus nutritif que le pain de consommation habituelle ; elle empêcherait encore les fraudes par addition de farines étrangères qui se manifestent d'ordinaire pendant les années où le blé manque. Le bétail, il est vrai, y perdrait tous les produits alibiles qu'un blutage excessif fait actuellement passer dans les sons, mais l'abondance des fourrages permettrait de réparer facilement ces pertes.

Voici les analyses dont il a été question au début :

	Farine des hôpitaux blutée à 74 p. 100.		Farine de Paris blutée à 60 p. 100.	
	à l'état normal.	à l'état sec.	à l'état normal.	à l'état sec.
Eau......................	12,00	0,00	14,00	0,00
Matières azotées..........	8,90	10,10	7,57	8,80
— grasses.........	1,32	1,50	0,75	0,87
— amylacées......	77,05	87,57	77,17	89,73
Cellulose................	0,27	0,31	0,16	0,19
Cendres.................	0,46	0,52	0,35	0,41
	100,00	100,00	100,00	100,00

	Pain des hôpitaux blutage à 74 p. 100.		Pain de Paris blutage à 60 p. 100.	
	à l'état normal.	à l'état sec.	à l'état normal.	à l'état sec.
Eau......................	33,00	0,00	31,60	0,00
Matières azotées..........	6,66	9.94	5,99	8,75
— grasses et amyl.	59,63	89,00	61,83	90,41
Cellulose................	0,20	0,30	0,14	0,20
Cendres.................	0,51	0,76	0,44	0,64
	100,00	100,00	100,00	100,00

V. — Pains divers.

1. *Biscuit de Cherbourg (galettes bretonnes)*. — Galettes rondes, plates, pesant en moyenne 160 gr. et mesurant, en diamètre, 0 m.165 sur une épaisseur maxima de 0 m.027 : consommées par la population et la marine marchande. Présentées au ministère de la Guerre en 1902. — 2. *Biscuit Corse*. — Ce biscuit, qui m'a été remis, en 1890, par Antonini, ancien directeur des services administratifs de l'Hôtel des Invalides, venait des environs de Calvi; forme ovoïde, poids 35 gr.; croûte très pâle; la cuisson a dû se faire lentement, à une température inférieure à celle de la cuisson des pains ordinaires. Le produit, qui est fabriqué avec de la belle farine, du levain et une petite quantité de sucre (2,81 p. 100 trouvé à l'analyse), est assez agréable à manger; il se conserve pendant longtemps. — 3. *Biscuit de Granville*. — Galettes rondes, irrégulières, de 250 gr., sans brisures latérales; l'épaisseur au centre est de 0 m. 02 et, sur les bords, de 0 m. 03 à 0 m. 04; diamètre 0 m. 17. Croûte brune, très épaisse (0 m. 005 à 0 m. 010); la partie supérieure est percée de 24 trous qui semblent avoir été obtenus à l'aide d'un piquoir analogue à celui dont on se servait pour percer l'ancien biscuit de troupe. Ces galettes se conservent bien pendant trois à quatre mois. Elles sont préparées par les boulangers de Granville, avec de belles farines tendres, et sont employées dans les ménages, comme pain de soupe. Le ressuage se fait dans des paniers d'osier que l'on recouvre d'une *couche* (sorte de couverture) pour donner plus de consistance à la croûte : 100 kg. de farine donnent 100 kg. de biscuit, soit 400 galettes. Présentées au ministère de la Guerre en 1899; des produits semblables ont été envoyés au concours de 1903 pour le pain. — 4 et 5. *Galettes arabes*. — Galettes rondes provenant de Kenchella (Constantine). Diamètre, 0,205; épaisseur, 0 m. 013 poids, 390 et 400 gr. La galette de choix 4 est beaucoup plus blanche que la galette ordinaire 5, dont la mie est moins homogène. — 6. *Pain azyme*. — Pain spécial préparé par une maison de Paris, pour la Pâque juive (avril 1899). Galette carrée de 0 m. 20 de côté sur 0 m. 003 d'épaisseur; poids, 60 gr.

	1	2	3	4	5	6
Eau...................	12,80	11,40	9,60	26,50	22,90	7,80
Matières azotées.......	10,34	8,58	8,10	11,04	12,13	8,90
— grasses......	0,25	0,36	0,45	1,58	0,82	0,60
— amylacées....	75,16	78,63	79,87	57,55	62,68	81,05
Cellulose..............	0,35	0.33	0,28	1,28	0,31	0,25
Cendres..............	1,10	0,70	1.70	2,05	1,16	1,40
	100,00	100,00	100,00	100,00	100,00	100,00

7. **Pain japonais**. — Produit envoyé de New-York au ministère de la Guerre sous le nom de *Japanese bread*. Cuit dans un moule rectangulaire ouvert à la partie supérieure ; hauteur, 0 m. 07. Belle croûte dorée, peu épaisse, mie jaunâtre, assez serrée, s'émiettant facilement ; saveur rance (avril 1891). — 8 et 9. **Pain au lait**. — Un industriel de la Meuse ayant proposé au ministère de la Guerre de panifier les farines avec du lait, dans le but d'augmenter le rendement en pains — 100 kg. de farine produisant, d'après ses expériences, 160 kg. de pain au lieu de 130 kg. — on a fait, à la boulangerie du laboratoire du Comité de l'Intendance, un lot de pains suivant les procédés des manutentions militaires et un autre lot avec les mêmes proportions de farine, de levain et de sel, mais en remplaçant l'eau, à poids égal, par du lait ordinaire. Le rendement est à peu près le même ; le pain au lait 8 est un peu moins hydraté que le pain ordinaire 9. L'écart tient à ce que le lait ne renferme que 90 p. 100 d'eau avec 10 p. 100 de matières solides (beurre, caséine, sucre de lait, matières minérales) qui viennent s'ajouter aux éléments fixes de la farine (amidon, gluten, graisse, etc.). Le pain au lait est, par suite, plus azoté et plus nourrissant (décembre 1903). — 10. **Pain Mouline**. — Présenté à la commission des Inventions des armées de terre et de mer (1896). Galettes brunes de 0 m.080 de longueur ; 0 m.055 de largeur et 0 m.022 de hauteur. Poids, 32 gr. Mélange de farines de blé et de légumineuses ayant subi la torréfaction. Les matières amylacées comprennent 2,50 des matières sucrées. — 11 et 12. **Pains surazotés**. — 11. Présenté au ministère de la Guerre en janvier 1903 par un industriel de Toulouse. Petit pain de 0 m.25 de longueur sur 0 m.07 de largeur et 0 m.04 d'épaisseur. Poids, 190 gr. Croûte épaisse, très brune ; mie

grise,non piquée. L'examen microscopique prouve l'absence de légumineuses. La forte proportion d'azote est due à une addition de farine de gluten.—12.Présenté par un industriel de Paris (1904). En galettes carrées de 0 m. 16 de côté sur 0 m. 02 d'épaisseur. Obtenues avec un mélange de farine de blé et de poudre de gluten.

	7	8	9	10	11	12
Eau.................	11.70	28,70	32,60	7,90	6,20	8,30
Matières azotées.......	13,57	9,18	8,30	11,10	15,82	24,50
— grasses.......	3.68	0,25	0,20	0,32	0,50	1,60
— amyl. et congénères...	69,62	60,19	57,24	75,61	74,08	62,40
Cellulose.............	0.00	0,68	0,71	0,57	0,60	0,15
Cendres.............	1,13	1.00	0,95	1.50	2,80	3,05
	100.00	100,00	100,00	100,00	100,00	100,00

13. *Pain russe*. — Pain consommé dans la province de Samara pendant la disette de 1891. Le petit fragment qui m'a été remis par Ch. Richet, en décembre 1891, était sec et cassant. La mie, très foncée, noirâtre, présentait des débris de balle de blé, de son et de graines indéterminées,très riches en matières azotées. Les cendres sont terreuses,ocracées, peu sulfatées et très chlorurées.

14. *Pain du siège de Paris*. — Au début du siège, le blutage du blé avait été fixé à 75 p. 100; en novembre, il était porté à 80,puis à 85 p. 100. En décembre, le seigle fut d'abord substitué au blé dans la proportion de 12 p. 100, puis l'orge, à raison de 10 p. 100, soit : blé 78, seigle 12, orge 10 (*Décision ministérielle du 25 décembre 1870*).

Le blutage du blé, du seigle et de l'orge ne se pratiquait plus depuis le 5 janvier. Une circulaire du ministre du Commerce (M. Magnin) prescrivait, à cette date, de mêler les boulanges de blé,de seigle et d'orge,au riz et à l'avoine préalablement moulus ensemble. Les proportions indiquées étaient :

Blé (au plus)..................... 48
Seigle........................ 12
Orge......................... 10
Riz..... ....•..... 20
Avoine....................... 10

                          100

La fécule fut ajoutée cinq jours plus tard et l'on pratiqua les mélanges suivants :

	10 janvier	15 janvier
Blé......................	30	30
Seigle et orge.......	15	10
Riz......	25	25
Avoine...	20	25
Fécule.............	10	10
	100	100

Vers la fin du siège, la dernière semaine de janvier 1871, le pain était fabriqué avec :

	gr.
Blé......................	25
Seigle, orge, pois, vesce.... ..	5
Riz........................	20
Avoine......................	30
Fécule et amidon............	10
Son.......	10
	100,00

La ration — il est bon de rappeler ces chiffres, qui donnent une idée des souffrances endurées par la population et expliquent l'excessive mortalité relevée pendant cette héroïque et douloureuse période —, était seulement de 300 gr. depuis le 18 janvier ; la ration de viande de cheval, non moins insuffisante, était de 30 gr. depuis le 30 novembre. L'armée fut plus favorisée ; la ration, fixée au début du siège à 1.000 gr. de pain et 180 gr. de viande, était réduite le 12 décembre à 750 gr. de pain et 175 gr. de viande. Le 27 janvier, elle était de 500 gr. de pain et de 200 gr. de viande.

L'analyse qui suit, effectuée en 1896, se rapporte à un fragment de pain préparé vers les derniers jours de janvier 1871.

Il était sec et dur comme du biscuit et ne présentait aucune trace d'envahissement par les moisissures et les insectes.

	13	14
Eau	18,90	12,20
Matières azotées	18,03	10,60
— grasses	0,97	1,10
— amyl. et congénères	62,30	72,75
Cellulose	5,20	1,55
Cendres	4,60	1,80
	100,00	100,00

VI. — Pains des principales armées.

France.

Pain de munition. — Antérieurement à Henri III, on ne s'était guère occupé en France de fixer les vivres du soldat et d'en régulariser la fourniture. Les provinces étaient tenues de faire trouver des provisions en grains, farines et fourrages sur tous les points où les troupes devaient se réunir ou camper et il y avait des commissaires spéciaux, chargés de la distribution des denrées que chaque localité devait fournir. Le défaut de vigilance des maires et des échevins qui répartissaient les contributions, la lenteur des contribuables, surtout le manque d'union et d'une exacte correspondance des uns avec les autres mettaient constamment les troupes en danger de manquer de subsistance.

« En 1574, écrit Dupré d'Aulnay (1), auquel nous empruntons une partie de nos renseignements, M. de Montpensier, qui commandait les troupes du Roi devant Lusignan, réflé-

---

(1) *Traité général des subsistances militaires,* par Dupré d'Aulnay, commissaire des guerres, ancien directeur général des vivres. A Paris, de l'imprimerie de Prault, quai de Gèvres, au paradis. MDCCXLIV. 2 vol.

chit sur les moyens de parer à cet inconvénient ; plus d'une fois il avait éprouvé que le défaut de vivres avait causé de grandes désertions dans son armée; il ne trouva rien de plus sûr que de charger, par entreprise à forfait, des gens entendus, capables d'une grande prévoyance, de fixer un poids et un prix aux rations. Amory, de la ville de Niort, fit des propositions sur ce plan ; M. de Montpensier, autorisé par le Roi, les approuva et fit un traité avec ce particulier. » Ce fut l'origine des munitionnaires des vivres aux armées.

La ration de pain était au début de 32 onces (2 livres ou environ 1 kg.), mais elle fut bientôt réduite à 24 onces et maintenue à ce taux par toutes les ordonnances de Louis XIII et de Louis XIV. Sous ce dernier roi, le pain de munition n'était encore fourni aux troupes en service actif que pendant les six mois de campagne, du 1er mai au 30 octobre. En quartier d'hiver ou dans les garnisons, le soldat ne participait à aucune distribution (*Ordonnance* de 1668).

Ce fut seulement vers 1723 que Louis XV accorda à chaque soldat, tant aux armées que dans les garnisons et cantonnements, une ration journalière de pain de munition. Cette mesure s'est maintenue sans interruption jusqu'à nos jours.

Dans les ordonnances de Louis XIV, où il est question du pain de munition, il est dit que ce pain sera entre bis et blanc, mais il n'y est pas question des denrées employées. L'ordonnance de 1727 (1) prescrit l'emploi de farines de

---

(1) Au commencement de 1727, rapporte Dupré d'Aulnay (t. II, p. 369), un particulier avait proposé au ministre de la Guerre, Le Blanc, d'ôter 10 livres de son par sac de 200 livres de farine de munition, mais la proposition fut écartée. On objecta « qu'il était dangereux d'accoutumer les soldats à des nouveautés, pour leur avantage ; qu'ils étaient accoutumés à leur pain et en étaient contents ; que le blutage ne peut se faire en pays ennemi ; que toutes les nations sont dans l'usage de ne

méteil, provenant de deux tiers de froment et d'un tiers de
seigle, sans extraction de son. Le pain rassis devait peser
48 onces (3 livres), pour deux rations, soit, comme aujour-
d'hui, 1.500 gr. (750 gr. pour une ration).

Par l'ordonnance du 1ᵉʳ mai 1758, la ration fut augmentée
de 4 onces supplémentaires et portée ainsi à 28 onces (875 gr.).
Les 4 onces supplémentaires furent généralement maintenues jusqu'à la loi du 26 fructidor an VII, qui les supprima;
puis elles reparurent, un peu plus tard, sous forme de pain
de soupe, de sorte que le soldat eut toujours 28 onces de
pain.

L'ordonnance du 20 juin 1788 écarte le seigle et n'admet
que de la farine de froment, non blutée (1).

Le 12 septembre 1792, l'Assemblée nationale, sur la proposition du ministre de la Guerre, et à la suite de plusieurs
rapports de Parmentier, décrète qu'il sera enlevé 15 livres
de son par quintal (100 livres), aux farines de froment servant à fabriquer le pain de munition (2); mais un décret du

---

point faire bluter les farines pour le pain de munition; que les troupes du roi étaient mieux traitées que celles des étrangers ».

(1) Rappelons que la communauté du pain dans la chambrée fut
mise à l'essai vers cette époque, et que cette innovation, d'après Daru
(*Introduction au Règlement pour les subsistances militaires*, du 23 germinal an VI) « excita sur-le-champ les réclamations des vieux soldats
accoutumés à vendre les restes de leur pain et qui voyaient les jeunes
gens dévorer en deux jours les rations distribuées à la chambrée pour
quatre ». Les vieux soldats n'étant plus, la tentative caressée encore
aujourd'hui par quelques chefs de corps mériterait d'être reprise en
grand. Une expérience de plusieurs années, faite par le général Dubail,
lorsqu'il était colonel au 1ᵉʳ zouaves, permet de donner les renseignements suivants :

Sur un effectif de 65 *recrues* par compagnie, 8 à 10 demandent une
demi-ration supplémentaire, 3 ou 4 une ration entière, et enfin 1 ou 2
hommes par bataillon demandent deux rations de supplément.

Au bout d'un mois et demi à deux mois, ces chiffres sont réduits de
moitié, pour disparaître ensuite à peu près complètement.

(2) Buchoz (*Hist. économique des trois règnes de la nature*, Paris,
1777) rapporte qu'une mesure semblable aurait été prise sous Louis XVI.
« Le pain de munition, dit-il, p. 154, était autrefois composé de toute
la farine avec le son, sans être blutée; mais depuis que Louis XVI est

29 brumaire an II (15 novembre 1793), confirmé par un
arrêté du Comité de Salut public, en date du 5 germinal
an III (25 mars 1795), revient à la farine de méteil, avec
trois quarts de froment et un quart de seigle; le blutage est
supprimé pendant la guerre, et, à défaut de seigle, on peut
employer « l'*orge épuré de 10 livres*, attendu la dureté particulière de son enveloppe ».

La loi du 26 fructidor an VII (11 septembre 1799) conserve le mélange de froment et de seigle avec le taux de
blutage de 1792.

Cette loi reste en vigueur jusqu'à l'ordonnance du 22 octobre 1822, qui prescrit de fabriquer, dorénavant, le pain
de munition avec des farines de pur froment, blutées à
10 p. 100.

Jusqu'ici, il n'avait pas été établi de distinction entre les
divers blés. Les blés durs apparaissent après les expéditions
de Morée et d'Alger. A la suite d'expériences reprises en
1833, à Paris et à Marseille, des décisions ministérielles
admettent les farines de blés durs d'abord sans blutage,
puis avec un blutage de 2 p. 100 et de 5 p. 100. La circulaire
ministérielle du 5 novembre 1844, qui portait le taux de
blutage des farines dures à 5 p. 100, élevait, en même

---

monté sur le trône, on a retranché par sac de farine 20 livres de son :
c'est une obligation que les troupes doivent à Parmentier, qui avait
remis au Ministre un mémoire sur cet objet. » Il ne s'agit là que d'une
mesure provisoire, s'adressant à quelques régiments privilégiés de
Paris, car le grand philanthrope écrivait encore en 1797 : « Il n'y a que
le pain des troupes qui soit resté tel qu'il était à l'origine de la mouture. Pourquoi donc les soldats seraient-ils seuls à ne point participer
aux avantages des connaissances acquises en meunerie et en boulangerie? Il est temps que, sous un régime qui a l'égalité et la fraternité
pour base, ceux qui en ont été les premiers défenseurs soit plus sai-
nement et plus confortablement nourris (1). »

(1) Voir : BALLAND, *la Chimie alimentaire dans l'œuvre de Parmentier*. p. 256.

temps, de 10 à 15 p. 100 le taux d'extraction des farines tendres.

Ces mesures, appliquées aux troupes d'Afrique qui consommaient beaucoup de blés durs, étaient insuffisantes et provoquèrent de nombreuses observations, notamment de Tripier, pharmacien en chef du corps expéditionnaire. Dans ses rapports à l'autorité militaire, il insiste fréquemment sur la nécessité d'enlever aux farines le plus de son possible. « Si l'estomac peut tolérer impunément dans les pays froids une certaine quantité de matière inerte, écrit-il (1), il n'en est plus de même dans les pays chauds où l'appétit est moins développé. L'estomac est paresseux et demande des aliments légers, assimilables; or, on sait que le son est réfractaire à l'assimilation et traverse l'économie sans être décomposé. Je voudrais que les règlements autorisassent, pour l'armée d'Afrique, la séparation de tout le son qu'ils font encore conserver dans les farines et le pain de munition, persuadé que cette mesure aurait une heureuse influence sur la santé des troupes.

« Il importe, dit-il encore, de chercher un perfectionnement au pain du soldat d'Afrique, en suivant une voie différente de celle où l'on s'évertue depuis si longtemps, à exalter le rendement des farines en conservant dans cet aliment un excès d'eau qui limite sa conservation nécessairement plus courte, ici, que sous un climat moins chaud.

« Les règlements veulent que, sur 100 parties de blé dur envoyé au moulin, on retrouve, après le blutage, 95 parties de farine. On appelle cela bluter à 5 p. 100. Or, les expériences démontrent que la perte au moulin et au blutage s'élève à plus de 2 p. 100 : cette perte se compose d'une partie de la

(1) Extrait d'un *Rapport sur les perfectionnements à apporter au pain du soldat d'Afrique*, à la suite d'expériences faites à la manutention d'Alger, en 1846-1847.

farine, la plus fine, et surtout de l'eau de végétation du grain ; le son n'y participe presque pas. Il en résulte qu'il n'y a que 3 parties de son éliminées sur 100 parties de blé.

« Le même calcul s'applique au blé tendre, qui perd plus que le blé dur au moulin et trois fois autant au blutage ; toutefois, comme la quantité réglementaire de farine à extraire de 100 parties de blé tendre n'est que de 85 parties, cette dernière variété est plus favorisée que le blé dur et ceci explique l'apparence plus favorable du pain de munition en France. Il conviendrait d'élever à 10 p. 100 le blutage du blé dur en Algérie. Cette mesure aurait une importance incontestable, que la différence des climats n'a pas permis de bien apprécier en France, mais qui saisit ici tous les esprits judicieux.

« Ecartez de l'alimentation du soldat d'Afrique tout ce qu'il sera possible de matières inertes. Ecartez du pain de munition le plus de son possible, éliminez tout ce surcroît d'eau qu'il a fallu jusqu'ici y renfermer pour satisfaire aux exigences du règlement ; il deviendra plus parfait, plus digestif, d'une conservation mieux assurée, et, quelle que soit sa diminution de poids, il aura conservé toute sa puissance alibile ; il n'aura perdu que des défauts.

« Tout ce qui a été fait jusqu'ici pour l'amélioration du pain de munition me semble avoir atteint un degré de perfectionnement qui ne saurait être notablement dépassé qu'en entrant dans la voie que je propose. »

Et le rapporteur, tout en reconnaissant la bonne qualité du pain obtenu avec de la farine de blé dur, insiste finalement sur les avantages qu'il y aurait à mêler une partie de farines de blé tendre à trois parties de farines de blé dur.

Ces observations réitérées par Millon, successeur de Tripier, ne passèrent point inaperçues, et contribuèrent au mouvement général qui allait se produire en faveur de l'alimentation des troupes.

Au commencement de 1850, on fit de nombreux essais pour introduire dans l'armée le pain des boulangeries civiles. Les manutentions militaires, qui, jusqu'à ce jour, avaient assuré le service, cessèrent de fonctionner dans un grand nombre de places, et les régiments furent autorisés à s'approvisionner directement dans le commerce. Ces essais ne furent point favorables. Appelés à exprimer leur opinion, les chefs de corps se prononcèrent, à une forte majorité, pour le retour à la ration individuelle d'un pain de munition *amélioré*, et la Commission supérieure (1), chargée de centraliser les résultats obtenus, déclara que « le bien-être du soldat, les intérêts du Trésor, le maintien de la discipline et les nécessités de l'administration et du commandement exigeaient le rétablissement immédiat du système manutentionnaire ».

Elle recommanda, en même temps, des améliorations importantes dans la fabrication du pain de munition et dans l'examen des produits des manutentions militaires.

En conséquence, le service manutentionnaire fut rétabli en 1851. Les blés de troisième qualité ne furent plus admis: les appareils de criblage furent perfectionnés, les meules furent traitées avec plus de soin, le blutage mieux exécuté et les déchets de nettoyage, d'évaporation et de mouture, évalués à 3 p. 100, mis à la charge de l'État.

Dès lors, le taux d'extraction fut effectivement de 15 p. 100.

Le pain obtenu laissant encore à désirer, de nouvelles expériences, auxquelles prirent une grande part les pharmaciens principaux Poggiale, à Paris, et Millon, à Alger, furent prescrites par ordre du ministre de la Guerre, et aboutirent

(1) Cette Commission était composée des généraux Oudinot, de Cramayel, Legendre, Reybell, Moreau; des intendants de Launay et Daignan; du médecin inspecteur Bégin et du pharmacien principal Poggiale.

au décret du 30 juillet 1853, qui fixa le taux de blutage à 20 p. 100 pour les farines de blé tendre, et à 12 p. 100 pour les farines de blés durs.

Depuis 1853, ces taux n'ont pas varié et le poids du pain de munition est toujours, comme au temps de Louis XIV, de 1.500 gr. pour deux rations, soit de 750 gr. par jour et par homme. En dehors de cette allocation, le soldat reçoit, pour sa soupe, 250 gr. de pain blanc, acheté directement dans le commerce par les ordinaires des régiments. Cette innovation est due à Napoléon Ier, qui n'accorda, toutefois, que 4 onces (125 gr.) de pain blanc pour remplacer les 4 onces de pain supprimées par la loi de 1799.

En réalité le soldat français touche actuellement, en pain de munition ou en pain de soupe, 1 kg. de pain, alors que, pendant longtemps, il n'en touchait que 875 gr.

La forme du pain est restée ronde (diamètre 270 millimètres; hauteur 95 millimètres); elle n'a jamais changé. Depuis quelques années, chaque pain porte, incrustée dans la croûte supérieure, la date du jour de fabrication.

Lorsque les ressources de l'Administration de la guerre sont insuffisantes, comme c'est le cas aujourd'hui (1), la fabrication du pain peut être confiée à l'industrie privée. Ce pain se compose souvent des mêmes farines que le pain fabriqué dans les manutentions ; toutefois, les entrepreneurs sont autorisés à faire usage des farines du commerce, sous la condition qu'elles soient exemptes de toute altération, falsification ou mélange, franches de goût et qu'elles soient d'une qualité équivalente aux farines réglementaires.

Pendant les seize années que j'ai participé aux recherches scientifiques du Comité de l'Intendance, j'ai eu plusieurs fois l'occasion de mettre en évidence les avantages qu'il y

---

(1) *Revue scientifique*, 28 oct. 1905.

aurait, pour l'alimentation du soldat, à renoncer à l'ancienne forme du pain de munition et à adopter des pains longs d'une ration. Ces avantages, dont j'ai d'ailleurs entretenu l'Académie des sciences (p.234), ont attiré l'attention du ministre de la Guerre, qui ordonnait, en 1901, que des essais fussent pratiqués dans un corps d'armée ; toutefois, en raison des dépenses qu'entraînerait l'achat de nouveaux panetons, on conserva la forme ronde, qui permettait d'utiliser le matériel existant. « L'amélioration du pain de troupe actuel, écrivait alors le ministre au président du Comité de l'Intendance, paraissant devoir être obtenue par l'adoption d'un type de pain rond d'une seule ration, fabriqué exclusivement avec de la farine tendre blutée à 20 p. 100 ou avec la même farine blutée à 24 p. 100, comportant exclusion des gruaux bis, j'ai décidé que, pendant un mois, les services en gestion directe de la 7e région de corps d'armée procéderaient à un essai de fabrication du pain d'une ration, conformément aux indications de la Notice que vous venez de m'adresser. »

Les essais de 1901, poursuivis depuis, dans d'autres corps d'armée, ont été partout très appréciés. Les rapports des chefs de corps mentionnent que les soldats mangent le nouveau pain sans en rien laisser, tandis qu'avec le pain de deux rations il y a de nombreux déchets de mie dans les cours et dans les chambrées des quartiers.

La dépense supplémentaire, d'après des calculs rigoureusement établis, serait annuellement, pour toute l'armée, d'environ 250.000 francs pour les farines blutées à 20 p. 100 et de 500.000 fr. pour un blutage à 24 p. 100.

Dans ce dernier cas, le pain est incontestablement supérieur. L'élimination des gruaux bis enlève bien quelques matières grasses et azotées, remplacées d'ailleurs par de l'amidon, mais elle écarte aussi, avec les petits sons, de la cellulose non alimentaire et des éléments très altérables qui sont la cause capitale de l'altération des farines dans les magasins.

Le moment semble venu de prendre une mesure générale correspondant à l'application de notre dernière loi militaire. Le ministre de la Guerre donnerait ainsi, une fois de plus, une nouvelle preuve de l'extrême sollicitude du Gouvernement pour l'armée, sollicitude nulle part atteinte à l'étranger. J'ai quelque droit de le rappeler, après plus de quarante ans de services militaires passés dans les hôpitaux ou consacrés à l'alimentation, à l'habillement et au campement des troupes.

Analyses de pains de munition.

1. Pain rond de 1 kg. 500, fabriqué à la manutention de Billy et analysé au moment de la distribution aux troupes (1895). — 2. Pain de munition, prélevé à la caserne Latour-Maubourg au moment du repas (1896).

	1		2	
	à l'état normal.	à l'état sec.	à l'état normal.	à l'état sec.
Eau	36,80	0,00	38,50	0,00
Matières azotées	8,05	12,74	7,98	12,97
— grasses	0,16	0,25	0,15	0,24
— amylacées	53,58	84,78	52,12	84,75
Cellulose	0,27	0,43	0,28	0,46
Cendres	1,14	1,80	0,97	1,58
	100,00	100,00	100,00	100,00

Pain biscuité. — Le pain biscuité, à deux baisures, spécialement fabriqué en vue des manœuvres ou d'expéditions éventuelles, a la forme et l'aspect du pain de munition ordinaire. On le prépare avec les mêmes farines, mais la cuisson exige un four moins chaud et dure plus longtemps. Il en résulte que le pain biscuité présente une croûte relativement épaisse et qu'il est moins hydraté que le pain de munition.

Il peut se conserver de 18 à 20 jours et même au-delà, lorsqu'il a été obtenu avec de bons levains de pâte. Avec la levure, la conservation n'est que 5 à 10 jours. Le poids de la ration, après un ressuage de 24 heures, est de 700 gr.

Voici quelques données relatives à la perte de poids qu'éprouve le pain biscuité pendant sa conservation (mars 1903).

		gr.
Poids de la pâte à l'enfournement		1750
Poids du pain à la sortie du four		1420
—	après 1 jour	1388
—	après 3 —	1368
—	— 5 —	1335
—	— 10 —	1276
—	— 14 —	1245
—	— 20 —	1195
—	— 24 —	1169
—	— 28 —	1137
—	— 33 —	1115
—	— 36 —	1097
—	— 60 —	1030
—	— 80 —	1010

Le pain, à partir de ce moment, n'a plus diminué de poids, il contenait alors 12,10 p. 100 d'eau.

Biscuit de troupe. — Le biscuit a été adopté dans l'armée, après le pain de munition. Avant d'entreprendre une campagne, les généraux de Louis XIV donnaient des ordres pour la quantité de biscuit à fabriquer ; on constituait ainsi, en vue des opérations de guerre, de véritables approvisionnements de biscuits, prêts à être expédiés au premier ordre. Ces approvisionnements, conservés en caisses ou dans des tonneaux, n'étaient que temporaires ; on faisait consommer, avant le licenciement de l'armée, tout le biscuit disponible, en donnant aux soldats une ration de biscuit et deux rations de pain de munition pour 3 jours.

La ration de biscuit était au début de 18 onces (550 gr.); en 1719, elle fut portée à 21 onces, puis remise à 18 onces par l'ordonnance du 30 mai 1731. Elle n'a pas varié depuis. La farine employée était de pur froment dont on avait extrait 20 p. 100 de son ; ce taux d'extraction a été maintenu jusqu'en 1894. Les galettes représentant une ration de 18 onces avaient 24 à 27 pouces de circonférence (0 m. 650 à 0 m. 730) ou 8 à 9 pouces de diamètre (0 m. 216 à 0 m. 243) et de 15 à 16 lignes d'épaisseur (0 m. 034 à 0 m. 036).

Le poids et la forme des galettes furent modifiés plus tard ; Parmentier fit adopter la forme carrée, qui se prête mieux à la mise en caisse et le poids des galettes, qui était de 550 gr., fut ramené à 200 gr. (0 m. 130 de côté sur 0 m. 015 d'épaisseur). Comme précédemment, on appliquait sur la pâte, avant la mise au four, des piquoires de fer pour éviter les boursoufflures pendant la cuisson.

Les expériences suivantes, relatives au ressuage, ont été faites comparativement à la manutention de Billy, du 23 au 29 mars 1891. La durée du ressuage, depuis la sortie du four jusqu'à la mise en caisse, a été de six jours. La température des salles de ressuage a été de 20° à 25°.

1° Première fournée, four Biabaud. — 2° Deuxième fournée, four Lamoureux. — 3° Troisième fournée, four Lamoureux. — 4° Quatrième fournée, four Berl. — 5° Cinquième fournée, four Lamoureux.

	Eau p. 100 parties				
	1	2	3	4	5
A la sortie du four.	9,38	14,52	13,01	12,52	12,88
Après 3 heures....	8,76	13,45	11,74	11,08	11,09
— 6 heures ...	8,66	13,41	11,64	11,03	11,04
— 24 heures...	8,66	12,72	11,10	10,98	10,80
— 2 jours.....	8,66	12,34	10,60	10,93	10,61
— 3 jours.....	8,52	11,46	10,06	10,56	10,22
— 4 jours.....	8,52	10,97	9,62	10,26	9,83
— 5 jours.....	8,52	10,78	9,27	10,26	9,69
— 6 jours.....	8,37	10,34	8,88	10,00	9,45

Ces expériences prouvent que les biscuits, au sortir des fours, renferment plus ou moins d'eau, suivant la température à laquelle ils ont été portés dans les fours. Ils peuvent perdre jusqu'à 4 p. 100 d'eau pendant les six jours que dure le ressuage habituel et c'est surtout dans les trois premiers jours que se produit cette perte.

Analyses de biscuits.

1. Biscuit de forme carrée distribué aux troupes de l'armée de Metz, en août 1870. Le fragment que j'ai conservé pendant 26 ans était en parfait état au moment de l'analyse, en août 1896. Il présentait à l'intérieur la nuance et la texture du biscuit ordinaire, fabriqué avec un mélange de blé dur et de blé tendre.— 2. Biscuit de forme ronde distribué aux troupes en marche sur Sedan. Le fragment qui m'a été remis, en 1895, par mon compatriote le général Wolff, était, comme le précédent, en parfait état de conservation. D'après la nuance et la cassure, la farine devait provenir exclusivement d'un blé tendre; acidité 0,032 p. 100. — 3. Biscuit ordinaire, carré de 0 m. 130 de côté sur 0 m. 015 d'épaisseur, fabriqué à Paris en 1894; mélange de blé dur et de blé tendre; acidité 0,040.

	1	2	3
Eau............................	11,70	12,00	11,30
Matières azotées..............	15,93	11,77	13,20
— grasses.............	0,15	0,38	0,42
— amylacées..........	70,64	73,97	73,75
Cellulose.....................	0,48	0,70	0,44
Cendres...	1,10	1,18	0,89
	100,00	100,00	100,00

Pain de guerre (1). — Le nouveau pain de guerre, qui a définitivement remplacé le biscuit (*Décision ministérielle du 25 novembre 1894*), est fabriqué avec de la farine de blé tendre, de l'eau, du sel et de la levûre, et « à peu près suivant les principes indiqués par Balland (2) ».

(1) *Comptes-rendus Acad. Sciences*, 7 décembre 1896.
(2) V. BOURROUX, *le Pain et la panification*, p. 305. Paris, 1897.

Il diffère, ainsi, notablement de l'ancien biscuit, dans lequel n'entraient ni sel, ni levain ou levure. Les galettes sont plus petites, mais plus bombées et pointillées sur la face supérieure ; elles ne pèsent que 50 gr. et mesurent, approximativement, 0 m. 070 en longueur, 0 m. 065 en largeur et 0 m. 025 en épaisseur.

Chaque galette porte le mois et l'année de la fabrication ainsi que le nom de la ville où le produit a été fabriqué (V. p. 286).

La croûte est peu épaisse et la mie blanche, très poreuse, trempe rapidement dans le bouillon ou le café.

La farine, qui était blutée à 20 p. 100 pour le biscuit comme pour le pain de munition, doit être blutée, pour le pain de guerre, à 30 p. 100 au minimum et contenir au moins 26 gr. de gluten humide. La ration est de 550 gr. en temps de paix et de 600 gr. en campagne (12 galettes).

Lorsque le pain de soupe fait défaut, il est alloué au soldat 185 gr. de pain de guerre, pour remplacer les 250 gr. de pain de soupe.

Le pain de guerre, comme on le voit par les analyses suivantes, est moins azoté que l'ancien biscuit, qui était obtenu avec des farines moins bien blutées ; mais l'azote que le soldat perd ainsi lui est restitué sous une autre forme, car la ration de viande fraîche, qui est de 300 gr. en temps de paix, a été portée à 500 gr. en campagne.

Le pain de guerre, comme tous les pains spontanément desséchés à l'air libre, contracte, après plusieurs mois de conservation, une saveur fade, un peu rance que j'ai proposé d'atténuer par l'addition de 1 partie de sucre à 100 parties de pâte.

Les expériences suivantes, effectuées à Billy en janvier et février 1903, montrent que le ressuage du pain de guerre se fait dans les mêmes conditions que le ressuage de l'ancien biscuit :

	Eau p. 100	
	janvier	février
A la sortie du four........	17,78	15,32
Après 24 heures.................	17,08	14,77
— 2 jours.................	16,98	13,27
— 4 —	15,07	12,10
— 6 —	12,00	10,90
— 8 —	11,10	10,55

Analyses de pains de guerre de différentes provenances.

	Calais 1896	Grenoble 1896	Oran 1896	Paris 1894	Paris 1895	Tours 1896
Eau............	13,10	12,00	11,20	11,40	12,00	11,30
Matières azotées.	8,61	8,31	10,30	10,50	10,76	9,95
— grasses.	0,14	0,16	0,30	0,60	0,70	0,35
— amylac.	77,28	78,58	76,96	76,12	75,10	77,41
Cellulose........	0,10	0,15	0,38	0,34	0,36	0,34
Cendres.........	0,77	0,80	0,86	1,04	1,08	0,92
	100,00	100,00	100,00	100,00	100,00	100,00

Les matières sucrées,qui sont comprises avec les matières amylacées,sont inférieures à 2 p. 100. L'acidité se rapproche de 0,035 (1).

Allemagne.

Pain de munition. — Le pain de munition de l'armée allemande est obtenu avec de la farine de seigle blutée à 15 p. 100. D'après les règlements en vigueur, cette farine doit passer par des blutoirs qui comptent de 17 à 18 fils par centimètre carré. Le pain doit être uniformément monté ; sa teneur en eau ne peut s'élever à plus de 40 p. 100. Il pèse 3 kilogrammes à la sortie du four; la perte ne doit pas dé-passer 34 gr. le deuxième jour, 56 gr. le troisième et 72 gr. le quatrième.

(1) Voir les analyses de pains de guerre (Constantine) publiées par le pharmacien aide-major Appaix dans la *Revue de l'Intendance*, avril 1906.

Le pain que nous avons examiné en décembre 1897 est très bis, peu levé, d'assez bon goût. Il pèse 2 kilog. 920 et mesure 0 m. 25 en longueur, 0 m. 16 en largeur et 0 m. 10 à 0 m. 12 en hauteur. La croûte inférieure est brune, dure, très uniforme et présente une épaisseur de 0 m. 010 ; la croûte supérieure, qui porte la date de fabrication, est un peu moins épaisse (0 m. 008). Les faces latérales sont très unies ; la croûte y est à peine accusée par l'empreinte du moule rectangulaire dans lequel la pâte a été mise au four.

L'analyse montre qu'à poids égal et au même degré d'hydratation le pain allemand contient moins d'azote et plus de matières inertes (cellulose) que le pain français. L'acidité est plus élevée : 0,327 p. 100.

	A l'état normal.	A l'état sec.
Eau............................	37,00	0,00
Matières azotées..............	6,49	9,82
— grasses..............	0,35	0,56
— amylacées...........	52,57	83,45
Cellulose.....................	2,43	3,85
Cendres......................	1,46	2,32
	100,00	100,00

Pain de conserve. — En très petites galettes rectangulaires de 2 gr. 3 mesurant 0 m. 037 de long sur 0 m. 020 de large, avec une épaisseur de 0 m. 007. Ces galettes, en raison de leur petitesse, offrent assez de résistance pour pouvoir être transportées en sacs. Elles sont percées de deux trous à jour ; la nuance extérieure est la même que celle du pain de guerre français ; la mie est blanche et poreuse, parsemée de quelques graines de cumin. La farine employée est de pur froment et semble blutée à un taux de 30 à 35 p. 100.

On trouve aussi des galettes ayant la forme des précédentes, mais plus azotées, plus sucrées et plus friables ; elles paraissent avoir été obtenues avec de la farine, de l'eau, du sucre et des œufs. Il n'y a pas de cumin ; ce sont de vérita-bles gâteaux secs, plus exposés au rancissement et à l'attaque des insectes que les premières galettes.

	1895	1898	1900	1903	1906
Eau	11,30	10,30	10,20	9,70	8,20
Matières azotées	10,88	9,83	11,84	9,78	13,24
— grasses	0,12	0,60	0,65	0,50	3,60
— sucrées	0,00	7,14	11,22	13,85	22,70
— amylacées	75,65	70,23	60,14	64,57	49,96
Cellulose	0,96	0,70	1,35	0,40	0,50
Cendres	1,09	1,20	1,60	1,20	1,60
	100,00	100,00	100,00	100,00	100,00

Autriche-Hongrie.

Pain de munition. — Les pains de munition de l'armée austro-hongroise sont obtenus avec de la farine de seigle, et pèsent 1400 gr. pour deux rations.

Pain de conserve. — En galettes de 150 gr., mesurant 0 m. 13 de long sur 0 m. 10 de large et 0 m. 02 d'épaisseur (1899). Chacune de ces galettes, obtenues à l'aide d'un moule, comprend trois petites galettes soudées les unes aux autres que l'on peut détacher à l'aide d'un léger choc. Les galettes ainsi séparées mesurent 0 m. 10 sur 0 m. 045 et pèsent 50 gr. ; elles sont percées à jour de 12 trous. La croûte est très résistante et a l'aspect vernissé que prennent au four les pâtes préalablement humectées d'eau. La mie porte des traces de fermentation ; elle est parsemée de quelques grai-nes de cumin. En dehors de cette particularité, le biscuit autrichien a la même valeur que le pain de guerre français ; il est fabriqué avec des farines de blé ayant sensiblement le même taux de blutage. Les graines de cumin sont couram-ment employées, comme épices, en Allemagne et en Autriche; elles communiquent au pain une saveur qui paraît appréciée dans ces pays, mais elles ne prolongent pas sa conservation et n'empêchent pas les attaques des insectes.

J'ai eu à examiner, en 1902, un nouveau pain de guerre, ayant l'aspect de tranches de pain grillées de 0 m.10 de long sur 0,022 de large et 0,025 d'épaisseur; poids 25 gr.; farine de choix, sans addition de sucre.

	1899	1902
Eau......................	12,00	8,50
Matières azotées..............	9,82	11,48
— grasses............	0,25	0.40
— amylacées...........	76,33	77,87
Cellulose...................	0,80	0,25
Cendres...................	0,80	1,50
	100,00	100,00

Belgique.

Pain de munition. — Pain rond de 750 gr. présentant deux, trois et quelquefois quatre petites baisures: diamètre 0 m. 151; hauteur 0 m. 080. La croûte supérieure a sensiblement la même épaisseur que la croûte inférieure, soit 5 à 6 millimètres. La mie est brune, compacte et renferme de nombreuses parcelles de son. Chaque pain porte, en chiffres arabes, la date du jour où il a été fabriqué. La farine est de pur froment.

Le pain ayant été examiné quelques jours après sa fabrication, la proportion d'eau, à la sortie du four, doit être sensiblement supérieure à celle qui est indiquée dans notre analyse (1898). Le son que l'on retrouve dans la mie et la proportion élevée de cellulose prouvent que la farine est très peu blutée. Le pain de munition belge a l'avantage de représenter une seule ration, alors que le pain français est de deux rations, mais il est incontestablement inférieur à ce dernier,

Malgré le faible blutage de la farine, l'azote est en moindre quantité, les cultures à grand rendement pratiquées dans le Nord ayant amené comme je l'ai constaté autrefois, une diminution de la matière azotée dans les blés de ces régions. (V. p. 97.)

	A l'état normal.	A l'état sec.
Eau	42,00	0,00
Matières azotées	5,89	10,15
— grasses	0,52	0,90
— amylacées	48,95	84,40
Cellulose	1,31	2,25
Cendres	1,33	2,33
	100,00	100,00

Pain de conserve.— En galettes plates de 150 gr.,percées à jour de 40 trous et mesurant 0,15 de long sur 0 m. 10 de large avec une épaisseur de 0 m.015. La farine,mal blutée, est pétrie avec des œufs et un peu de sucre ; les galettes fraîches ont une saveur agréable de pâtisserie, mais elles rancissent dans l'espace de quelques mois. Elles sont recherchées avec avidité par les insectes et de plus se brisent facilement, ce qui est un inconvénient pour des produits dont la surveillance nécessite de fréquentes manutentions.

	1899	1902
Eau	11,20	11,30
Matières azotées	9,82	11,76
— grasses	1,45	1,00
— sucrées	traces	1,53
— amylacées	74,53	71,81
Cellulose	1,40	0,90
Cendres	1,60	1,70
	100,00	100,00

Italie.

Pain de munition. — Même forme ronde et mêmes dimensions que le pain de munition français. Le poids est également de 1.500 gr. pour deux rations. L'analyse, faite en 1899, montre qu'il présente aussi la même composition et qu'il est obtenu avec des farines de blé blutées à 20 p. 100. D'après des renseignements particuliers, le taux de blutage ne serait pas le même pour les farines de cylindres que pour les farines de meules ; les premières ne seraient blutées qu'à 16 p. 100 et les secondes à 20 p. 100.

	à l'état normal.	à l'état sec.
Eau.......................	39,00	0,00
Matières azotées............	8,54	14,00
— grasses............	0,60	1,00
— amylacées.........	50,51	82,80
Cellulose	0,43	0,70
Cendres.................	0,92	1,50
	100,00	100,00

Pain de conserve. — Le pain de conserve italien est représenté par le biscuit français tel qu'il existait avant l'adoption du pain de guerre actuel. En galettes carrées (0 m. 15 de côté sur 0 m. 02 d'épaisseur) percées de 36 trous et constituées par un mélange de farines de blés durs et de blés tendres blutées à 25 p. 100.

La présence du blé dur augmente notablement la proportion des matières azotées; on sait d'ailleurs que les blés d'Italie contiennent généralement plus d'azote que les blés de France, et que les blés de Russie, plus azotés encore que les blés d'Italie, ne sont pas, comme en France, exclus des approvisionnements de l'armée.

La cuisson semble avoir été obtenue par un séjour prolongé au four à une température inférieure à celle que l'on emploie habituellement. De là une croûte épaisse, à surface unie et très dure, qui présente plus de résistance aux chocs ou aux attaques des insectes.

	1899
Eau..............................	13,00
Matières azotées...............	13,60
— grasses.............	0,55
— amylacées...........	70.70
Cellulose......................	0,75
Cendres.......................	1,40
	100,00

Roumanie.

Le pain de guerre de l'armée roumaine, qui figurait à l'Exposition universelle de 1900, présentait tous les caractères du pain français : même poids et mêmes dimensions ; même espèce de farine blutée à 30 p. 100.

Russie.

L'armée russe n'a pas de pain de guerre spécial. Les *soukhari*, que l'on emploie en guise de biscuit, sont constitués par de petits morceaux de pain ordinaire que l'on fait sécher au four. On les trempe dans du thé avant de les manger.

Le pain de munition est fabriqué avec des farines de seigle non blutées.

Suisse.

Pain de conserve. — L'armée suisse utilise, comme l'armée russe, du pain frais que l'on dessèche lentement au four, après l'avoir coupé en morceaux. Les tranches, provenant de longs pains rectangulaires obtenus à l'aide de moules, sont très uniformes ; elles sont carrées et mesurent 0 m. 09 de côté ; leur épaisseur est de 0 m. 02 et leur poids de 50 gr. (1). Ces sortes de galettes sont renfermées dans

---

(1) On trouve, chez quelques boulangers de Paris, des galettes à peu près semblables, qui sont consommées avec le café au lait.

des boîtes en papier-carton à raison de cinq par boîte. D'après leurs dimensions, on voit qu'elles sont beaucoup plus volumineuses, à poids égal, que tous les pains de conserve dont il a été question ; c'est un inconvénient pour les transports ou pour l'emmagasinage, lorsqu'on ne dispose que d'espaces restreints.

La farine doit être blutée à un taux vraisemblablement voisin de 40 p. 100, car il y a très peu de cellulose. Le passage au four a donné aux galettes une belle teinte jaune doré ; l'intérieur est très blanc, très poreux, indiquant une fermentation bien soignée. La proportion d'azote, qui est fort au-dessus de celle trouvée habituellement dans les farines blutées à 40 p. 100, rapprochée du poids des matières sucrées et de la blancheur de la mie, ferait supposer, comme on l'a dit, qu'il y a présence de lait.

	1899
Eau.........................	11,40
Matières azotées......	11,66
— grasses...;...........	0,15
— sucrées..............	4,20
— amylacées............	71,09
Cellulose.....................	0,40
Cendres.....................	1,10
	100,00

Turquie.

Pain de conserve. — L'armée ottomane utilise des galettes rondes d'environ 0 m. 15 de diamètre, mais de forme irrégulière et d'épaisseur variable qui prouvent qu'elles ne sont pas obtenues à l'aide de moules. Le poids n'est pas uniforme ; il se rapproche de 200 gr. Les trous, qui facilitent la dessiccation et empêchent le boursouflement au four, sont peu nombreux et répartis au centre d'une façon arbitraire. La croûte est brune, très épaisse. Les galettes sont très dures et ont la texture intérieure du biscuit italien; elles sont fabriquées avec des farines de blé blutées entre 20 et 30 p. 100, et se rapprochent des *galettes* fabriquées à Granville pour les pêcheurs (p. 259).

	1899
Eau	13,60
Matières azotées	10,66
— grasses	0,90
— amylacées	72,84
Cellulose	0,80
Cendres	1,20
	100,00

*_**

Les documents qui précèdent montrent que c'est en France que le soldat consomme le meilleur pain de munition.

Un travail de Poggiale sur le *Pain de munition distribué aux troupes des puissances européennes*, entrepris vers 1850 à la demande de l'administration de la Guerre et publié dans les *Mémoires de médecine et de pharmacie militaires*, permet d'apprécier les progrès réalisés depuis cette époque.

Le pain français est aujourd'hui fabriqué avec des farines de blé blutées à 20 p. 100, au lieu de 15 p. 100.

Le pain belge, qui était obtenu avec des farines de blé non blutées, contient actuellement moins de son, le blutage ayant été fixé à 10 p. 100; la ration, qui était de 700 gr., a été portée à 750 gr.

Le pain italien est confectionné avec des farines de blé blutées de 18 à 20 p. 100, alors que le blutage n'était que de 6 p. 100 dans l'ancienne armée sarde.

Le pain espagnol est également obtenu avec des farines de blé mieux blutées que par le passé.

En Allemagne et en Autriche, le pain de seigle sans mélange est encore réglementaire, mais le nettoyage des grains et le blutage des farines ont subi, comme dans les autres armées, de grandes améliorations.

Les pains de conserve adoptés dans ces dernières années par les différents gouvernements sont tous préparés avec des farines de blé dont le taux de blutage est toujours supérieur à 20 p. 100.

Contrairement à ce qui a lieu pour les pains de munition qui portent généralement sur la croûte supérieure la date de leur préparation en chiffres arabes, il n'y a que les pains de guerre français qui portent à la fois le nom de la place, le numéro du mois et les deux derniers chiffres de l'année de fabrication. Il conviendrait d'y ajouter comme il suit la date du jour, pour éviter des contestations avec les fournisseurs.

```
25-XI-99
PARIS
```

Le pain de conserve de l'armée belge, qui est fabriqué avec les farines les moins blutées, est aussi, de tous les produits examinés, le plus chargé de matières inertes (cellulose). Les œufs qui entrent dans sa préparation augmentent sa valeur alimentaire, mais rendent sa conservation d'autant plus aléatoire que les matières grasses rancissent très vite au contact des particules de son et des matières amylacées du pain.

C'est pour éviter le rancissement que l'administration française exige des farines blutées à 30 p. 100 *au minimum* qui sont, comme on le sait, beaucoup moins grasses que les farines blutées à 20 ou 25 p. 100. Le pain de guerre français, obtenu dans les conditions nettement exposées dans les cahiers des charges, ne le cède à aucun des produits similaires préparés à l'étranger. Les critiques dont il a pu être l'objet tiennent à deux causes essentielles : ou il a été conservé en magasin plus de douze mois, c'est-à-dire au delà de la limite extrême prévue par les instructions ministérielles, ou bien il a été préparé avec des farines insuffisamment blutées ne répondant point, par conséquent, aux types réglementaires. L'avis de tous les experts commis par le ministère de la Guerre pour juger les litiges survenus entre l'administration et les fabricants a toujours été unanime sur ces deux points.

VII. — Le concours de 1903 pour un nouveau pain de guerre.

Le ministre de la Guerre décidait, le 11 décembre 1902, qu'un concours serait ouvert pour la recherche d'un produit pouvant suppléer le pain de guerre actuel dans les vivres du sac, au début d'une guerre. Le programme de ce concours a été inséré au *Journal officiel de la République française* du 16 décembre 1902.

Les produits, présentés par des personnes de nationalité française, devaient répondre à un certain nombre de conditions, dont les suivantes :

1° Etre de fabrication très rapide ;

2° Pouvoir être obtenus, soit au moyen d'ustensiles ou machines simples, peu coûteux, peu encombrants, pouvant être installés partout sans grands frais, soit (ce qui serait préféré) au moyen des installations usitées pour la préparation du pain ordinaire (à bras ou mécaniquement). Le produit ne devra pas exiger, pour le ressuage, des soutes spéciales ;

3° Se conserver dans le paquetage de l'homme, de manière à pouvoir être encore propre à l'alimentation le trentième jour de sa fabrication ;

4° Se rapprocher autant que possible, comme valeur alimentaire et comme densité, du pain de guerre actuel, dont le poids de la ration est de 600 grammes ;

5° Chaque ration pourra être formée d'un ou plusieurs

morceaux; l'ensemble des morceaux nécessaires pour constituer deux rations devra, autant que possible, rester dans les limites des dimensions suivantes : longueur, 0 m. 270; largeur, 0 m. 140; hauteur, 0 m. 065;

6° La farine à employer sera celle utilisée par le commerce, du type adopté par l'administration militaire pour la fabrication du pain de troupe. Le taux de blutage ne devra pas être inférieur à 20 p. 100;

7° L'envoi de chaque produit devra comprendre de 20 à 100 rations, et être accompagné d'une notice indiquant le mode de fabrication; un échantillon de la farine employée sera joint à l'envoi.

La note ministérielle ajoutait :

« Il doit être bien entendu qu'il ne s'agit pas de remplacer dans les approvisionnements, par un autre produit similaire, le pain de guerre actuel. Ce pain de guerre demeure le type du pain de conserve qui sera distribué aux troupes en campagne, et l'administration est outillée pour faire procéder à sa fabrication dès le début d'une guerre. Mais afin d'éviter de faire entretenir, dès le temps de paix, des approvisionnements de cette denrée plus chère que le pain ordinaire et qu'il faut distribuer fréquemment pour assurer le renouvellement en temps opportun, il est indispensable de trouver un produit qui puisse être rapidement fabriqué à la mobilisation, dans des conditions aussi simples et aussi peu coûteuses que possible, et être distribué aux troupes pour assurer leurs premiers besoins, en attendant que les manutentions et les usines *ad hoc* aient eu le temps de fabriquer et d'expédier, sur les points où opéreront ces troupes, le pain de guerre qui leur sera nécessaire.

« On ne demandera pas à ce succédané du pain de guerre de se conserver aussi longtemps que lui, ni de se prêter aussi bien que lui aux usages auxquels il est réservé; on lui demandera de pouvoir se garder trente jours seulement et on subira les quelques inconvénients qu'il pourra présenter si, d'autre part, il offre assez de garanties pour suppléer momentanément le pain de guerre et permettre ainsi la suppression des approvisionnements de ce dernier produit entretenus en temps de paix.

« Il est bien entendu, en outre, que, dans un but d'impartialité, l'administration n'entend participer en rien aux recherches et essais que pourront pratiquer les concurrents; mais elle est toute disposée à céder, à titre onéreux, à ceux d'entre eux qui en feront la demande quelques kilogrammes de galettes de pain de guerre, à titre de spécimen du produit actuellement en usage. »

La commission chargée de l'examen et du classement des produits présentés était ainsi composée :

Président : L'intendant général, président du Comité technique de l'intendance (M. Simon).

Membres : Le sous-intendant militaire de 1re classe, chef de la section technique dudit Comité (M. Blanchon) ;
Un représentant de l'état-major de l'armée (M. le commandant Roques);
Un représentant de la direction de l'infanterie (M. le capitaine Piazza);
Un représentant de la direction de la cavalerie (M. le capitaine Forqueray);
Un représentant de la direction de l'artillerie (M. le capitaine Martin);
Un représentant de la direction du génie (M. le commandant Cabaud);
Un médecin principal de 1re classe (M. Billet);
Un pharmacien principal de 1re classe (M. Balland);
Un délégué du Syndicat de la boulangerie de Paris (M. Fromentault, président du Syndicat de la boulangerie de Paris);
Un délégué du Syndicat des grains et farines (M. Regnault-Desroziers, président de la Chambre syndicale des grains et farines).

Secrétaire : Un officier d'administration de 1re classe des subsistances militaires (M. Grillot).

Les produits, qui devaient être envoyés au plus tard le

15 mai 1903, ont été examinés à partir du 16 mai et la commission terminait ses travaux le 10 août.

Des 191 échantillons présentés, 39 seulement ont été retenus par la commission. 152 ont été écartés comme ne remplissant pas le programme ; mais ils ont été néanmoins mis en observation dans les mêmes conditions que les premiers, sur des étagères spéciales dressées à cet effet.

Échantillons s'écartant des conditions du programme. — La mise à part des 152 échantillons a été motivée par les causes suivantes :

1° Addition de produits chimiques. — Acides acétique, salicylique, tartrique ; — Bicarbonate de soude, carbonate d'ammoniaque, chaux vive, phosphate de chaux ; — Carbonate de fer et poudre de fer ; — Amidon soluble, dextrine glucosée, glucose, mélasse, malt d'orge ; — Caséine, eau-de-vie, glycérine, savon médicinal, vinaigre.

2° Addition de substances végétales ou animales. — Agar-agar (algue de Java), gomme ; — Anis, cannelle, coriandre, cumin ; froment, orge ou riz cuit ; pomme de terre crue ou cuite ; — Beurre de cacao, poudre de cacao, huile d'olive, huile d'œillette, végétaline ; — Cassonnade, miel, sucre (en grande quantité) ; — Beurre, lait, graisse de bœuf, graisse de porc (saindoux), margarine, graisse de Normandie ; — Viande de bœuf avec légumes (un échantillon).

3° Addition de farines étrangères en proportions exagérées. — Farine de maïs, farine de riz, farine de seigle, fécule de pomme de terre ; — Semoulettes de blé dur (deux échantillons).

4° Mie trop compacte. — 13 échantillons ont été écartés pour fermentation nulle ou insuffisante ; plusieurs de ces échantillons, obtenus à l'aide de moules spéciaux avaient la consistance de l'ancien biscuit de troupe, sans sel ni levain. Des lanières de pâte cuite dans l'eau ou frites dans la graisse, ont été comprises dans ces exclusions.

5° *Friabilité extrême.* — 9 échantillons, dont l'un fabriqué avec de la farine blutée à 50 p. 100; un autre était représenté par des tranches de pain ordinaire grillées au four; un troisième par des chapelures de pain.

6° *Outillage trop compliqué.*—31 échantillons. L'outillage comprenait des moules en terre poreuse, des moules en tôle ou en fer-blanc, dont plusieurs brevetés et d'un prix élevé ; des machines compliquées pour rouler les pâtes, les comprimer, les piquer ou les couper; des plateaux spéciaux pour les cuire, etc.

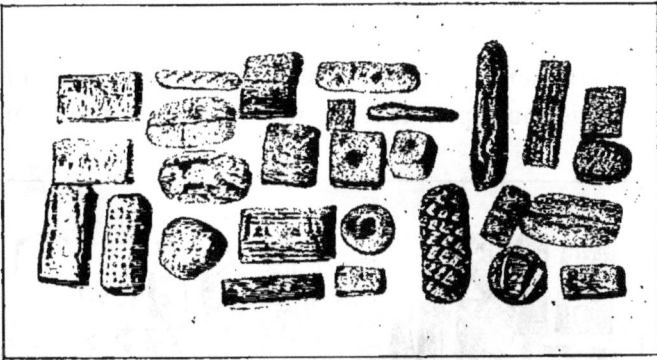

Fig. 1. — Pains présentés au concours.

7° *Pains dont l'intérieur était envahi par des moisissures, huit jours après la fabrication.* — 11 échantillons.

8° *Volume exagéré.* — 24 échantillons : les dimensions de ces produits permettent de les distinguer sur les (figures 1, 2, 3 et 4) qui reproduisent les différentes formes des pains présentés au concours et rangés sur le même plan.

Échantillons rentrant dans les conditions du programme. — Parmi les 39 échantillons se rapprochant le plus de l'énoncé du programme, 4 seulement étaient obtenus à l'aide de moules, 31 furent plus tard reconnus envahis

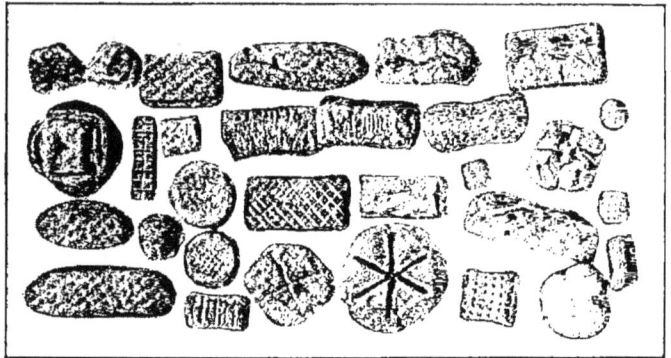

Fig. 2. — Pains présentés au concours.

intérieurement par les moisissures; de telle sorte que, le trentième jour après la fabrication, il ne restait que 8 pains

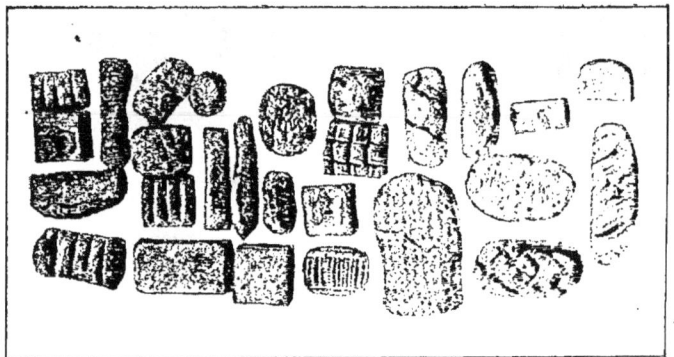

Fig. 3. — Pains présentés au concours.

en parfait état de conservation. Tous ces produits avaient d'ailleurs perdu les caractères du pain ordinaire ; ils étaient

devenus très durs et réfractaires au couteau ; quatre étaient
de plus très friables.

Finalement, le résultat du concours restait négatif.

Principaux faits observés au cours des opérations.
— 1. La plus forte proportion d'eau trouvée dans les pains
préparés depuis quatre à cinq jours a été de 48 p. 100 dans
un pain contenant du saindoux. Un pain avec de la fécule de
pomme de terre en renfermait 41 p. 100. Trois pains sans
mélange venaient ensuite avec 37 p. 100. Pour le plus grand
nombre, l'hydratation était comprise entre 25 et 30 p. 100.

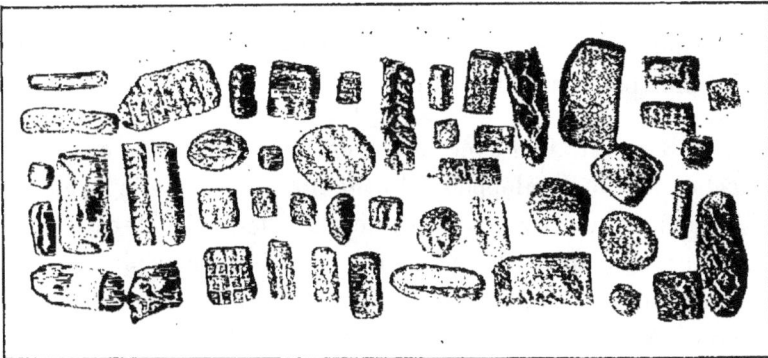

Fig. 4. — Pains présentés au concours.

Au-dessous de 20 p. 100, les produits n'offraient plus la mie
molle, caractéristique du pain ordinaire ; c'étaient de véritables galettes dont plusieurs n'avaient pas plus d'eau que
le pain de guerre le mieux ressué (10 à 12 p. 100).

2. Les produits, — quelles que soient leur forme et leur
hydratation initiale, — conservés pendant trente jours sur
des étagères, dans un local sec, ont présenté une hydratation comprise entre 8,4 et 18 p. 100. Le minimum a été
trouvé dans une galette dont le développement avait été
obtenu par des procédés chimiques, et le maximum dans un

pain lourd, pétri avec une macération d'agar-agar. Ces limites extrêmes n'ont été d'ailleurs relevées que dans deux
échantillons; on a trouvé le plus souvent entre 11 et 13 p.
100, soit la proportion d'eau habituellement contenue dans
les farines. Ce sont précisément les résultats que nous avions
obtenus dans une série d'expériences sur les pains et les
biscuits, publiées en 1892.

3. Les procédés, reposant exclusivement sur le volume
ou la forme des pains pour atténuer la déshydratation, ne
sont appréciables que pour un temps assez limité. Les gros
pains, à mie serrée et à croûte épaisse, uniforme et sans
baisures, se dessèchent naturellement moins vite, mais vers
le trentième jour, l'hydratation diffère peu de celle des pains
les plus petits ou les plus poreux.

4. Il en est ainsi avec les pâtes non fermentées ou avec
celles dont le développement a été obtenu à l'aide de levains,
de levures, ou par un dégagement artificiel d'acide carbonique; toutefois, la dessiccation se produit un peu plus lentement dans les pains avec levains de pâte que dans les pains
préparés avec des levures ou des agents chimiques.

	Eau p. 100	
	à la réception.	après 30 jours.
Pain ordinaire avec levain, très volumineux.	29,70	11,70
Pain ordinaire avec levain.............	36,30	12,60
Pain ordinaire avec levain...............	27,10	12,30
Pain ordinaire avec levain...............	28,20	12,80
Pain moulé, avec levain...................	27,50	13,20
Pain moulé, avec levain..................	22,40	13,80
Galette avec le levain....................	24,90	12,10
Galette avec levain.......................	16,20	13,50
Pain avec levain, cuisson prolongée........	20,90	12,70
Pain avec levain, cuisson lente, 2 h. 15....	15,90	12,20
Pain avec levain, deux cuissons successives.	15,80	12,60
Pain ordinaire avec levure, pétrin mécanique.	27,60	13,50

	Eau p. 100	
	à la réception.	après 30 jours.
Pain ordinaire avec levure, pâte très ferme.	23,90	11,80
Pain ordinaire avec levure, pâte très ferme..	24,30	11,70
Pain moulé, avec levure..................	21,70	12,10
Pain moulé, avec levure..................	21,80	12,40
Pain moulé, avec levure..................	24,60	11,20
Pain moulé avec levure, cuisson lente, croûte épaisse.............................	25,50	15,30
Pain avec levure, cuisson 1 h. 30...........	17,30	11,50
Pain avec levure, cuisson 2 heures, à basse température.....................	19,50	12,80
Pain avec levure, deux cuissons successives.	18,80	11,10
Pain avec levain et levure.................	25,60	13,10
Pain avec levain et levure.................	35,30	11,90
Pain avec levain et levure.................	25,30	13,00
Pain moulé, levure et carbonate d'ammoniaque............................	27,90	14,20
Pain moulé, levure et carbonate d'ammoniaque............................	34,40	12,30
Galette avec carbonate d'ammoniaque......	18,40	13,60
Biscuit avec carbonate d'ammoniaque......	11,40	12,00
Pain moulé, avec bicarbonate de soude et acide tartrique..........................	20,40	12,80

Produits obtenus avec la pâte sans fermentation.

	Eau p. 100	
	à la réception.	après 30 jours.
Pâte aplatie, coupée au coupe-pâte et frite dans la graisse bouillante..............	15,40	11,50
Pâte ferme, cuite dans un moule..........	18,80	11,10
Biscuit rappelant l'ancien biscuit de troupe, sans sel ni levain......................	13,90	11,00
Biscuit obtenu par cuisson dans des moules en terre poreuse......................	10,90	10,70
Biscuit obtenu avec la pâte ayant été immergée dans de l'eau bouillante..........	13,70	11,20
Pâte cuite sur plaque spéciale.............	26,90	10,80

5. Les exemples suivants prouvent surabondamment que

l'hydratation finale est peu influencée lorsqu'on a recours à des agents chimiques ou à des mélanges avec des matières alimentaires autres que le blé.

Bicarbonate de soude, sel de Vichy.

Un pain auquel on avait ajouté 100 gr. de bicarbonate de soude, pour 10 kil. « en vue de conserver son intérieur mou » contenait 24, 10 p. 100 d'eau au moment de la réception et 12,4 p. 100 après trente jours.

Chlorure de sodium, sel ordinaire.

	Eau p. 100	
	à la réception.	après 30 jours.
Pain avec levain, sans sel..................	23,70	12,40
Pain avec levain et un quart sel en moins..	28,80	13,30
Pain avec levain et excès de sel...........	26,40	13,40
Pain avec levain et excès de sel...........	27,60	13,00

Glycérine.

Pain ordinaire avec levain aigre et 20 gr. glycérine par ration.....................	30,10	12,30
Pain moulé, levain, 20 à 30 gr. glycérine par kil...............................	26,70	14,30
Pain moulé, levain, 20 à 30 gr. glycérine par kil...............................	25,50	14,00
Pain moulé, avec levain et glycérine, 12 à 20 gr. par kil........................	24,00	10,00
Pain moulé, avec levure, glycérine et beurre de cacao...........................	26,40	11,50
Biscuit contenant 5 p. 100 de glycérine.....	15,00	10,00

Matières grasses.

Pain avec 500 gr. saindoux pour 100 kil. farine.....................................	28,90	11,60
Pain avec levain et 1 kil. saindoux pour 12 kil. de farine.	48,00	12,40
Pain moulé, avec 7 kil. de saindoux pour 100 kil. de farine.....................	25,00	12,60

	Eau p. 100	
	à la réception.	après 30 jours.
Galette avec 5 p. 100 de saindoux........	20,00	9,30
Galette avec 8 kil. graisse pour 92 kil. farine...............................	13,40	11,80
Pain avec margarine, 100 gr. par kil. de farine...............................	21,60	11,10
Pain avec carbonate d'ammoniaque et huile d'œillette, 110 gr. pour 15 kil. de farine...	27,50	14,50
Pain moulé, levain et huile d'olive, 6 kil. pour 100 kil. de pâte...................	26,40	10,50

Matières sucrées.

Pain moulé, miel 6 p. 100 de pâte..........	25,20	13,80
Pain moulé, levure, carbonate d'ammoniaque, miel, 120 gr. pour 10 kil. farine.....	33,10	12,90
Pain ordinaire avec mélasse, 100 gr. par kil. de farine..............................	26,80	12,30
Pain moulé, avec 40 gr. mélasse par ration.	29,70	14,20
Pain ordinaire, avec levure, sucre cristallisé, 1 kil. 5 pour 52 kil. de farine...........	22,50	10,50
Pain moulé avec levure, carbonate d'ammoniaque et sucre cristallisé, 1 kil. 5 pour 100 kil...................................	22,30	13,10
Pain ordinaire avec levure sèche et sucre roux, 90 gr. pour 450 farine.............	25,60	13,10
Pain avec dextrine glucosée...............	23,60	12,10
Pain galette avec levure, sucre, 55 gr. par kil., cuisson lente à four doux..............	17,50	12,30
Pain galette, avec carbonate d'ammoniaque et sucre, 2 kil. pour 100 kil. de farine....	18,00	12,20

Matières grasses et matières sucrées mélangées.

	Eau p. 100.	
	à la réception.	après 30 jours.
Pain ordinaire obtenu avec 1 kil. 1 d'huile blanche et 3 k. sucre pour 59 k. farine..	25,5	10,70
Pain comprimé obtenu avec axonge 50 gr., et sucre 25 gr., pour farine 530 gr........	20,50	12,40
Pain moulé, avec carbonate d'ammoniaque, saindoux 6 k. sucre 5 k. pour 100 k. farine.	20,20	10,70
Pain moulé avec sucre et beurre salé.......	non dosé	10,20

Farine de seigle.

	Eau p. 100.	
	à la réception.	après 30 jours.
Pain ordinaire avec levain et 10 p. 100 farine seigle	26,90	16,70
Pain moulé, avec 20 p. 100 farine seigle	22,70	11,70
Pain ordinaire, levain et 20 p. 100 farine seigle	30,40	11,90
Pain ordinaire, levain et 30 p. 100 farine seigle	28,80	13,40
Pain ordinaire, levain et 1/3 farine seigle	31,60	13,20
Pain ordinaire, levain, 1/3 farine seigle	32,70	12,00

Produits divers.

	Eau p. 100.	
	à la réception.	après 30 jours.
Pain avec levure et agar-agar, 1 gr. 75 pour 500 gr. de farine	30,40	18,00
Pain avec levain et 1/4 farine de maïs	33,90	11,80
Pain avec semoulettes de blé dur, 40 p.100.	24,90	13,10
Pain sans levain, avec farine de riz 750 gr., et eau-de-vie 50 gr. pour 10 k. farine blé.	22,10	10,80
Pain avec 1 k. riz cuit pour 20 k. farine blé.	non dosé	15,90
Pain avec orge pilée cuite	non dosé	12,30
Pain avec levain, sucre 125 gr., et fécule 3 kil. pour 26 kil. farine	28,70	10,50
Pain avec levure, carbonate d'ammoniaque, glucose 2 kil. et pomme de terre crue 8 kil. pour 98 kil. 5 de farine froment	25,50	13,60
Pain avec levure, carbonate d'ammoniaque, sucre 675, et pomme de terre cuite 7 kil. pour 98 k. 5 de farine	28,60	12,50
Pain avec levure, carbonate d'ammoniaque et pomme de terre crue, 9 kil. pour 98 kil. farine	28,70	12,20
Pain avec levure, carbonate d'ammoniaque, et pomme de terre cuite, 6 kil	27,80	12,80
Pain avec levure, carbonate d'ammoniaque, fécule et eau dans laquelle on a fait bouillir 4 kil. de blé	33,40	17,40

6. Le taux de blutage paraît exercer, comme les levains de pâte, une certaine influence sur l'hydratation. Les pains préparés avec les farines militaires blutées à 20 p. 100 se dessèchent moins vite que les pains obtenus, dans les mêmes conditions, avec les farines du commerce blutées à 30 ou 40 p. 100; mais il convient de remarquer que l'hydratation initiale de ces derniers pains est généralement moins élevée.

7. On a observé que la toile, le papier paraffiné et le papier d'étain, employés par quelques boulangers pour retarder la dessiccation du pain, n'ont pas donné finalement des résultats très appréciables.

Un pain obtenu à l'aide d'un moule, entouré de papier d'étain, contenait 33 p. 100 d'eau au moment de sa réception et 14,70 p. 100 après trente jours.

8. En résumé, si le concours de 1903 n'a pas atteint le but désiré par le ministre de la Guerre, il a néanmoins bien servi la cause de la boulangerie. Il a précisé quelques faits nouveaux ou antérieurement mal observés : il a montré qu'il n'y avait à revenir, ni aux procédés primitifs des pâtes cuites dans l'eau, l'huile ou la graisse, ni aux pains sans levains, *ces pains de misère* (1) qui, du temps de Moïse, étaient déjà chez les Hébreux remplacés par des pains levés; ni aux mélanges hétéroclites avec la pomme de terre, le riz, les macérations de son et d'autres denrées auxquelles on a eu recours pendant les disettes; ni à la mélasse, ni au miel, ni aux graisses, ni aux agents chimiques tels que la glycérine, le carbonate d'ammoniaque, etc.

Le concours a mis en évidence les progrès réalisés par le pain de guerre français, si avantageusement substitué depuis

(1) Deutéronome, XVI, 3.

une dizaine d'années, à l'ancien biscuit sans sel ni levain. Il a établi que ce pain, adopté d'ailleurs dans plusieurs armées étrangères, n'a été distancé par aucun produit similaire. Il a prouvé enfin que s'il ne paraît pas possible, dans les conditions ordinaires, de conserver des pains pendant trente jours avec leurs qualités premières, on peut du moins obtenir un pain de table, encore assez frais pour être coupé au couteau, après vingt-deux et même vingt-cinq jours. Ce résultat peut être atteint simplement avec les farines des manutentions militaires, c'est-à-dire avec des farines de blé sans mélange, en prenant des levains à l'exclusion des levures, en doublant la dose du sel, en employant des pâtes fermes, longuement travaillées, en adoptant de préférence la forme des pains dits *en rondin* et en prolongeant le passage au four à une température modérée.

Analyses de quelques pains présentés au concours.

1. Biscuit au cacao. — Galette irrégulière, à base de cacao et de sucre. En masse compacte, lourde, très résistante à la mastication ; couleur du chocolat. Un produit à peu près semblable a été présenté au Ministère en 1900. Les matières grasses sont presque entièrement constituées par du beurre de cacao.

Eau......................................	9,90
Matières azotées.....................	8,67
— grasses...................	3,95
— sucrées..................	13,15
— amylacées.............	62,48
Cellulose................................	1,25
Cendres.................................	0,60
	100,00

2. Biscuits à la viande. — A. Produit breveté en 1885 — Galettes de 0 m.08 de long sur 0 m.06 de large et 0m.025 d'épaisseur. Poids, 50 grammes. — Obtenues en faisant cuire 25 kilos de viande de bœuf avec 50 litres d'eau, 1 kil.

de sel, 5 kil. de légumes frais (carottes, oignons, navets,ail, poireau, céleri) pendant deux heures environ ; on passe en exprimant les légumes ; on ajoute au jus la viande broyée ; on prépare une pâte dure avec 100 kil. de farine et 500 gr. de levure : on découpe la pâte passée au cylindre, et on cuit sur des plaques de tôle à une chaleur modérée. Les galettes contenaient 14,70 p. 100 d'eau au moment de la réception, et 11,10 p.100 après un mois de conservation.

B. Galettes de 0 m. 24 de long ; 0 m.06 de large et 0 m.020 d'épaisseur ; poids, 100 gr. — Préparées avec deux tiers de farine de choix et un tiers de viande de bœuf hachée. Le carbonate d'ammoniaque remplace la levure. Cuisson sur plaques en tôle. Les galettes renfermaient 13,80 p. 100 à la réception, et 10,30 après trente jours, au moment de l'analyse.

	A	B
Eau	11,10	10,30
Matières azotées	14,00	16,94
— grasses	2,45	1,25
— amylacées	71,40	69,91
Cellulose	0,15	0,10
Cendres	0,90	1,50
	100,00	100,00

3. **Galettes frites.** — Petites galettes carrées de 0 m. 060 de côté sur 0 m. 025 d'épaisseur ; poids, 56 gr. La pâte ferme, obtenue en pétrissant de la farine de choix avec de l'eau salée, est aplatie et découpée en galettes qui sont cuites dans la graisse bouillante (saindoux). Les galettes, après cuisson, sont mises à égoutter pendant deux à trois minutes dans des corbeilles en toile métallique, puis enveloppées isolément avec du papier paraffiné. A la réception, l'hydratation était de 15,40 p. 100 et de 11,50 après trente jours.

Eau	11,50
Matières azotées	10,36
— grasses	3,45
— amylacées	72,69
Cellulose	0,10
Cendres	1,90
	100,00

4. Pain avec acide acétique. — Long., 0 m. 28; larg., 0 m. 09; haut., 0 m. 07 ; poids, 480 gr. Obtenu sur levure avec farine 200 kil. ; carbonate de fer, 25 gr. ; anis en poudre, 100 gr.; acide acétique, 500 gr.; sel, 4 kilos. L'hydratation, à la réception, était de 23 p. 100 et après trente jours de 11,6 p. 100. Acidité 0,032 p. 100 ; cette faible acidité prouve que l'acide acétique a été neutralisé par le carbonate.

Eau	11,60	23,90
Matières azotées	9,52	8,30
— grasses	0,45	0,13
— amylacées	77,23	67,26
Cellulose	0,20	0,18
Cendres	1,30	1,13
	100,00	100,00

5. Pain avec glycérine. — En forme de brique carrée de 0 m. 13 de côté sur 0 m. 06 d'épaisseur; poids, 500 gr. Fabrication ordinaire avec farine de choix, levain et glycérine ; cuisson dans des moules. A l'entrée au laboratoire, le pain renfermait 24 p. 100 d'eau et 10 p. 100 après trente jours de conservation. Acidité 0,029.

Eau	10,00	24,00
Matières azotées	10,36	8,75
— grasses, glycérine.	5,50	4,64
— amylacées	72,54	61,26
Cellulose	0,00	0,00
Cendres	1,60	1,35
	100,00	100,00

6. Pain avec huile d'olive. — Galettes cubiques obtenues à l'aide de moules : farine de choix, eau, levain, sel et huile d'olive (5 à 6 kil. pour 100 kilos de pâte). Les galettes, à la réception, contenaient 26,40 p. 100 d'eau et, après trente jours de conservation, 10,50 p. 100.

Eau	10,50	26,40
Matières azotées	9,10	7,48
— grasses	4,30	3,54
— amylacées	73,30	60,28
Cellulose	0,00	0,00
Cendres	2,80	2,30
	100,00	100,00

7. **Pain avec extrait de lait.** — Longueur, 0 m. 37 ; largeur, 0 m. 12 ; hauteur, 0 m. 08. Poids : 825 gr. Obtenu avec levain, farine et 10 p. 100 de « produits naturels extraits du lait ». L'hydratation du pain, à l'arrivée au laboratoire, était de 26,7 p. 100, et de 12 p.100 après trente jours. Acidité 0,041.

Eau......................	12,00	26,70
Matières azotées...........	12,60	10,50
— grasses...........	1,35	1,12
— sucrées...........	1,11	0,93
— amylacées........	71,64	59,67
Cellulose.................	0,10	0,08
Cendres..................	1,20	1,00
	100,00	100,00

8. **Pain avec maïs.** — Préparé avec trois quarts de farine de blé et un quart de farine de maïs. Hydratation, à l'arrivée au laboratoire, 34 p. 100, et après trente jours de conservation, 11,8 p. 100.

Eau......................	11,80	34,00
Matières azotées...........	9,80	7,35
— grasses...........	1,20	0,90
— amylacées........	75,50	56,48
Cellulose.................	0,70	0,52
Cendres................	1,00	0,75
	100,00	100,00

9. **Pain avec saindoux.** — A. Saindoux, 7 kilos pour 100 kilos de farine ; cuit dans des moules spéciaux. Pain carré de 0 m. 120 de côté sur 0 m. 065 de hauteur. Poids, 540 gr. Hydratation, 25 p. 100 à l'arrivée au laboratoire et 12,60 après trente jours de conservation.

B. Présenté par un officier d'administration du service des subsistances. Longueur et largeur, 0 m. 140 ; épaisseur, 0 m. 035 ; poids, 340 gr. L'échantillon provient d'une fournée comprenant 92 k., 300 de farine, 8 k. de graisse, 40 litres d'eau, 300 gr. de levure de grain et 800 gr. de sel. On a ajouté à la farine, dans le pétrin, l'eau, le sel et la graisse ;

on a fait un brassage énergique de dix minutes; on a bassiné cette pâte avec la levure préalablement délayée dans un demi-litre d'eau tiède; on a pétri pendant dix minutes et on a procédé à la confection des galettes, comme on le fait pour le pain de guerre. Cuisson 40 minutes. L'hydratation, à la réception des galettes, était de 13,40 p. 100 d'eau et, au moment de l'analyse, après trente jours, de 11,80 p. 100.

	A		B
Eau............	12,60	25,00	11,80
Matières azotées........	9,52	8,17	12,18
— grasses........	6,35	5,45	6,55
— amylacées.....	69,33	59,50	68,67
Cellulose..............	0,20	0,17	0,09
Cendres..............	2,00	1,71	0,80
	100,00	100,00	100,00

10. Pain avec seigle. — Obtenu avec deux tiers de farine de blé et un tiers de farine de seigle. Longueur 0 m. 26; largeur, 0 m. 11; épaisseur, 0 m. 06. Poids, 450 grammes. Contenait 32,70 p. 100 d'eau au moment de la réception, et 12 p. 100 après trente jours de conservation.

Eau.....................	12,00	32,70
Matières azotées...........	9,10	6,96
— grasses..........	0,50	0,38
— amylacées........	77,05	58,92
Cellulose	0,35	0,27
Cendres..........	1,00	0,77
	100,00	100,00

VIII. — Pains chimiques.

1. Nous désignons sous le nom de *pains chimiques* les pains dont le développement a été obtenu à l'aide de l'acide carbonique, sans avoir recours à la fermentation produite par les levains ou les levures. On a cherché, mais sans résultat pratique jusqu'à ce jour, à introduire directement dans la pâte l'acide carbonique liquide en usage dans les brasseries. On a été mieux avantagé en pétrissant la farine avec l'eau chargée d'acide carbonique (eau de seltz), ou en ayant recours au carbonate d'ammoniaque, trop souvent employé dans la pâtisserie. Ce sel, qui est volatil, disparaît finalement sous l'influence du four.

On a utilisé dans le même but le bicarbonate de soude (sel de Vichy) et l'acide chlorhydrique; le mélange de ces deux corps, à proportions définies, donne de l'acide carbonique et du sel ordinaire (chlorure de sodium).

Un excès d'acide chlorhydrique n'étant pas sans inconvénient, on a substitué à ce produit des acides organiques tels que les acides acétique, citrique et tartrique, puis des sels acides susceptibles de décomposer le bicarbonate. C'est ainsi que l'on trouve des *poudres boulangères* constituées par du bicarbonate de soude avec du bitartrate ou du bisulfate de potasse, du phosphate acide de chaux, etc. (1).

2. Un procédé reposant sur ces données a été proposé au ministère de la Guerre, en 1896, en vue de supprimer les levains dans la fabrication du pain de munition. L'auteur de la proposition, M. Legay, officier d'administration principal du service des subsistances, avait recours à deux poudres spéciales. « La *poudre acide*, dit-il, est constituée par un mélange de phosphate acide de chaux et de phosphate acide de magnésie, et la *poudre alcaline* par un mélange de chlorure de calcium et de bicarbonate de soude. Pendant le pétrissage, qui doit être mené rapidement, les sels réagissent les uns sur les autres et il y a mise en liberté de l'acide carbonique, qui s'incorpore à la pâte. »

Les pains obtenus diffèrent notablement des pains de munition ordinaires, préparés simultanément. Le diamètre

---

(1) Voy. IAGO, *Chemistry and analysis of wheat, flour*, etc., p. 395, London, 1895

(0 m. 240) est le même, mais la hauteur atteint à peine
0 m. 090 au lieu de 0 m. 110. La croûte est moins nettement
tranchée; la mie est irrégulière; elle présente de très petites bulles à côté de bulles démesurément développées, ou
de parties qui en sont totalement dépourvues. Il en résulte
un pain plat, peu perméable, qui ressue moins bien que le
pain ordinaire et se laisse envahir plus rapidement par les
moisissures.

Le pain Legay, et le pain de munition, préparés avec la
même farine, ont donné :

	Pain Legay.	Pain de munition.
Eau........................	33,00	36,70
Matières sèches..........	67,00	63,30
	100,00	100,00

Dans les matières sèches, la proportion des matières azotées est la même pour les deux pains (11,10 p. 100). Il y a
2,26 p. 100 de cendres dans le pain Legay et 1,16 dans le
pain de munition.

Dans la mie non desséchée, il y a un peu moins de sucre
dans le premier que dans le second. L'acidité est également
moins élevée : 0,035 p. 100 au lieu de 0,165.

3. En 1900, on a expérimenté à la manutention de Billy,
sans plus de succès, un procédé comportant l'emploi du bicarbonate de soude, de l'acide citrique, du phosphate acide
de chaux et du sel ordinaire. Ce procédé, qui est d'ailleurs
breveté, est dû à un capitaine de l'armée. Il a été constaté
que les pains sectionnés n'ont pas l'odeur agréable et appé-
tissante du pain obtenu par la fermentation normale ; la mie
est très irrégulièrement bullée et présente des parties mates
de pâte incomplètement cuite, parsemées de granulations
blanches de phosphate de chaux.

La proportion d'eau est la même que dans le pain de

munition témoin, mais le poids des cendres est presque
trois fois plus élevé. On en a trouvé jusqu'à 30 gr. par kilo,
c'est-à-dire une quantité susceptible d'exercer, à la longue,
des désordres sur l'intestin.

4. Au concours de 1903, pour un nouveau pain de guerre,
un pharmacien de Lyon a présenté un pain chimique reposant sur des données plus scientifiques que les précédents.
Le mode opératoire est le suivant :

On fait dissoudre 360 gr. de phosphate acide de chaux
dans 30 litres d'eau tiède; on incorpore 80 kg. de farine de
meule, on ajoute 560 gr. de sel préalablement dissous dans
10 litres d'eau ; on pétrit durant cinq minutes. On mêle à la
pâte 720 gr. de bicarbonate de soude, et on pétrit pendant
dix minutes. On laisse reposer au pétrin pendant quinze
minutes, on transforme en galettes et l'on porte au four
pendant 25 à 30 minutes.

Les galettes ainsi obtenues mesurent 0 m. 12 de long;
0 m. 10 de large; 0 m. 03 d'épaisseur et pèsent en moyenne
120 gr. Elles ont donné à l'analyse, après 30 jours de fabrication :

Eau...	12,20
Matières azotées...........................	9,96
--- grasses...........................	0,65
— amylacées...........................	75,33
Cellulose.................................	0,26
Cendres...................................	1,60
	100,00

5. On a vu, au même concours, plusieurs spécimens de
pains dont le développement avait été obtenu simplement
par le carbonate d'ammoniaque, sans intervention de levains
ou de levures. Ces pains n'ont presque pas d'acidité et laissent, à l'incinération, moins de cendres que les précédents.
Le pain anglais (*aerated bread*), dont l'analyse suit, qui nous

avait été rapporté de Londres par M. Ch. Vaury en 1896, appartient à ces sortes de pains.

Eau....................................	27,60
Matières azotées.........................	8,11
— grasses.........................	0,40
— amylacées.......................	63,19
Cellulose................................	0,10
Cendres.................................	0,62
	100,00
Acidité pour 100.........................	0,039

6. En réalité, les pains chimiques sont constitués par de la pâte simplement boursouflée et cuite au four. La farine n'a subi aucune des modifications qu'elle éprouve d'ordinaire pendant la fermentation panaire, et qui ont pour but de rendre le pain plus savoureux et plus digestible.

§ IV. — PATISSERIES

On désigne sous le nom de *pâtisseries* un très grand nombre de produits, de formes très variables, dans lesquels il entre généralement de la farine ou de la fécule, du beurre, des œufs, du sucre ou du miel, des amandes, de la vanille, de l'eau de fleurs d'oranger, etc.

Les Grecs et les Romains, qui appréciaient beaucoup les pâtisseries, les préparaient avec la plus fine farine de froment; ils se servaient de plaques spéciales et de fers à gaufres qui avaient les formes les plus diverses.

En France, les premiers règlements concernant les pâtissiers datent de 1440, bien postérieurs à ceux des boulangers qui remontent au XIIIe siècle. La communauté, qui eut fort à lutter contre celle des boulangers, comprenait les *oubloyers*, fabricants d'oublies et de pâtisserie légère, et les *pâtissiers* proprement dits, faisant des pâtés à la viande, au fromage et au poisson.

Ainsi qu'on peut le constater par les analyses qui suivent, la valeur alimentaire des pâtisseries est naturellement en rapport avec les éléments qui entrent dans leur préparation. Quelques-unes, comme les brioches, riches en matières azotées, grasses et amylacées, sont très nourrissantes ; d'autres ne doivent presque leur propriété nutritive qu'au sucre et permettent d'en consommer d'assez forte quantité sous une forme agréable.

Baba. — Sorte de pâtisserie dans laquelle il entre du raisin de Corinthe et du rhum. Les grains de raisin ont été retirés avant de procéder à l'analyse (mars 1903).

	à l'état normal.	à l'état sec.
Eau.................................	43,20	0,00
Matières azotées.................	3,90	6,86
— grasses.................	5,59	9,85
— sucrées.................	36,78	64,75
— amylacées..............	9,98	17,57
Cendres.........................	0,55	0,97
	100,00	100,00

Biscuits. — Les biscuits se préparent avec des proportions variables d'eau, de farine, de sucre et d'œufs. Les *biscuits en caisse* sont obtenus à l'aide de moules que l'on porte au four à une douce chaleur ; les *biscuits à la cuillère*, moins réguliers, se fabriquent en répandant simplement la pâte sur des feuilles de papier ou de tôle.

La première analyse a été faite sur un biscuit de 22 gr. (biscuit à champagne) ; la seconde sur un biscuit de 10 gr. (mars 1899).

	1	2
Eau........................	9,20	14,00
Matières azotées..............	7,70	9,82
— grasses............	2,60	6,35
— sucrées............	42,80	59,86
— amylacées.........	37,40	8,62
Cellulose....................	0,10	0,35
Cendres....................	0,20	1,00
	100,00	100,00

Brioches. — Brioches ordinaires, préparées avec de l'eau, de la farine, du beurre, des œufs, du sel. — 1° Brioche de 54 gr. (mars 1899). — 2° Brioche de 225 gr. (mai 1902).

	1		2	
	à l'état normal	à l'état sec.	à l'état normal.	à l'état sec.
Eau......................	26,50	0,00	21,10	0,00
Matières azotées.............	7,23	9,84	9,40	11,91
— grasses.............	15,04	20,46	22,85	28,95
— sucrées.............	10,88	14,80	4,50	5,71
— amylacées	38,83	52,82	40,46	51,28
Cellulose...................	0,35	0,48	0,35	0,15
Cendres....................	1,17	1,60	1,34	1,70
	100,00	100,00	100,00	100,00

Crêpes parisiennes. — La pâte est préparée avec de l'eau et de la farine ; on y ajoute quelques œufs et de l'eau de fleurs d'oranger. La matière grasse du produit examiné, provenant de la foire des Invalides (mai 1897), est constituée presque entièrement par de l'huile d'olive.

	à l'état normal.	à l'état sec.
Eau........................	43,50	0,00
Matières azotées.............	5,89	10,42
— grasses	4,31	7,63
— sucrées et amylacées	45,33	80,23
Cellulose...................	0,34	0,60
Cendres....................	0,63	1,12
	100,00	100,00

Croquet de Bordeaux. — Préparé avec de la farine, du sucre, des amandes, des œufs entiers et aromatisé à la fleur d'oranger. En tranches de dimensions variables, dures, croquant sous la dent.

Eau..	1,00
Matières azotées..........................	10,50
— grasses.............................	12,15
— sucrées.............................	43,17
— amylacées ou congénères...	31,83
Cellulose...................................	0,85
Cendres....................................	0,50
	100,00

Gaufrettes. — 1. Gaufrettes anglaises préparées avec du sucre, des œufs, et du lait (en faible quantité), aromatisées à la vanille. Forme rectangulaire. — 2. Gaufrettes sultanes préparées avec du sucre, des œufs, du beurre, de la farine. Forme ovale. Entre deux gaufrettes juxtaposées, se trouve de la crème fouettée aromatisée à la vanille.

	1	2
Eau...........................	5,70	9,50
Matières azotées..............	8,40	7,28
— grasses.............	1,15	38,10
— sucrées.............	44,38	29,41
— amylacées..........	39,97	15,11
Cellulose.....................	0,00	0,10
Cendres......................	0,40	0,50
	100,00	100,00

Macaron. Massepain. — Pâtisseries ayant la forme de très petits pains; obtenues avec des amandes pilées, du sucre et des blancs d'œufs. — 1o Macaron d'Amiens. Poids : 12 gr. — 2° Massepain de Nancy. Poids : 23 gr. (mai 1902).

	1	2
Eau...........................	10,10	12,00
Matières azotées..............	11,08	9.32
— grasses.............	23,85	16,51
— sucrées.............	51,20	58,49
— extractives..........	1,77	2,11
Cellulose.....................	0,80	0,87
Cendres......................	1,20	0,70
	100,00	100,00

Madeleine. Meringue. — 1. Madeleine; gâteau rond,

aromatisé à la fleur d'oranger et où le beurre s'unit au sucre, aux œufs et à la farine. Obtenu à l'aide d'un moule spécial; poids 30 gr., diamètre 0 m. 065. — 2. Meringue; pâtisserie obtenue avec du blanc d'œuf et du sucre en poudre. On y introduit de la crème fouettée en quantité variable. Poids de la meringue analysée; 15 gr. (juin 1902).

	1	2
Eau......................	11,40	10,10
Matières azotées...........	7,56	5,84
— grasses...........	29,10	0,56
— sucrées...........	28,78	82,90
— amylacées.........	22,66	0,00
Cellulose..................	0,10	0,00
Cendres..........	0,40	0,60
	100,00	100,00

Nougat. —Gâteau d'amandes au caramel ayant la forme d'un petit verre à boire, sans pied. Poids: 11 gr. (juin 1902).

Eau.............................	2,10
Matières azotées..............	10,78
— grasses.................	23,70
— sucrées.................	54,60
-- extractives...............	6,76
Cellulose.........................	1,10
Cendres..........................	0,96
	100,00

Pain d'épices. — Pain rectangulaire (pavé) de couleur brune, obtenu avec de la farine de seigle, du miel et des jaunes d'œufs; aromatisé avec de l'eau de fleurs d'oranger (février 1900).

	à l'état normal.	à l'état sec.
Eau	14,60	0,00
Matières azotées..............	3,74	4,38
— grasses	1,15	1,35
— sucrées............	28,90	33,82
— amylacées.........	48,86	57,22
Cellulose..................	0,81	0,95
Cendres..................	1,94	2,28
	100,00	100,00

Petits fours. — Gâteaux secs, de poids et de formes variables, obtenus avec de la farine, du beurre, des œufs et du sucre en proportions diverses. Ce genre de pâtisserie, relativement assez récent, prend de jour en jour plus de développement. — 1. Gâteau rond, poids, 16 gr. — 2. Demi-rond, poids, 6 gr. — 3. Dentelé, poids, 5 gr. 5. — 4. Ovale, poids, 4 gr. 5. — 5. Ovale, recouvert d'une glace de sucre.

	1	2	3	4	5
Eau	10,20	9,00	8,50	8,20	5,70
Matières azotées	7,98	7,42	6,72	7,28	5,18
— grasses	21,80	9,25	11,30	10,60	5,25
— sucrées	20,61	20,64	21,58	39,57	55,89
— amylacées	38,91	52,88	50,75	33,85	27,68
Cellulose	0,10	0,21	0,15	0,18	0,00
Cendres	0,40	0,60	1,00	0,32	0,30
	100,00	100,00	100,00	100,00	100,00

Triscuit — Gaufrettes américaines obtenues avec des grains de blé broyés et torréfiés. Poids moyen 15 gr.

La composition se rapproche de celle du blé entier (1903).

Eau	8,80
Matières azotées	11,76
— grasses	1,55
— sucrées	2,04
— amylacées	72,19
Cellulose	1,96
Cendres	1,70
	100,00

§ V. — LEVURES

L'usage des levures, dans la panification, remonte à une époque reculée. Pline rapporte (1) que les Gaulois se servaient couramment de levure de bière en guise de levain, ce qui leur procurait un pain plus léger que partout ailleurs.

Les levures sont tolérées dans les manutentions militaires

(1) *Hist. Nat.*, livre XVIII.

à la dose d'environ 1200 gr. p. 100 kil. de farine; elles sont souvent additionnées de matières étrangères (amidon), qui diminuent leur activité et les rendent parfois inertes.

L'examen microscopique permet de suite de reconnaître une levure falsifiée avec de l'amidon. La levure pure présente un assemblage de globules légèrement allongés, ayant à peu près les mêmes dimensions, et laissent voir à l'intérieur des granulations très nettes. S'il y a présence d'amidon, les grains amylacés apparaissent en proportion qui varie avec la quantité d'amidon ajouté.

Dans un travail sur les levures(1) le pharmacien-major Maljean fait remarquer que les levures pures contiennent généralement plus d'eau et laissent plus de cendres à l'incinération que les levures additionnées d'amidon. Après dessiccation, les premières conservent une odeur agréable rappelant celle du pain chaud ; elles s'étalent en plaques minces qui adhèrent aux soucoupes sur lesquelles on les a desséchées et prennent une teinte légèrement brune. Les secondes, au contraire, répandent en se desséchant une odeur forte et désagréable ; elles forment de petites masses plus ou moins agglomérées, qui sont parsemées de taches blanches, dont l'étendue est en rapport avec la quantité d'amidon ajoutée.

La présence de l'amidon peut aussi être mise en évidence avec l'eau iodée qui donnera une coloration bleue, d'autant plus intense que la levure est moins pure.

Un très intéressant travail sur les levures fraîches et desséchées a été publié, dernièrement par le pharmacien-major Barthe, professeur à la Faculté de médecine de Bordeaux (2).

Analyses de levures.

1. Levure crème, fabriquée à Amiens (fév. 1902); en pains

(1) *Revue de l'Intendance* de 1893.
(2) *Bulletin de la Société de pharmacie de Bordeaux*, de mai 1904.

cubiques, d'environ 500 gr. — 2. Levure parisienne, fabriquée à Argenteuil (oct. 1897) ; en pains plus petits que les
précédents. — 3. Levure de grain fabriquée à Paris (juin
1903). La levure 2 avait une acidité de 0,388 p. 100, soit
1,18 p. 100 à l'état sec. Maljean, dans les neuf échantillons
qu'il a examinés, a trouvé de 0,38 à 0,74 p. 100.

	1		2		3	
	à l'état normal.	à l'état sec.	à l'état normal.	à l'état sec.	à l'état normal.	à l'état sec.
Eau..................	72,00	0,00	68,00	0,00	73,00	0,00
Matières azotées......	12,74	45,48	13,62	42,56	13,31	49,28
— grasses	0,38	1,36	0,76	2,38	0,17	0,65
— amyl. et cong.	10,96	39,15	14,21	44,42	10,43	38,62
Cellulose.............	1,78	6,35	1,10	3,43	0,70	2,60
Cendres.............	2,14	7,66	2,31	7,21	2,39	8,85
	100,00	100,00	100,00	100,00	100,00	100,00

§ VI. — FLEURAGES

Les fleurages dont on se sert en boulangerie pour saupoudrer les pâtes, soit lorsqu'on les tourne, soit lorsqu'on les
met en panetons ou sur la pelle pour les enfourner, sont de
différente nature ; on trouve, dans le commerce, des fleurages de blé, de maïs, de pomme de terre, ainsi que des fleurages de bois dits *fleurages économiques*. Ces derniers, qui
sont tolérés dans la pratique civile, mais formellement
exclus des manutentions militaires, ne valent que 4 à 5 fr.
les 100 kil., alors que les premiers se vendent de 14 à 22 fr.
D'après Rollet (1), la quantité de fleurage employée par un
ouvrier soigneux s'élèverait environ à 2 p. 100 du poids de
la pâte enfournée ; dans les boulangeries militaires, la
dépense est moins élevée : elle ne dépasse pas 4 kil. par
1.000 rations.

(1) *Mémoire sur la meunerie*, p. 378.

Voici quelques indications sur divers fleurages que j'ai eu à examiner (1).

Fleurage de blé. — 1. Constitué par des remoulages de blé qui se gonflent beaucoup par ébullition dans l'eau, mais sans former de pâte liante. Au microscope, on reconnaît tout de suite l'amidon de blé et les tissus caractéristiques des enveloppes et des poils du grain. — **Fleurage de maïs.** 2. Farine de basse extraction, jaunâtre, assez homogène, ayant l'odeur et la saveur du maïs. Lorsqu'on la fait bouillir avec l'eau, elle se prend en empois. Le microscope met en évidence les granulations polyédriques de l'amidon de maïs. — **Fleurages de pomme de terre.** 3. En poudre rugueuse grisâtre, présentant des piqûres produites par l'enveloppe extérieure des pommes de terre. Donne avec l'eau et la chaleur une colle consistante, de couleur grise. L'examen microscopique ne laisse pas de doute sur l'origine du produit. — 4. Poudre impalpable ; mélange de fécule de pomme de terre avec la *farine noire* de blé que fournit le premier passage aux cylindres. Cette farine, d'ailleurs, d'après l'examen au microscope, était en très faible quantité.

	1	2	3	4
Eau......................	10,20	10,40	12,40	12,50
Matières azotées...........	14,81	9.92	4,70	2,52
— grasses............	4,50	4,10	0,10	0.20
— amyl.et congénèr.	61,79	66,43	70.35	79,98
Cellulose................	4,80	6,95	10,15	3.60
Cendres..................	3,90	2,20	2,60	1,20
	100,00	100.00	100,00	100.00

Fleurages de bois. — 5. Poudre rugueuse se rapprochant par sa nuance des remoulages de blé. Résiste à la mastication et laisse à la bouche la saveur astringente typique des sciures de bois. Ne se prend pas en pâte par ébullition avec l'eau. Noircit fortement au contact du perchlorure de fer dilué. — 6. Poudre fine, de couleur jaunâtre ; a donné, par simple macération dans l'eau, l'odeur et la saveur spéciales

(1) *Comptes-rendus Acad. Sc.,* 3 août 1896.

du bois de sapin. — **Fleurage de corozo.** — 7. Constitué par les sciures provenant du travail des noix de tagua ou de palmier employées à la fabrication des objets en *ivoire végétal* ou corozo (notamment des boutons). Poudre ayant l'apparence d'un sable blanc. Conserve sa forme primitive lorsqu'on la fait bouillir dans l'eau et prend une teinte rosée. Ne noircit pas avec le perchlorure de fer.

Dans les cendres des fleurages de maïs et de blé, les phosphates dominent; dans les cendres des fleurages de bois et de pomme de terre, il y a traces de sulfates, et dans les cendres de corozo des traces de chlorures.

	5	6	7
Eau......................	9,80	8,70	10,40
Matières azotées............	1,17	1,17	4,02
— grasses	0,95	0,40	0,15
— extractives........	41,88	53,78	79,18
Cellulose..................	45,30	34,25	5,05
Cendres..................	0,90	1,70	1,20
	100,00	100,00	100,00

CHAPITRE VI

AVOINE

L'avoine n'était cultivée ni chez les anciens Egyptiens, ni chez les Hébreux. Elle était connue des Grecs, des Romains, des Germains et des Gaulois. C'est de l'Europe tempérée orientale et de la Tartarie, d'une seule forme préhistorique, que viennent toutes les espèces d'avoines actuellement cultivées (*avena orientalis, nuda, brevis, strigosa*, etc.). L'avoine n'est connue en Chine que depuis une douzaine de siècles; elle a été introduite aux Indes par les Anglais.

Les plus grands pays producteurs d'avoine sont la Russie et les Etats-Unis. La première a produit 329 millions d'hectolitres, en 1904, et les Etats-Unis 259 millions. Viennent ensuite l'Allemagne, avec 145 millions et la France avec 90.

Procédés employés pour l'analyse des avoines. — En dehors des procédés indiqués pour les céréales, l'analyse des avoines comprend, en plus, leur décortication, qui permet d'établir le rapport de l'amande à la balle.

La décortication s'opère sur 10 gr. provenant du triage qui sert à déterminer le *taux des impuretés*. Elle dure environ une heure et quart. On rapporte les résultats trouvés à 100 parties.

On a noté aussi que l'extraction des matières grasses par l'éther était facilitée lorsqu'on portait préalablement l'avoine à l'étuve pendant une heure.

Rappelons que les matières amylacées, obtenues par diffé-

rences, comprennent divers produits hydrocarbonés congé-
nères, tels que les gommes, les sucres, la cellulose saccharifiable; ces produits constituent les matières dites *extractives*, qui figurent dans certaines analyses (balles d'avoine,
graines contenues dans les avoines, glumelles d'orge, balles
de riz, enveloppes de sarrasin, etc.).

§ I. — ANALYSES D'AVOINES

Les échantillons analysés proviennent du service des vivres militaires, de la Chambre syndicale des grains et farines et des principales maisons de Paris : Delaunay, Durand-
Planche, E. Grandin, Hérard, Waller.

I. — Avoines de France.

*1re Région. — Avoines de Bretagne récoltées dans les
départements des Côtes-du-Nord, du Finistère et d'Ille-et-
Vilaine.* — 1. Avoine blanche, 1895 ; 100 gr. donnent à la
décortication : amandes 78 et balles 22 ; — 2. Id., 1895 ;
100 gr. donnent : 76.4 amandes et 23,6 balles; — 3. Avoine
grise, 1893; 100 gr. donnent : 77 amandes et 23 balles ; —
4. Id., 1894 ; acidité 0,065 ; 100 gr. donnent : 77 amandes et
23 balles. — 5. Id., 1896; 100 gr. donnent : 75 amandes et
25 balles ; — 6. Avoine noire, 1893; acidité 0,132 ; 100 gr.
donnent 77,5 amandes et : 22,5 balles ; — 7. Id., 1903.

	1	2	3	4	5	6	7
Eau..................	11,90	12,85	10,40	9,50	12,80	10,10	14,40
Matières azotées......	11,18	9,25	9,06	9,44	8,38	9,34	10,50
— grasses	5,84	6,34	5,76	6,08	5,60	5,32	4,90
— amylacées...	60,30	60.72	63,50	61,50	61,76	64,32	59,05
Cellulose............	7,94	8,24	8,76	10,44	7,86	8,16	8,70
Cendres	2,84	2,60	2,52	2,74	3,60	2,76	2,45
	100,00	100,00	100,00	100,00	100,00	100,00	100,00
	gr.	gr.	gr.	gr.	gr.	gr.	gr.
Poids (moyen.....	3,48	3.86	3,52	3,25	2.85	3,56	»
de 100 { maximum..	5,04	5,00	4,40	4,70	4,30	4,60	»
grains (minimum..	2,60	1,20	1,48	1,30	1,60	1,60	»

1900	Poids moyen de l'hectolitre	Production moyenne à l'hectare en hectolitres	Production moyenne à l'hectare en quintaux
Côtes-du-Nord	50,00	21,74	10,87
Finistère..........	48,96	24,38	12,19
Ille-et-Vilaine.......	50,00	16,76	8,38

2e Région. — *Avoines de Beauce récoltées en Eure-et-Loir, Seine-et-Marne et Seine-et-Oise.* — 1. Avoine grise, 1893; acidité, 0,126; — 2. Id., 1894; acidité, 0,087; — 3. Id., 1895; acidité, 0,098; — 4. Id., 1895; — 5. Avoine noire, 1893; acidité, 0,130; — 6. Id., 1896.

	1	2	3	4	5	6
Eau	10,70	13,70	11,80	11,80	10,40	11,80
Matières azotées.....	12,40	9,67	8,10	10,26	11,32	9,67
— grasses....	4,80	5,92	5,72	5,14	5,34	5,84
— amylacées .	61,24	58,77	62,64	61,90	60,58	59,53
Cellulose...........	7,84	8,14	8,62	7,90	9,04	9,56
Cendres...........	3,02	3,80	3,12	3,00	3,32	3,60
	100,00	100,00	100,00	100,00	100,00	100,00

Poids de 100 grains.		gr.	gr.	gr.	gr.	gr.	gr.
	moyen	2,16	2,24	2,02	2,22	2,05	2,17
	maximum.	3,28	3,55	3,20	3,20	3,40	3,20
	minimum .	0,96	1,18	1,30	1,50	1,00	1,20

Décortication p. 100			gr.	gr.	gr.	gr.	gr.	gr.
	Amandes..	75,8	75,10	76,40	77,00	74,30	75,50
	Balles.....	24,2	24,90	23,60	23,00	25,70	24,50

Avoines de Brie, récoltées en Seine-et-Marne. — 1. Avoine grise, 1894; acidité, 0,109; — 2. Id., 1895; acidité, 0,131; — 3. Avoine noire, 1894; acidité, 0,109; — 4. Id., 1894; acidité, 0,131; — 5 et 6. Id., 1895; acidité, 0,109.

	1	2	3	4	5	6
Eau.................	12,50	11,30	14,70	12,60	12,25	11,90
Matières azotées.....	9,14	8,25	9,45	9,77	9,50	8,50
— grasses.....	5,04	5,86	5,84	5,72	5,82	5,40
-- amylacées..	61,92	62,05	57,83	60,57	64,69	63,17
Cellulose...........	8,24	8,42	10,30	8,48	7,22	7,95
Cendres...........	3,16	4,12	1,88	2,86	3,52	3,08
	100,00	100,00	100,00	100,00	100,00	100.00

	gr.	gr.	gr.	gr.	gr.	gr.
Poids de (moyen.....	2,37	2,03	2.87	2,51	2,81	2,56
de 100 { maximum .	3.62	3,14	3,88	3,63	3,90	3,50
grains. (minimum..	1,20	1,20	1,37	1,28	1,60	1,60

	gr.	gr.	gr.	gr.	gr.	gr.
Décorti- (						
cation } Amandes..	76,10	77,40	72,80	76,50	76,40	75,00
p. 100 / Balles.....	23,90	22,60	27,20	23,50	23,60	25,00

Avoines de Normandie récoltées dans l'Eure. — 1. Avoine grise, 1897 ; — 2. Avoine noire, 1893 ; — 3. Id., 1895 ; acidité, 0,120 ; poids à l'hectol., 47 kg. 5 ; — 4. Id., Boisguérard, 1897 ; — 5. Id., Louviers, 1897 ; — 6. Id., Neubourg, 1897 ; — 7. Avoine rouge, 1893 ; acidité, 0,130.

	1	2	3	4	5	6	7
Eau...................	11,40	12,30	10,90	12,00	11,60	12,00	10,90
Matières azotées......	9,82	8,52	10,00	9,20	9,82	9,22	11,25
— grasses......	5,66	5,58	5,86	5,70	5,52	5,84	4,32
— amylacées...	60,62	63,48	62,92	61,40	61,72	61,79	61,15
Cellulose............	8,90	7,02	7,42	7,96	7,80	7,89	9,82
Cendres............	3,60	3,10	2,90	3,74	3,54	3,26	2,86
	100,00	100,00	100,00	100,00	100,00	100,00	100,00

	gr.	gr.	gr.	gr.	gr.	gr.	gr.
Poids de (moyen....	1,92	2,50	2,65	2,64	2,71	2,65	2,40
100 { maximum.	3.15	3,54	3,88	3.98	3,95	3,60	3,60
grains. (minimum.	1,50	1,50	1,20	2,05	1,90	1,50	1,00

	gr.	gr.	gr.	gr.	gr.	gr.	gr.
Décorti- (							
cation } Amandes..	72,00	76,60	78,50	69,0	75,0	71,0	71,50
p. 100 (Balles.....	28,00	23,40	21,50	31,0	25,0	29,0	28,50

Avoines récoltées dans le département du Nord, en 1903. — 1. Avoine du Nord, région de Cambrai ; — 2. Avoine de Picardie, récoltée dans le Nord ; — 3 et 4. Avoines de printemps, du rayon de Douai.

	1	2	3	4
Eau.................	11,50	10,60	10,50	10,50
Matières azotées......	13,12	10,78	13,02	13,16
— grasses......	4,25	5,10	3,80	3,76
— amylacées...	61,18	62,57	61,38	61,23
Cellulose.............	7.20	8.00	8,35	8,45
Cendres.............	2,75	2,95	2,95	2,90
	100,00	100,00	100,00	100,00

		gr.	gr.	gr.	gr.
Poids de	moyen.....	3,62	2,68	2,35	2,27
100	maximum.	4,96	4.10	3,80	3,73
grains.	minimum..	2,19	1,36	1,28	1,21

		gr.	gr.	gr.	gr.
Décorti-	Amandes..	72,00	73,60	72,40	68,60
cation	Balles.....	28,00	26,40	27,60	31,40
p. 100					

Avoines récoltées, en 1897, dans la Seine-Inférieure. —
Prélèvements effectués sur les marchés de la région, par
ordre du ministre de la guerre, à la suite de contestations
avec divers fournisseurs qui avaient livré des avoines
indigènes mélangées d'avoines exotiques. — AVOINES BLAN-
CHES. — 1. Auffray; — 2. Le Bois-Guilbert; — 3. Massy; —
4. Mortemer; 5. Pavilly; — 6. Avoine de Flandre, récoltée à
Vieux-Manoir; — 7. Avoine dite de Hambourg, récoltée dans
les environs d'Yvetot; — 8. Avoine dite de Hollande, récoltée dans le canton de Fécamp; — 9. Id., récoltée dans les
environs d'Yvetot; — 10. Avoine blanche de Libau, récoltée
à Authieux-sur-le-Port-St-Ouen; — 11. Avoine dite de
Pologne, récoltée à Héronchelles; — 12. Avoine merveil-
leuse de Suède, récoltée à la ferme des Sapins, à Rouen.

	1	2	3	4	5	6
Eau.................	11,80	12,50	15.00	13.70	13,80	13,60
Matières azotées.......	8,90	8,12	8,90	8,90	8,12	8,28
— grasses.......	4,50	4,85	5,45	4,15	4,25	5,30
— amylacées....	63,95	63,73	58,90	59,80	61,73	61,57
Cellulose.............	8,65	8,50	8,75	9,65	9,90	8,55
Cendres.............	2.20	2.30	3.00	3,80	2,20	2,70
	100,00	100,00	100,00	100,00	100,00	100,00

		gr.	gr.	gr.	gr.	gr.	gr.
Poids de	moyen.....	2,56	2,62	2,53	2,41	2,79	2,43
100	maximum..	4,60	3,40	3,55	3,45	4,00	3,65
grains.	minimum..	1,80	1,85	1,50	1,50	1,05	1,70

		gr.	gr.	gr.	gc.	gr.	gr.
Décortication p. 100	Amandes...	73,00	69,40	73,30	71,00	74,00	70,00
	Balles......	27,00	30,60	27,00	29,00	26,00	30,00

	7	8	9	10	11	12
Eau.................	13,80	14,00	14,50	13,40	11,70	12,10
Matières azotées......	8,12	8,04	8,02	9,82	8,28	9,80
— grasses......	4,55	4.15	4,25	4,60	5,75	5,40
— amylacées...	61,98	62,46	62,58	61,08	63,07	61,40
Cellulose.............	8,65	9,05	8.75	8,50	8,90	8,40
Cendres..............	2,90	2,30	1,90	2,60	2,30	2,90
	100,00	100,00	100,00	100,00	100,00	100,00

		gr.	gr.	gr.	gr.	gr.	gr.
Poids de	moyen. ...	3,16	3,16	3,20	2,77	2,69	2,81
100	maximum.	4,28	4,20	4,45	4,70	3,80	4,20
grains.	minimum.	2,00	2,10	2,65	1,78	1,55	1,62

		gr.	gr.	gr.	gc.	gr.	gr.
Décortication p. 100	Amandes...	73,40	65,00	72,40	74,00	73,00	75,00
	Balles......	26,60	35,00	27,60	26,00	27,00	25,00

AVOINES JAUNES. — 1. Avoine récoltée à Auffray ; — 2. Id.. récoltée à Bracquemont ; — 3. Avoine jaune d'Arras, récoltée aux environs d'Yvetot ; — 4. Avoine jaune des Flandres, récoltée à Eu ; — 5. Id., récoltée à Fontelaye ; — 6. Avoine jaune de Picardie, récoltée aux environs de Fécamp.

	1	2	3	4	5	6
Eau.................	11.30	12,30	12,80	10,70	11,80	13,50
Matières azotées......	9,82	9,20	8,28	8,90	8,12	8,28
— grasses......	4,25	4,30	3,70	4,60	4,90	3,30
— amylacées...	62,88	62,90	64,07	63,80	64,53	63,52
Cellulose............	9,35	9,40	8,25	9,50	7,65	8,00
Cendres..............	2,40	1,90	2,90	2,50	3,00	3,40
	100,00	100,00	100,00	100,00	100,00	100,00

		gr.	gr.	gr.	gr.	gr.	gr.
Poids de	moyen....	2,45	2,80	2,79	3,10	2,90	2,82
100	maximum.	3,40	3,80	3,60	3,85	3,78	3,57
grains.	minimum .	1,58	1,65	1,85	1,70	1,70	1,75

		gr.	gr.	gr.	gr.	gr.	gr.
Décorti-	Amandes..	72,00	71,00	72,60	71,00	76,00	71,00
cation p. 100.	Balles.....	28,00	29,00	27,40	29,00	24,00	29,00

AVOINES NOIRES. — 1. Avoine récoltée à Haudricourt ; — 2. Avoine récoltée à la Londe ; — 3. Avoine de Brie,récoltée à Saint-André-de-Cailly ; — 4. Avoine de Coulommiers, récoltée à Caudebec-en-Caux ; — 5. Avoine de Coulommiers, récoltée à Roumare.

	1	2	3	4	5
Eau..............	12,30	12,40	12,30	12,30	11,70
Matières azotées...	8,12	8,67	8,28	8,12	8.92
— grasses...	5,00	5,65	3,85	5,40	5,55
— amylacées	63.53	63,03	64,87	64,58	62,58
Cellulose..........	7,75	7,65	8,50	7,40	7,85
Cendres...........	3,30	2,60	2,20	2,20	3,40
	100,00	100,00	100,00	100,00	100,00

		gr.	gr.	gr.	gr.	gr.
Poids de	moyen....	2,61	2,62	2,33	2,52	2,55
100	maximum.	4,25	3,45	3,30	3,52	3,70
grains.	minimum.	2,10	1,53	1,55	1,55	1,70

		gr.	gr.	gr.	gr.	gr.
Décorti-	Amandes.	77,0	69,6	73,6	75,4	75,0
cation p. 100.	Balles....	23,0	30,4	26,4	24,6	25,0

Avoines de Picardie récoltées dans les départements de la Somme et de l'Oise. — 1. Avoine blanche, 1900; — 2.Avoine grise, 1893; 3. — 3. Id., 1894; acidité 0,098; — 4. Avoine noire, 1895 ; acidité 0,109 ; — 5. Avoine noire, 1900.

	1	2	3	4	5
Eau..............	13,30	10,40	12,20	12,75	12,50
Matières azotées...	8,98	11,01	9,22	9,25	9,60
— grasses...	3,96	4,92	5,90	5,54	4,60
— amylacées.	60,86	62,19	60,66	61,18	60,22
Cellulose..........	10,20	8,64	8,72	8.34	10,18
Cendres..........	2,70	2,84	3,30	2,94	2,90
	100,00	100,00	100,00	100,00	100,00

		gr.	gr.	gr.	gr.	gr.
Poids de (moyen.....		3,24	2,20	2,74	3,05	2,59
100 } maximum.		4,20	3,60	3,81	3,60	3,40
grains. (minimum..		2,10	0,80	1,35	1,60	1,60

	gr.	gr.	gr.	gr.	gr.
Décortica- (Amandes.	0,00	72,80	75,00	77,00	74,00
tion p.100. (Balles....	0,00	27,20	25,00	23,00	26,00

	Poids moyen de l'hectolitre	Production moyenne à l'hectare.	
	kil.	en hectol.	en quint.
Eure........................	48,11	21,33	10,26
Eure-et-Loir................	48,00	24,37	11,69
Nord........................	44,00	50,00	22,00
Oise........................	47,00	31,23	14,67
Seine-Inférieure............	46,72	22,80	10,65
Seine-et-Marne..............	49,00	35,00	17,16
Seine-et-Oise...............	48,00	25,00	14,25
Somme......................	45,00	31,00	13,95

3e Région. — *Avoines de la Marne, de la Meuse et des Vosges*. — 1.Avoine blanche de la Marne,1894 ; acidité 0,130 ; 2. Id., 1895 ; — 3. Avoine noire, même provenance, 1894 ; acidité 0,087 ; — 4.Id.,1895 ; — 5. Avoine de la Meuse,1895 ; — 6. Avoine noire des Vosges, 1893 ; acidité 0,130 ; — 7.Id. 1894 ; acidité 0,065.

	1	2	3	4	5	6	7
Eau.................	10,30	12,10	10,40	10,45	11,75	10,20	10,00
Matières azotées......	11,17	8,92	10,74	9,25	8,45	11,40	10,43
— grasses.....	5,16	5,66	5,48	5,50	5,06	4,48	5,10
— amylacées..	61,49	63,16	59,84	63,40	63,71	61,82	58,97
Cellulose............	8,52	7,06	10,58	8,12	7,88	9,58	11,64
Cendres.............	3,36	3,10	2,96	3,20	3,20	2,52	3,86
	100,00	100,00	100,00	100,00	100,00	100,00	100,00

	gr.	gr.	gr.	gr.	gr.	gr.	gr.
Poids de (moyen....	1,86	2,60	2,55	3,04	2,24	2,24	2,64
100 } maximum.	2,88	3,60	3,78	4,30	3,50	3,60	3,67
grains. (minimum.	0,72	1,60	1,15	1,70	1,40	0,88	1,65

	gr.	gr.	gr.	gr.	gr.	gr.	gr.
Décortica- (Amandes.	74,00	76,00	75,20	77,00	75,00	71 80	72,50
tion p.100. } Balles....	26,00	24,00	24,80	23,00	25,00	28,20	27,50

	Poids moyen de l'hectolitre	Production moyenne à l'hectare.	
	kil.	en hectol.	en quint.
Marne.......................	48,40	20,46	9,80
Meuse.......................	45,11	20,65	9,31
Vosges.......................	25,00	24,00	10,80

4e Région. — *Avoines du Perche et du Poitou.* — 1. Avoine noire d'Indre-et-Loire; acidité, 0,087 ; — 2. Id., Maine-et-Loire, 1896; — 3. Avoine blanche de la Vienne 1889 ; acidité, 0,098 ; — 4. Avoine bigarrée, même provenance; acidité 0,087 ; — 5. Avoine grise, même provenance 1894 ; acidité 0,098 ; — 6. Id., même provenance; même acidité ; — 7. Avoine noire, même provenance; acidité 0,087.

	1	2	3	4	5	6	7
Eau.................	12,80	12,00	11,15	12,20	13,00	10,40	13,20
Matières azotées......	7,10	8,90	8,85	10,59	9,94	9,82	9,36
— grasses......	5,44	5,66	5,80	5,74	5,80	5,76	5,70
— amylacées...	63,46	61,42	62.69	60,43	60,51	62.32	61.40
Cellulose............	7,12	8,36	9,02	8,32	7,82	8,90	7,78
Cendres............'..	3,08	2,76	2,58	2,72	2,96	2,80	2,56
	100,00	100,00	100,00	100,00	100,00	100,00	100,00

		gr.	gr.	gr.	gr.	gr.	gr.	gr.
Poids de	moyen....	2,60	2,62	3,96	2,52	3,52	3,72	2,54
100	maximum.	3,70	3,60	5,70	4,34	5,04	5,00	3,94
grains.	minimum.	1,60	1,60	3,20	1,11	2,11	1,90	1,20

		gr.	gr.	gr.	•gr.	gr.	gr.	gr.
Décortica-	Amandes.	73,00	75,00	79,50	75,00	76,40	74,80	72,60
tion p.100.	Balles....	27,00	25,00	20,50	25,00	23,60	25.20	27,40

	Poids moyen de l'hectolitre	Production moyenne à l'hectare.	
	kil.	en hectol.	en quint.
Indre-et-Loire................	46,67	17,38	8,07
Maine-et-Loire................	50,00	18,50	9,26
Vienne......................	48,83	18,32	8,94

5ᵉ **Région**. — *Avoines du Centre.*—1.Avoine noire de l'Allier, 1895 ; acidité 0,098 ; — 2. Avoine grise du Cher; acidité
0,087 ; — 3. Avoine noire, même prov. 1894; acidité 0,131 ;
— 4. Avoine noire du Loiret, 1894 ; acidité 0,087 ; — 5. Id.
1895; — 6. Id.; acidité 0,131 ; — 7. Avoine noire de la Nièvre 1894 ; acidité, 0,109 ; — 8. Id. 1895; même acidité ; — 9.
Id. Clamecy, 1895 ; — 10. Id., Cosne, 1095 ; — 11. Avoine
noire de l'Yonne 1894 ; acidité 0,131 ; —12. Id.,1895 ; acidité,
0,120.

	1	2	3	4	5	6
Eau.................	12,70	12,45	12,50	10,10	12,40	11.90
Matières azotées......	8,24	8,12	10,48	9,97	9,51	7,78
— grasses......	5,46	4,16	5,56	5,74	5,56	5,80
— amylacées...	63,26	63,25	59,84	62,75	61,71	63,66
Cellulose.............	7,72	9,26	8,58	8,08	7,98	8,32
Cendres.............	2,62	2,76	3,04	3,36	2,84	2,54
	100,00	100,00	100,00	100,00	100,00	100,00
	gr.	gr.	gr.	gr.	gr.	gr.
Poids de ⎧ moyen....	2,64	2,10	2,14	2,41	2,32	2,22
100 ⎨ maximum.	3,80	3,30	3,44	3,75	3,50	3,74
grains ⎩ minimum.	1,40	1,50	1,15	1,37	1,50	1,50
	gr.	gr.	gr.	gr.	gr.	gr.
Décortica- ⎧ Amandes.	75,00	74,00	73,50	74,60	75,00	75,00
tion p.100. ⎩ Balles....	25,00	26,00	26,50	25,40	25,00	25,60

	7	8	9	10	11	12
Eau.................	12,60	12,30	13,20	13,10	12,60	12,15
Matières azotées......	9,53	9,10	8,66	8,50	9,77	9,51
— grasses......	5,38	5,66	5,56	5,36	5,44	5,56
— amylacées...	61,55	61,36	60,20	61,96	61,35	62,02
Cellulose.............	8,08	8,90	8,82	8,10	7,88	7,74
Cendres.............	2.86	2,68	3,56	2,98	2,96	3,02
	100,00	100,00	100,00	100,00	100,00	100,00
	gr.	gr.	gr.	gr.	gr.	gr.
Poids de ⎧ moyen....	2,29	2,34	2,64	2,32	2,68	2,98
de ⎨ maximum.	3,60	3,40	3,50	3,50	4,05	3,50
grains ⎩ minimum.	1,26	1,40	1,50	1,60	1,45	1,70
	gr.	gr.	gr.	gr.	gr.	gr.
Décortica- ⎧ Amandes.	74,50	73,00	74,00	74,40	75,20	75,00
tion p.100. ⎩ Balles....	25,50	27,00	26,00	25,60	24,80	25,80

	Poids moyen à l'hectolitre	Production moyenne à l'hectare.	
		en hectol.	en quint.
Allier......................	45,00	18,70	8,11
Cher.......................	45,50	13,80	9,03
Loiret.....................	45,39	21,73	9,86
Nièvre.....................	45,70	20,87	9,60
Yonne.....................	45,00	19,50	8,77

6e Région. — *Avoines de Bresse récoltées à Saint-Julien.*

	1893	1894	1895	1896	1897	1900
Eau.................	11,30	11,00	12,80	12,90	13,90	13,00
Matières azotées......	11,89	11,04	9,92	10,28	7,13	9,31
— grasses......	4,74	5,88	5,54	5,34	6,80	5,35
— amylacées...	58,67	59,03	60,36	58,80	57,37	59,34
Cellulose.............	9,38	9,82	8,28	9,54	11,50	9,20
Cendres.............	4,02	3,26	3,10	3,14	3,30	3,80
	100,00	100,00	100,00	100,00	100,00	100,00
Acidité p. 100.........	0,110	0,087	0,087	0,158	0,239	»
Poids de (moyen....	2,40	2,24	2,93	2,20	2,33	2,80
100 { maximum.	3,68	3,70	3,40	3,52	2,93	3,50
grains. (minimum.	1,08	1,12	1,35	1,52	1,38	1,70
Décortica- (Amandes.	73,80	74,40	74,00	72,00	68,50	73,70
tion p.100. { Balles....	26,20	25,60	26,00	28,00	31,50	26,30

	Poids moyen à l'hectolitre	Production moyenne à l'hectare	
		en hectol.	en quintaux.
Ain........................	44,00	25,00	11,00
Moyenne pour France entière.	46,89	22,40	10,50

Production totale : 88.309.920 hectolitres ; à peu près double de ce qu'elle était il y a un siècle.

II. — Avoines des Colonies françaises.

1. Alger, 1893 ; échantillon constitué par un mélange de quinze avoines d'Algérie de diverses provenances, acidité 0,110 ; — 2. Alger, 1895 ; — 3. Arzew, 1894 ; acidité 0,109 ; — 4. Bône, 1895 ; — 5. Miliana, 1899 ; — 6. Tunis, 1899 ; — 7. Indes, 1899 ; — 8 et 9. Avoines blanches de la Nouvelle-Calédonie ; — 10. Avoine grise de la Réunion, 1899.

Les avoines d'Algérie contiennent 2 à 4 p. 100 d'impuretés : orge, blé, gratteron, ivraie, lin, nielle, ravenelle, sarrasin, vesce, paille, terre. Rendement à l'hectare : 16 à 20 hectol.

	1	2	3	4	5
Eau.................	11,52	11,50	9,65	11,10	10,70
Matières azotées.......	9,17	8,10	7,78	10,18	11,76
— grasses.......	5,20	5,26	6,00	4,66	4,40
— amylacées....	60,15	60,68	62,31	60,36	59,89
Cellulose.............	10,10	10,66	10,72	9,96	9,90
Cendres.............	3,86	3,80	3,34	3,74	3,35
	100,00	100,00	100,00	100,00	100,00

		gr.	gr.	gr.	gr.	gr.
Poids de	moyen....	2,89	3,24	3,48	3,52	3,10
100	maximum.	4,20	4,70	4,67	4,60	4,20
grains.	minimum.	1,75	2,30	1,97	2,35	2,30

		gr.	gr.	gr.	gr.	gr.
Décortica-	Amandes.	67,50	66,40	68,00	68,00	67,00
tion p.100.	Balles....	32,50	33,60	32,00	32,00	33,00

	6	7	8	9	10
Eau.................	8,50	10,60	12,70	11.80	12,00
Matières azotées.......	11,62	10,38	17,60	13,30	11,20
— grasses.......	4,65	4,95	4,90	2,20	5,45
— amylacées....	63,18	59,62	49,50	59,35	56,45
Cellulose.............	7,85	11,09	11,85	10,15	11,80
Cendres.............	4,25	3,36	3,45	3,20	3,10
	100,00	100,00	100,00	100,00	100,00

		gr.	gr.	gr.	gr.	gr.
Poids de	moyen.....	3,37	2,77	3,29	3.18	2,90
100	maximum.	4,30	3,88	4,60	4,18	3,54
grains.	minimum .	2,30	1,98	1,76	1,66	1,32

		gr.	gr.	gr.	gr.	gr.
Décortica-	Amandes.	68,00	64,00	65,60	65,00	68,60
tion p.100.	Balles....	32.00	36,00	34,40	35,00	31,40

III. — Avoines des pays étrangers.

Australie. Canada. — 1. Avoine blanche d'Australie, 1899 ; — 2, 3, 4 et 5. Avoines blanches du Canada, 1899 ; — 6. Avoine noire, même prov.,1899.

	1	2	3	4	5	6
Eau.................	10,90	12,10	11,60	13,00	12,20	13,80
Matières azotées......	8,54	9,52	9,38	9,98	10,58	8,45
— grasses......	6,20	5,00	4,85	3,75	4,50	3,53
— amylacées ...	60,76	61,58	62,07	58,17	59,72	61,12
Cellulose.............	9,80	8,85	8,60	11,80	9,75	10,35
Cendres.............	3,80	2,95	3,50	3,30	3,25	2,75
	100,00	100,00	100,00	100,00	100,00	100,00

		gr.	gr.	gr.	gr.	gr.	gr.
Poids de	Moyen	3,65	3.10	3,65	3,42	3,44	3,47
100	Maximum .	4,80	4.30	4,60	4,20	4,50	4,31
grains	Minimum..	2,60	2.00	2,10	2,50	2,20	1,80

		gr.	gr.	gr.	gr.	gr.	gr.
Décorti-	Amandes ..	78,00	72,10	72,00	70,00	76,00	71,00
cation	Balles	22,00	27,90	28,00	30,00	24,00	29.00
p. 100							

Etats-Unis. — 1. Avoine bigarrée, 1893 ; — 2. Id., 1893 ; — 3 et 4. Avoines blanches, 1895 ; — 5. Avoine grise, 1895 ; — 6. Avoine jaune, 1897. — Impuretés : 2 à 4 p. 100 : orge, blé, maïs à dent de cheval, débris de paille. Rendement : 22 à 23 hectol. à l'hectare.

	1	2	3	4	5	6
Eau	9,60	10,80	11,60	12,80	9,75	10,30
Matières azotées......	10,39	11,31	11,18	12,03	12,53	11,28
— grasses......	5,06	5,80	4,14	4,54	2,26	3,86
— amylacées...	62,89	60,15	60,68	59,59	60,92	63,60
Cellulose	8,48	8,58	8,84	8,00	8,12	7,96
Cendres.............	3,58	3,36	3,56	3,64	3,42	3,00
	100,00	100,00	100,00	100,00	100,00	100,00

		gr.	gr.	gr.	gr.	gr.	gr.
Poids de	Moyen.....	1,80	1,88	2,26	2,48	1,98	1,91
100	Maximum .	2.80	2,80	3,40	3,80	2,80	2,95
grains	Minimum..	0,60	0,92	1,85	1,40	1,00	1,05

		gr.	gr.	gr.	gr.	gr.	gr.
Décorti-	Amandes...	75,00	75,50	72,00	74,00	76,00	69,60
cation p. 100	Balles......	25,00	24,50	28,00	26,00	24,00	30,40

Hollande. Irlande.— 1. Avoine de Hollande, 1893 ; acidité, 0,154 ; — 2. Id., 1894 ; acidité, 0,087 ; — 3. Avoine d'Irlande, 1893 ; acidité 0,110 ; — 4.Id.,1894 ; acidité,0,087 ; — 5. Id., 1894, acidité, 0,120 ; — 6. Id., 1897. — Le rendement des avoines de Hollande atteint 40 hectol.à l'hectare. Les impuretés (environ 1 p. 100) sont constituées par : orge, gratteron, et débris de paille.

	1	2	3	4	5	6
Eau.................	12,50	13,60	11,20	14,50	10,30	13,90
Matières azotées.	10,93	10,43	10,47	9,05	9,44	9,10
— grasses......	4,96	6,14	3,32	5,66	4,54	3,70
— amylacées...	59,39	57,73	62,31	56,95	62,34	59,70
Cellulose............	8,92	9,30	9.74	11,30	10,54	11,50
Cendres.............	3,30	2,80	2,96	2,54	2,84	2,10
	100,00	100,00	100,00	100,00	100,00	100,00

		gr.	gr.	gr.	gr.	gr.	gr.
Poids de	moyen....	2,56	2,31	2,80	2,56	2,60	2,76
100	maximum.	3,88	3,80	3,60	3,75	3,60	3,48
grains.	minimum.	1,20	1,35	1,20	1,48	1,04	1,35

		gr.	gr.	gr.	gr.	gr.	gr.
Décortica-	Amandes.	72,80	74,50	72,20	69,00	69,60	63,00
tion p.100.	Balles....	27,20	25,50	27,80	31,00	30,40	37,00

République-Argentine. Roumanie.

1. Avoine blanche de la République-Argentine, 1895 ; — 2. Avoine noire, même provenance, acidité 0,174 ; — 3. Avoine de Roumanie, 1893 ; acidité, 0,176 ; —4, 5 et 6. Avoines de même provenance, 1895.—Les avoines de Roumanie renferment de 1 à 3 p. 100 d'impuretés : orge, blé, sarrasin, vesce, terre. Le rendement à l'hectare est de 13 à 14 hectol.

	1	2	3	4	5	6
Eau	11,10	11,40	11,00	11,05	11,20	11,70
Matières azotées	11,18	7,94	11,88	10,18	12,87	14,13
— grasses	5,20	5,02	4,24	5,80	4,84	4,04
— amylacées	59,72	61,90	59,68	60,67	59,01	58,15
Cellulose	9,10	9,88	9,86	9.34	8,90	8,74
Cendres	3,70	3,86	3,34	3,46	3,18	3,24
	100,00	100,00	100,00	100,00	100,00	100,00
	gr.	gr.	gr.	gr.	gr.	gr.
Poids de (moyen	3,14	1.92	2,04	2,34	2,34	2,04
100) maximum.	4,20	2,60	2,80	3,50	3,42	3,20
grains. (minimum.	2,00	0,95	1,00	1,55	1,52	1,40
	gr.	gr.	gr.	gr.	gr.	gr.
Décortica- (Amandes.	71,00	68,00	72,80	72,00	72,00	74,40
tion p.100.) Balles	29,00	32,00	27,20	28,00	28,00	25,60

Russie.— 1. Avoine blanche de Nicolaieff, 1893 ; acidité, 0,132 ;— 2. Id., 1894 ; acidité, 0,098 ;— 3. Id., acidité, 0,087 ; — 4. Id., 1895 ; — 5. Avoine noire de même provenance, 1894 ; acidité, 0,087 ; — 6. Id., 1895.

	1	2	3	4	5	6
Eau	11,40	10,90	11.20	11,00	12,50	10,75
Matières azotées	11.17	10,43	10.16	11,18	8,13	9.21
— grasses	3,78	5.04	4.70	4.24	4,26	3.80
— amylacées	59.77	58.84	59.26	60.66	61,21	61,44
Cellulose	10.60	10.68	11.58	9.18	10,90	11,58
Cendres	3,28	4.14	3,10	3.74	3,00	3,22
	100,00	100,00	100,00	100,00	100,00	100.00

		gr.	gr.	gr.	gr.	gr.	gr.
Poids de	moyen....	1,90	2,35	2,84	2.38	2,34	2,52
100	maximum.	2,30	3,10	3,60	3,35	2,96	3,25
grains.	minimum.	1.00	1,74	1,70	1.65	1,30	1,75

		gr.	gr.	gr.	gr.	gr.	gr.
Décortica-	Amandes.	69,00	61,00	66,60	71,00	65,00	65,00
tion p.100.	Balles....	31.00	39,00	33,40	29,00	35,00	35,00

Suède et Norvège. — 1. Avoine blanche, 1893; acidité, 0,132 ; — 2. Avoine noire, 1893; acidité 0,110; — 3. Id. ; — 4. Id., 1894 ; acidité, 0,076 ; — 5. Id., 1895 ; — 6. Id., 1897.— Le rendement à l'hectare se rapproche de 28 hectolitres ; le poids moyen de l'hectolitre est de 47 à 48 kilog.— Impuretés de 1 à 3 p. 100 : orge, vesce, blé, seigle, sarrasin, ivraie, lin, gesse.

	1	2	3	4	5	6
Eau...............	13,00	10,30	13,90	14,40	12,90	11,20
Matières azotées......	11,17	10,60	11,10	9,13	9,82	8,98
— grasses......	4,83	4.78	5,32	5,34	5,58	5,30
— amylacées...	60,02	72,20	58,08	58,01	59,10	62,97
Cellulose...........	8,38	8,98	8,42	10,28	9,84	8,75
Cendres..............	2,60	3,14	3,18	2,84	2,76	2,80
	100,00	100,00	100,00	100,00	100,00	100,00

		gr.	gr.	gr.	gr.	gr.	gr.
Poids de	moyen....	3,19	2,51	2,38	2,24	2,46	2,21
100	maximum.	4,60	3,48	3.80	3,37	3,64	3,38
grains.	minimum.	1,52	0,80	1,20	1,40	1,70	1,35

		gr.	gr.	gr.	gr.	gr.	gr.
Décortica-	Amandes.	73,00	73,80	74,00	72,40	73,00	69,00
tion p.100.	Balles....	27,00	26,20	26,00	27,60	27,00	31,00

Transvaal. Turquie et Levant.

1. Avoine blanche du Transvaal, 1899 ; — 2. Avoine de Constantinople, 1894; — 3. Avoine de Fatza, 1894; — 4. Avoine de Marmara, 1894; — 5. Avoine de Mersina, 1894; — 6. Panderma, 1895; — 7. Rosdoto, 1893; — 8. Id., 1894; — 9. Salonique, 1894; — 10. Chypre, 1893 ; — 11. Grèce, 1893.— 12. Smyrne, 1893. — Les impuretés des avoines du Levant sont constituées par : Orge (jusqu'à 10 et 20 p. 100), blé, épeautre, vesce, paille, terre.

	1	2	3	4	5	6
Eau...................	10,80	11,25	11,60	11,50	11,35	11,20
Matières azotées......	8,40	9,58	9,10	8,94	10,05	9,18
— grasses......	5,15	5,32	5,60	5,06	6,38	5,14
— amylacées ...	54,90	60,49	59,58	59,40	58,52	60,44
Cellulose.............	16,55	9,76	10,34	10,28	10,24	10,54
Cendres.............	4,20	3,60	3,78	4,82	3,46	3,50
	100,00	100,00	100,00	100,00	100,00	100,00
Acidité p. 100........	»	0,109	0.076	0,087	0,087	0,098
	gr	gr.	gr.	gr.	gr.	gr.
Poids de (moyen....	2,08	4,08	2,51	3,64	3,24	3,56
100 { maximum.	4,00	5,48	3,80	4,95	4,42	5,10
grains. (minimum.	1,60	2,80	1,67	2,43	2,07	2,13
	gr.	gr.	gr.	gr.	gr.	gr.
Décortica- (Amandes.	64,00	70,50	71,00	69,50	61,30	68,60
tion p.100. { Balles....	36,00	29,50	29,00	30,50	28,70	31,40
Impuretés p. 100......	»	29,80	6,48	5,50	2,30	11,75

	7	8	9	10	11	12
Eau...................	11,04	11,35	11,20	9,60	9,70	9,00
Matières azotées.......	9,81	9,26	9,26	8,98	9,12	9,25
— grasses.......	4,23	5,70	5,54	5,95	4,78	4,98
— amylacées...	57,34	59,65	58,86	60,91	59,08	63,31
Cellulose.............	10,68	9,64	10,74	10,72	11,06	9,36
Cendres.............	6,90	4,40	4,40	3,84	6,26	4,10
	100,00	100,00	100,00	100,00	100,00	100,00
Acidité p. 100........	0,110	0,087	0,076	0,132	0,152	0,132
	gr.	gr.	gr.	gr.	gr.	gr.
Poids de (moyen....	3,53	4,32	3,29	3,01	3,40	3,78
100 { maximum.	5,20	5,82	4,97	4,28	4,80	5,12
grains. (minimum.	1,80	2,72	1,82	1,60	1,80	2,00
	gr.	gr.	gr.	gr.	gr.	gr.
Décortica- (Amandes.	69,50	71,20	72,00	65,50	65,50	71,5
tion p.100. (Balles....	30,50	28,50	28,00	34,50	34,50	28,50
Impuretés p. '100.....	20,16	9,33	12,10	3,40	4,44	9,84

§ II. — OBSERVATIONS GÉNÉRALES SUR LES AVOINES (1).

1. Les analyses relatées précédemment ou publiées dans la *Revue de l'Intendance* de décembre 1894, mars 1895 et avril 1896, donnent les écarts suivants qui prouvent que la composition des avoines ne saurait être représentée par une moyenne générale :

	Minimum p. 100.	Maximum p. 100.
Eau..........................	9,50	15,00
Matières azotées..................	7,10	17,60
— grasses.................	2,20	6,82
— amylacées...............	56,95	64,32
Cellulose.......................	7.02	12,24
Cendres........................	1,88	6,90
Poids moyen de 100 grains..........	1,80	4,32
Poids de l'amande................	61,00	79,50
Poids de la balle.................	20,50	39,00

On trouve dans les avoines les mêmes proportions d'eau que dans les blés. Elles sont également plus ou moins hydratées suivant les saisons, l'état hygrométrique de l'air, l'état d'humidité des locaux, le pays d'origine.

L'avoine la plus azotée a été une avoine blanche, récoltée en Nouvelle-Calédonie, puis viennent les avoines de Roumanie et de Russie avec 14 p. 100.

C'est une avoine noire de Brie qui a présenté la plus forte teneur en matières grasses et c'est dans une avoine blanche de la Nouvelle-Calédonie que l'on a trouvé le minimum ; mais on ne saurait en conclure que les avoines noires sont plus favorisées que les blanches sous le rapport des matières grasses.

---

(1) *Revue Intendance*, 1897, et *Comptes-rendus Acad. Sc.*, 18 oct. 1897.

Pour la cellulose, les deux chiffres extrêmes se trouvent dans des avoines noires ; le minimum dans une avoine de Normandie et le maximum dans une avoine de Libau. Pour les cendres, le maximum a été trouvé dans une avoine de Rodosto. Les plus gros grains ont été également observés dans une avoine de Rodosto et les plus petits dans une avoine d'Amérique.

L'acidité végétale des avoines est beaucoup plus élevée que celle des blés; elle est généralement comprise entre 0,065 et 0,170 p. 100.

2. Il n'y a pas de rapport entre le poids moyen des grains, le poids des grains à l'hectolitre et la couleur des avoines. Il n'y a également aucune relation entre ces divers facteurs et les matières salines, les matières grasses ou la cellulose ; pour l'azote, les avoines blanches, du moins dans certains pays (Russie), paraissent plus favorisées.

3. En rapprochant le poids des cendres des poids de la cellulose, de la graisse et de l'azote, on ne trouve pas de liens étroits entre ces éléments et le maximum ou le minimum des matières salines. Il en est ainsi pour le maximum et le minimum des matières grasses ou azotées. Quant à la cellulose des avoines de même espèce, le maximum coïncide toujours avec une diminution de l'azote.

4. Il n'existe pas de rapports généraux entre le poids de l'amande ou de la balle et le poids moyen des grains (1), ou le poids des grains à l'hectolitre. Au point de vue de la nuance, les avoines blanches donnent souvent moins d'amandes que les noires, mais on observe le contraire en Russie. Le rapport de l'amande à la balle est très variable suivant

---

(1) En opérant sur des grains de *même forme, normaux, présentant bien tous les caractères de la variété considérée et renfermant d'autre part une amande bien développée*, Denaiffe et Sirodot (l'Avoine, Paris, 1902) ont établi qu'il existait, dans ces conditions, un rapport direct entre le poids de l'amande et le poids moyen des grains.

les provenances. Dans les régions chaudes, la balle est toujours en plus forte proportion ; sa composition reste à peu près la même que dans les pays tempérés ; mais, par contre, l'amande est beaucoup plus azotée. Il résulte de là que des avoines d'Algérie ne donnant que 68 à 69 p. 100 d'amande contiennent, à poids égal, autant et même plus d'azote que les meilleures avoines de Beauce ou de Brie, qui laissent à la décortication jusqu'à 77 p. 100 d'amandes. La balle adhérente au grain étant très résistante à la mastication et formée de matières peu alimentaires, on comprend l'intérêt qu'il y a, pour l'acheteur, à connaître exactement le rapport de l'amande à la balle. Dans les avoines de même espèce, la valeur nutritive marche toujours avec le poids de l'amande ; c'est un élément, comme l'ont prouvé d'ailleurs les recherches de Muntz et Ch. Girard (1), dont la portée ne saurait être contestée.

I. — Composition de l'amande par rapport à la balle.

Eau. — Dans les avoines que l'on vient de décortiquer, on trouve assez approximativement la même quantité d'eau dans la balle que dans l'amande. Généralement, la balle est un peu plus sèche, mais elle peut être aussi plus humide lorsqu'il s'agit d'avoines très sèches, décortiquées par un temps pluvieux.

Matières azotées. — La balle est très peu azotée (1,42 à 2,91 p. 100) ; il en résulte que l'avoine entière, revêtue de sa balle, est moins azotée que l'avoine nue.

Matières grasses. — Les matières grasses des avoines sont presque entièrement localisées dans l'amande (6 à 9 p. 100) ; la balle n'en contient qu'une très faible quantité (moins de 1 p. 100).

Matières sucrées et amylacées. — L'amidon réside exclu-

(1) *Annales de l'Institut agronomique.* 7ᵉ année. 1882-1883.

BALLAND. — Les Aliments.   **22**

sivement dans l'amande. On ne trouve que des traces de sucre dans la balle.

Cellulose. — Les avoines décortiquées ne renferment pas plus de cellulose que les blés : l'excès des matières cellulosiques, dans les grains bruts, vient de la balle qui donne assez souvent 30 p. 100 de cellulose inerte.

Matières salines. — La proportion relativement élevée, par rapport aux blés, des matières salines contenues dans les avoines est due à la balle. L'amande en contient peu (moins de 2 p. 100) et ses cendres sont plus fusibles, plus phosphatées que celles de la balle qui laisse à l'incinération de 6 à 7 p. 100.

Ces données, confirmées d'ailleurs par les analyses qui suivent, établissent bien que la balle d'avoine est constituée par des matières à peu près inertes et qu'elle apporte peu de principes à l'alimentation.

II. — Causes qui font varier la composition des avoines.

I.—Influence du climat et du sol.—Le climat et le sol exercent une action capitale sur la composition des avoines. Dans les climats chauds, la balle est plus développée que dans les régions tempérées ; l'amande s'y trouve en moindre proportion, mais elle est plus azotée.

Les différences moins profondes que l'on observe dans les avoines des régions soumises au même climat se rattachent plus directement à la nature du sol.

Les avoines d'un même terrain cultivées dans les mêmes conditions présentent, d'une année à l'autre, une composition assez uniforme lorsque les influences atmosphériques ne sont pas trop différentes. S'il y a accroissement de chaleur, l'azote apparaît en plus forte proportion. Si la maturité a été retardée par les pluies, il y a, au contraire, moins d'azote. On peut citer, comme exemple, l'avoine de Bresse (p. 328) récoltée dans un même terrain. La plus forte proportion d'azote s'observe en 1893, année très chaude en Bresse. Les années 1894, 1895, 1896 et 1900, qui se rapprochent de la moyenne, ont produit des avoines de composition assez uniforme. L'année 1897, caractérisée par d'abondantes pluies et une très forte humidité du sol, a fourni, au contraire, des avoines manifestement inférieures.

Cet exemple montre l'intérêt qu'il y aurait, en particulier pour l'armée, à être exactement renseigné, dans les premiers mois de chaque récolte, sur la valeur moyenne des principales avoines du commerce : un cheval qui, en 1893, avec une ration journalière de 5 kilog. d'avoine de Bresse pouvait recevoir près de 600 gr. de matières azotées, n'en retrouvait plus que 350 gr. en 1897.

II. — Influence du poids des grains. — Dans une avoine du Poitou, de nuance très homogène, on a trié un certain nombre de grains parmi les plus gros et les plus petits. Les lots examinés comparativement ont donné les résultats suivants :

Gros grains : poids de 100 grains, 4 gr. ; 100 gr. de grains donnent : amandes 75.6 et balles 24.4 ; — 1. Grains entiers ; — 2. Amandes ; — 3. Balles. — **Petits grains** : poids de 100 grains, 1 gr. 8 ; 100 gr. donnent : amandes 82 et balles 18 ; — 4. Grains entiers ; — 5. Amandes ; — 6. Balles.

	1	2	3	4	5	6
Eau.................	11,38	11,88	10,60	11,20	11,92	10,40
Matières azotées.......	7,99	10,40	1,11	7,76	9,18	1,90
— grasses.......	7,68	9,92	0,72	6,98	8,92	1,46
— amyl. et extr.	61,01	63,92	49,21	63.72	66,06	48,24
Cellulose.............	8,84	2,28	31,36	7,50	2,36	30,00
Cendres.............	3,10	1,60	7,00	2,84	1,56	8,00
	100.00	100,00	100,00	100,00	100,00	100,00

III. — Influence de la couleur des grains. — D'une

avoine grise de Beauce on a retiré, d'une part, les grains blancs, et, d'autre part, les grains noirs, beaucoup plus nombreux. Les deux lots examinés comparativement présentent une notable différence :

GRAINS BLANCS : acidité 0,087 ; 100 gr. donnent à la décortication : amandes 69 et balles 31 ; — 1. Grains entiers ; — 2. Amandes ; — 3. Balles. — GRAINS NOIRS : acidité, 0,120 ; 100 gr. donnent : amandes 72 et balles 28 ; — 4. Grains entiers ; — 5. Amandes ; — 6. Balles.

	1	2	3	4	5	6
Eau	11,14	11,90	10,40	11,20	11,50	10,00
Matières azotées	8,98	11,66	2,06	9,36	11,98	2,14
— grasses	4,70	6,44	0,50	4,98	6,28	0,25
— amyl. ou extr.	59,16	65,20	45,99	61,62	65,89	52,71
Cellulose	12,70	2,80	35,25	10,00	2,60	29,90
Cendres	3,02	2,00	5,80	2,84	1,75	5,00
	100,00	100,00	100,00	100,00	100,00	100,00

Une avoine de Libau, traitée dans les mêmes conditions que l'avoine de Beauce, a donné, d'autre part :

1. GRAINS BLANCS : poids de 100 grains, 2 gr.; 100 gr. donnent : amandes 66.5 et balles 33.5 ; — 1. Grains entiers ; — 2. Amandes ; — 3. Balles. — GRAINS NOIRS : poids de 100 grains, 2.57 ; 100 gr. donnent : amandes 65.2 et balles 34.8 ; — 4. Grains entiers ; — 5. Amandes ; — 6. Balles.

	1	2	3	4	5	6
Eau	9,14	10,20	9,20	11,74	11,10	8,80
Matières azotées	8,49	12,06	2,01	8,43	12,16	1,85
— grasses	4,12	5,95	0,60	4,04	5,83	0,60
— amyl. ou extr.	63,67	68,26	52,18	61,43	66,66	55,47
Cellulose	11,50	1,98	30,35	11,64	2,80	28,30
Cendres	3,08	1,55	5,66	2,72	1,45	4,98
	100,00	100,00	100,00	100,00	100,00	100,00

IV. — *Influence du temps*. — *Avoines surannées*. —
1. Les avoines entières, protégées par la balle qui les recou-

vre, peuvent se conserver pendant longtemps, sans éprouver de transformation appréciable dans leur constitution chimique. On sait, d'ailleurs, par expérience que les avoines, restées saines et sans mauvais goût, peuvent, après plusieurs années de conservation, être consommées sans inconvénients.

Les avoines suivantes, conservées pendant dix ans, ont présenté une composition peu différente de celle qu'elles avaient au moment de la récolte. Il y avait moins d'eau (10 à 11 p. 100) et un peu plus d'acidité.

	Acidité p. 100
Avoine d'Algérie...................	0,152
Avoine de Beauce..................	0,127
Avoine de Bresse..................	0,166
Avoine du Midi....................	0,196
Avoine de la Nièvre...............	0,137
Avoine de l'Yonne.................	0,127
Avoine de Suède..................	0,186

2. Les avoines broyées ou grossièrement moulues éprouvent des modifications qui se traduisent tout de suite par une plus grande acidité et, à la longue, par une transformation des matières grasses primitivement solubles dans l'éther.

Les avoines qui suivent ont donné, après mouture grossière (juillet 1894) :

	Acidité pour 100 grammes	
	De suite.	Après 10 jours.
Avoine d'Algérie...............	0,110	0,397
— Chypre...............	0,132	0,617
— Crimée...............	0,154	0,485
— Danube...............	0,176	0,595
— Grèce................	0,154	0,485
— Hollande.............	0,154	0,485
— Nicolaïeff...........	0,132	0,485
— Norvège.............	0,132	0,480
— Smyrne..............	0,132	0,419
— Rodosto.............	0,110	0,375

Comme exemples des modifications éprouvées à la longue, par les matières grasses, nous citerons les cas suivants d'avoines qui, après mouture grossière, ont été conservées dans des flacons bouchés à l'émeri.

Une avoine noire de Suède, conservée en grains, pendant 11 ans, présentait une acidité de 0,186 p. 100 et donnait, par épuisement à l'éther, 5,03 p. 100 de matières grasses dont 2,34 d'acides gras solubles dans l'alcool à 95° et 2,69 d'huile insoluble (v. p. 160). La même avoine, conservée après mouture, pendant le même temps, avait une acidité de 0,499 et contenait 5,59 de matières grasses, constituées par des acides gras entièrement solubles dans l'alcool.

Une avoine bigarrée d'Amérique, conservée après mouture, pendant 11 ans, présentait une acidité de 0,480 et contenait 4,92 de matières grasses entièrement solubles dans l'alcool.

L'avoine grise de Beauce, mentionnée plus haut, dont l'acidité, après 11 ans, était 0,127, a donné 5,56 de matières grasses, dont 2,38 solubles dans l'alcool.

III. — Propriété excitante de l'avoine.

On a admis dans l'avoine l'existence d'un principe excitant, sorte d'alcaloïde agissant d'une manière spéciale sur le cheval. Ce principe azoté, désigné sous le nom de *avénine* (1), aurait été obtenu en épuisant simplement l'avoine par de l'alcool. Les recherches qui suivent ne confirment pas l'existence de ce produit spécial.

---

(1) SANSON. Recherches expérimentales sur la propriété excitante de l'avoine (*Journal de l'anatomie et la physiologie de l'homme et des animaux*, t. XIX, p. 113, et *Comptes-rendus de l'Acad. des Sciences*, 1883). « Le péricarpe du fruit de l'avoine contient une matière azotée soluble dans l'alcool (le degré alcoolique n'est pas indiqué) qui semble appartenir au groupe des alcaloïdes incristallisables. Sa composition, sauf vérification, serait $C^{30}H^{21}Az^{18}O$; on pourra l'appeler *avénine*. »

Exp. I. — On a mis dans un ballon 100 gr. d'avoine grise de Bretagne avec 500 gr. d'eau et l'on a recueilli par distillation environ 200 cc. de liquide. Il n'y a pas traces apparentes d'huile essentielle.

On a répété la même expérience avec 100 gr. d'avoine grise de Beauce. L'acidité du produit distillé était un peu plus forte que pour l'avoine de Bretagne, mais il n'y avait pas traces d'huile essentielle.

Il semble cependant qu'un produit de ce genre, assez volatil, existe en très faible quantité dans les avoines. En effet, si, dans le dosage des matières grasses, l'on traite directement l'avoine concassée par l'éther, on n'obtient pas, comme avec les autres céréales (blé, seigle, orge, maïs, etc.) une solution absolument limpide, mais un liquide louche et légèrement opalin. Cette particularité ne s'observe pas lorsqu'on porte préalablement l'avoine à l'étuve pendant une heure ou deux.

Exp. II. — Dans un entonnoir à robinet bouché à l'émeri, on a placé à la partie inférieure un petit tampon de coton, puis, par-dessus, 20 gr. d'avoine de Bretagne grossièrement moulue, incomplètement séchée à l'étuve, et 100 cc. d'éther à 65°. Après vingt-quatre heures de contact, à la température ordinaire, on a laissé couler l'éther et on l'a recueilli dans une capsule à part. On a remis dans l'entonnoir 100 cc. d'alcool absolu ; on a laissé au repos pendant vingt-quatre heures, à la température ordinaire, puis on a, comme précédemment, recueilli l'alcool à part. On a versé ensuite sur l'avoine 100 cc. d'alcool à 80 degrés et, après vingt-quatre heures de contact, on a ouvert le robinet et recueilli à part l'alcool qui s'en échappait. On a versé à nouveau sur l'avoine 100 cc. d'alcool à 60° ; on a laissé au repos pendant vingt-quatre heures, puis on a recueilli le liquide alcoolique.

L'éther a donné 1 gr. 26 d'extrait, de consistance huileuse, sans matières azotées. L'alcool absolu a donné 0 gr. 41 d'extrait non azoté. L'alcool à 80° a donné 0 gr. 29 d'extrait contenant 0 gr. 0118 d'azote, soit 4,06 p. 100 ou 25,38 p. 100 de matière azotée. L'alcool à 60° a donné 0 gr. 32 d'extrait avec 0 gr. 0194 d'azote, soit 6,06 p. 100 ou 37,87 p. 100 de matière azotée.

L'examen des extraits au microscope n'a montré aucune cristallisation.

Exp. III. — Dans trois entonnoirs à robinet, disposés comme le précédent, on a mis 10 gr. d'avoine de Beauce concassée, sans dessiccation préalable; puis, dans l'un 50 cc. d'alcool absolu, dans l'autre, 50 cc. d'alcool à 95° et dans le troisième, 50 cc. d'alcool à 75°.

Après vingt-quatre heures de contact à la température ordinaire, on a laissé écouler le liquide qui a fourni, pour chacun d'eux, les quantités suivantes d'extrait :

	gr.
Alcool absolu...	0,45. Consistance huileuse.
Alcool à 95°.....	0,34. Consistance plus épaisse.
Alcool à 75°.....	0,42. Aspect du gluten desséché, avec son odeur spéciale.

Le premier extrait ne renferme que 0 gr. 0012 d'azote, soit 1,69 p. 100 de matière azotée ; le second, 0 gr. 00168, soit 3,01 p. 100 de matière azotée, et le troisième 0 gr. 023, c'est-à-dire 34,21 p. 100 de matière azotée.

Il n'y a pas trace de cristallisation dans ces extraits.

Les produits que l'on obtient en épuisant les avoines par l'alcool présentent donc une composition très variable : avec l'alcool absolu, l'extrait n'est formé que de matières grasses, analogues à celles que l'on retire avec l'éther; avec l'alcool à 95°, il y a présence de matière azotée et celle-ci va en augmentant en même temps que la dilution de l'alcool. Il n'y a pas d'alcaloïde spécial auquel on puisse rattacher la propriété excitante des avoines sur le cheval. Les effets constatés par André Sanson seraient vraisemblablement dus à une huile essentielle qui accompagnerait, en très faible quantité, les matières grasses des avoines. Celles-ci exercent incontestablement une très grande influence : les proportions élevées de ces matières, jointes aux autres éléments azotés et phosphatés contenus dans les avoines, prouvent que cette céréale constitue, pour l'homme et les animaux, un aliment beaucoup plus complet que le froment, l'orge ou le seigle.

§ III. — OBSERVATIONS SPÉCIALES A QUELQUES AVOINES (1)

Les avoines peuvent être groupées d'après leur nuance en avoines bigarrées, blanches, grises, jaunes, noires et rouges.

Avoines bigarrées. — Les avoines bigarrées d'Amérique (Etats-Unis) présentent une bonne composition moyenne.

Avoines blanches. — Les avoines blanches de Russie sont caractérisées par une forte proportion de matières azotées ; parmi les graines étrangères, on trouve le millet rouge qui peut aider à caractériser toutes les avoines de Russie. Les avoines de Libau renferment un excès de cellulose et sont parfois très impures (jusqu'à 20 p. 100 de graines étrangères : orge, sarrasin de Tartarie, vesce, nielle, blé, seigle). Les avoines de Saint-Pétersbourg sont meilleures ; les proportions d'amandes s'élèvent jusqu'à 74 p. 100 ; les matières grasses, comme dans les avoines de Libau, sont au-dessous de 4 p. 100. Les avoines de Nicolaïef et de Théodosie, très riches en cellulose et très impures, se rapprochent par leur constitution chimique des avoines de Libau.

L'avoine blanche de Norwège a la composition chimique des bonnes avoines blanches de France.

Avoines grises et noires. — Les avoines de Beauce et de Brie contiennent une proportion de matières azotées généralement supérieure à 10 p. 100 ; la cellulose est peu élevée ; écorce fine, plus ou moins brillante ; riche en amande. Le taux des graines étrangères est très faible.

Les avoines grises et noires de Bretagne se distinguent des avoines de Beauce par une plus faible proportion des matières azotées. La matière grasse est plus élevée (plus de 5 p. 100).

---

(1) *Comptes-rendus Acad. des Sciences*, des 4 mars et 16 avril 1895.

Les avoines de Bresse et de Champagne se rapprochent par leur composition des avoines de Beauce, mais le poids moyen des gros grains est moins élevé pour les avoines de Champagne.

L'avoine des Vosges est plus foncée que les précédentes. L'avoine noire d'Evreux a la nuance de l'avoine des Vosges, avec plus de brillant.

Les avoines de Suède se rapprochent par leur composition chimique des avoines de Beauce, avec lesquelles on les mêle fréquemment dans le commerce. Elles sont un peu plus foncées et plus brillantes. La proportion de l'amande est la même; parmi les graines étrangères, on remarque la présence de la vesce, que l'on ne trouve pas dans les avoines de la Beauce.

L'avoine noire d'Irlande, un peu plus terne que l'avoine de Suède s'en rapproche par sa composition. Elle est très pure (moins de 1 p. 100 d'impuretés: orge, sarrasin).

L'avoine noire de Libau est caractérisée par une faible proportion de matières grasses (moins de 4 p. 100), et par un excès de cellulose. Le poids de l'amande est inférieur à 70 p. 100. Le taux des impuretés est au-dessus de 4 p. 100.

Avoines jaunes rougeâtres. — Les avoines d'Algérie se distinguent par une faible proportion de matières azotées, une bonne proportion de matières grasses et par un excès de cellulose ; les plus gros grains atteignent 4 gr. 5 p. 100.

Les avoines de Chypre, de Grèce, de Smyrne et de Rodosto sont très sèches, comme les avoines d'Algérie, dont elles se rapprochent par la nuance et la composition chimique. Le rapport de l'amande est inférieur à 70 p. 100. Le poids des gros grains pour les avoines de Rodosto et de Smyrne dépasse 5 gr. par 100 grains. Ces deux dernières sont généralement très impures, l'avoine de Smyrne est de plus caractérisée par la présence d'une crucifère, le rapistre oriental.

I. — Avoines du marché de Paris.

Les principales avoines qui alimentent le marché de Paris (avoines de Beauce, Brie, Bretagne, Champagne, Normandie, Picardie, Centre) présentent la composition suivante :

	Minimum.	Maximum.
Eau.............................	9,50	15,00
Matières azotées...................	7,10	13,16
— grasses.................	4,10	6,82
— amylacées..............	59,84	64,16
Cellulose.......................	7,02	10,44
Cendres........................	1.88	4.40
Poids moyen des grains..........	1,86	3,96
Poids de l'amande................	71,00	79,50
Poids de la balle................	20,50	29,00

Le taux des impuretés de ces avoines est très faible (0,5 à 3 p. 100): orge, blé, gratteron, navet, nielle, ravenelle, liseron, luzerne, sarrasin, vesce, ivraie, débris de paille.

Avoines de Russie. — 29 analyses publiées dans la *Revue de l'Intendance* ont donné :

	Minimum.	Maximum.
Eau.........................	9,70	14,60
Matières azotées..............	8,13	13,59
— grasses.............	2.89	5,64
— amylacées...........	58,09	62,79
Cellulose.....................	8,86	12,24
Cendres	2,84	4,50
Poids moyen de 100 grains....	1,90	2,84
Poids de l'amande............	61,00	74,70
Poids de la balle.............	25,30	39,00

Le taux des impuretés, généralement de 2 à 6, s'élève parfois jusqu'à 10 p. 100: orge (en majorité), blé, sarrasin de Tartarie, seigle, gesse, millet rouge, épeautre. Le poids de l'hectolitre est de 42 à 50 kilog. et le rendement moyen à l'hectare entre 11 et 12 hectolitres.

II. — Avoines chocolatées (1).

On désigne sous le nom d'*avoines chocolatées* certaines avoines d'Algérie et du Levant qui présentent des grains de nuance brun foncé rappelant la couleur du chocolat. Ces avoines se rencontrent de préférence sur les marchés d'Oran et de Mostaganem : elles n'apparaissent pas d'ailleurs régulièrement; on les a surtout observées en 1887, 1889 et 1894. La proportion des grains colorés est très variable : parfois elle n'atteint pas 5 pour 100. L'amande présente les mêmes caractères physiques, la même composition chimique et les mêmes aptitudes à la germination que l'amande des grains blancs; la balle ne paraît différer que par la nuance externe. C'est donc avec raison que l'on admet que les avoines chocolatées ne sont que des avoines blanches ordinaires qui auraient été mouillées, avant ou pendant la récolte, et brusquement saisies par un soleil ardent. On constate en effet que la teinte brune se remarque de préférence sur les grains doubles, c'est-à-dire sur des grains qui, par le fait de leur juxtaposition, sont plus imprégnés d'eau et restent plus longtemps mouillés que les grains simples, l'évaporation pour ceux-ci étant plus rapide. Il est à noter aussi que ces mêmes avoines sont parfois ergotées ; or, on sait que la pluie, les vents humides et les brouillards favorisent le développement de l'ergot (2). Pendant

---

(1) *Comptes-rendus Acad. Sciences,* 2 mars 1898.
(2) Les graminées dans les épis desquelles on a constaté la présence de l'ergot sont nombreuses. On en a trouvé dans les agrostides, les alpistes, les avoines, les blés, les bromes, les canches, les dactyles, les élymes, les fétuques, les fléoles, les glycéries, les ivraies, les maïs, les orges, les paturins et les seigles. A part les dimensions qui varient, la forme de l'ergot est à peu près la même; la couleur aussi.

les années sèches, on ne trouve, en Algérie, ni avoines chocolatées, ni avoines ergotées.

Les analyses qui suivent établissent qu'il n'y a pas plus
d'écarts de composition entre les grains bruns et les grains
blancs des avoines chocolatées qu'entre les grains les plus
colorés et les moins colorés des avoines grises ordinaires.

Les avoines chocolatées de provenance algérienne sont
acceptées par l'administration de la guerre, lorsqu'elles contiennent moins de 10 p. 100 de grains chocolatés et non
ergotés. Les avoines ergotées, de même que les blés ergotés, sont formellement exclues des livraisons militaires.

I. — Avoine chocolatée des environs de Mostaga-
nem. 1894.

— On a examiné l'avoine entière, telle qu'elle
est arrivée au laboratoire du Comité, puis les grains les plus
blancs et les plus colorés, soigneusement triés à la main.

Avoine non triée; acidité 0,211; poids moyen de 1000
grains 35,72; 100 gr. de grains donnent : amandes 67,1 et
balles 32,9; — 1. Grains entiers; — 2. Amandes; — 3. Balles.

	1		2		3	
	à l'état normal.	à l'état sec.	à l'état normal.	à l'état sec.	à l'état normal.	à l'état sec.
Eau.............	11,20	0,00	11,60	0,00	10,70	0,00
Matières azotées.	8,86	9,98	12,55	14,20	2,38	2,67
— grasses.	5,52	6,22	8,40	9,50	0,90	1,01
— amylac.						
ou extract....	59,98	67,54	64,61	73,08	48,54	54,35
Cellulose........	10,90	12,27	0,92	1,04	30,50	34,15
Cendres.........	3,54	3,99	1,92	2,18	6,98	7,82
	100,00	100,00	100,00	100,00	100,00	100,00

On observe toujours, sur le ventre de l'ergot, le sillon caractéristique
du caryopse et l'examen microscopique fournit les mêmes résultats.
(*Mémoire sur l'ergot du seigle*. par le professeur A. FÉE, pharmacien-
principal de l'armée, *Strasbourg*, 1843).

Grains blancs; acidité 0,197; poids de 1000 grains 34,12; 100 grains donnent : amandes 63,35 et balles 36,65 : — 1. Grains entiers; — 2. Amandes; — 3. Balles.

	1		2		3	
	à l'état normal.	à l'état sec.	à l'état normal.	à l'état sec.	à l'état normal.	à l'état sec.
Eau............	11,70	0,00	11,80	0,00	10,80	0,00
Matières azotées.	8,63	9,77	12,37	14,03	2,05	2,30
— grasses.	5,06	5,73	8,28	9,39	1,10	1,24
— amylac. ou extract....	59,35	67,20	64,99	73,67	48,55	54,42
Cellulose........	11,86	13,43	0,88	1,00	31,00	34,75
Cendres.........	3,40	3,87	1,68	1,91	6,50	7,29
	100,00	100,00	100,00	100,00	100,00	100,00

Grains bruns; acidité 0,219; poids de 1000 grains 39,68; 100 grains donnent : amandes 67,25 et balles 32,75;— Grains entiers;— 2. Amandes; — 3. Balles.

	1		2		3	
	à l'état normal.	à l'état sec.	à l'état normal.	à l'état sec.	à l'état normal.	à l'état sec.
Eau............	11,80	0,00	11,90	0,00	11,20	0,00
Matières azotées.	8,95	10,15	13,06	14,83	2,21	2,49
— grasses.	5,44	6,17	8,32	9,44	0,70	0,79
— amylac. ou extract....	60,09	68,13	61,44	73,14	48,09	54,16
Cellulose........	10,28	11,65	0,88	1,00	30,60	34,45
Cendres.........	3,44	3,90	1,40	1,59	7,20	8,11
	100,00	100,00	100,00	100,00	100,00	100,00

II. — Avoine chocolatée des environs d'Oran.1894. — 1. Grains non triés; acidité 0,131; poids de 1000 grains 39,6; 100 gr. donnent : amandes 68,65 et balles 31,75; — 2. Grains rouges; acidité 0,109;—3. Grains rouge plus foncé; acidité 0,197.

	1		2		3	
	à l'état normal.	à l'état sec.	à l'état normal.	à l'état sec	à l'état normal.	à l'état sec.
Eau.............	11,00	0,00	10,90	0,00	10,10	0,00
Matières azotées.	8,87	9.97	8,38	9,41	8,38	9,32
— grasses.	5,96	6,70	6,14	6,89	5,54	6,17
— amylac. ou extract....	59,65	67,02	60,72	68,14	62,36	69,36
Cellulose........	10,32	11,59	10,74	12,05	9,82	10,92
Cendres.........	4,20	4,72	3,12	3,51	3,80	4,23
	100,00	100,00	100,00	100,00	100,00	100,00

III. — Avoines algériennes récoltées dans le Midi de la France.

Depuis quelques années, on utilise, dans certains départements du Midi de la France, les semences des avoines algériennes qui résistent mieux à la verse que les avoines indigènes et donnent un rendement sensiblement plus élevé.

Cette culture, d'après les renseignements pris sur place, serait assez développée dans l'Aude, l'Ariège, la Haute-Garonne et les Pyrénées-Orientales. Elle est également pratiquée dans le Tarn, mais à un moindre degré.

Les avoines provenant de ces cultures présentent les caractères des avoines d'Algérie, notamment la teinte rougeâtre et la dureté de la balle. Elles sont moins appréciées sur les marchés que les avoines locales et se vendent jusqu'à 2 francs de moins l'hectolitre.

Les analyses suivantes, effectuées sur des avoines de la récolte de 1902, dont les semences venaient de la région oranaise, établissent que ces avoines présentent la composition des avoines d'Algérie données précédemment. Toutefois, il y a 1 à 2 pour 100 de moins de cellulose et, en effet, examinées comparativement avec des avoines d'Algérie, elles sont un peu moins dures et moins piquantes au toucher.

1. Avoines de Port-Vendre ;— 2. Perpignan ;— 3. Carcassonne ;— 4. Oran.

	1	2	3	4
Eau..........................	7,80	9,60	9,30	9,60
Matières azotées...............	10,29	10,22	10,71	9,97
— grasses..............	5,95	6,40	5,40	6,20
— amylacées............	60.51	61,73	61,79	59,81
Cellulose......................	10,05	8,45	8,80	10,70
Cendres.......................	3,40	3,60	4,00	3,72
	100,00	100.00	100,00	100,00
Poids moyens de 100 grains....	3,45	3,40	3,26	3,43
100 gr. de grains ⎰ amandes	68,00	68,00	68,00	68,00
donnent...... ⎱ balles.......	32,00	32,00	32,00	32,00

IV. — Avoines récoltées à Madagascar en 1904.

Les produits dont les analyses suivent m'ont été adressés par le général Galliéni, gouverneur de Madagascar. Ils viennent de la ferme hippique d'Iboaka, située près de Fianarantsoa. D'après les renseignements communiqués, les champs exposés au Sud ont été fumés à raison de 35 tonnes à l'hectare. Les pluies ont été abondantes et régulières depuis l'époque des semailles, en novembre 1903, jusqu'à la récolte, qui a eu lieu vers la fin de mars 1904. — 1. Avoine blanche de Provence ; — 2. Avoine noire de Coulommiers.

	1	2
Eau............................	13,20	13,40
Matières azotées..............	12,36	12,42
— grasses..............	4,70	4,20
— amylacées...........	55,91	55,10
Cellulose......................	11,48	11,78
Cendres.......................	2,35	3,10
	100,00	100,00
Poids de ⎧ moyen.............	2,62	2,20
100 ⎨ maximum.........	3,35	3,18
grains. ⎩ minimum.........	1,70	1,25
Décortica- ⎰ amandes........	70,40	64,00
tion p.100. ⎱ balles............	29,60	36,00

Ces avoines sont plus azotées que les avoines d'origine; mais plus pauvres en matières grasses et amylacées. Elles renferment un excès de cellulose, dû à un développement exagéré de la balle. L'avoine blanche est supérieure à la noire, qui est de qualité très inférieure ; elle se rapproche des avoines du Levant et plus encore des avoines algériennes, que l'on cultive depuis quelques années dans le midi de la France et qui ont été l'objet de la note précédente. Il y aurait donc lieu, de renoncer, à Madagascar, à l'emploi des semences d'avoines françaises pour utiliser des semences algériennes et de préférence de la région oranaise.

§ IV. — GRAINES ÉTRANGÈRES CONTENUES DANS LES AVOINES (1)

Parmi les nombreuses graines étrangères qui accompagnent les avoines du commerce, on ne trouve que l'ivraie et la nielle qui soient nuisibles, quand elles sont en proportion notable, ce qui est rare. Ces deux graines, comme toutes celles dont le poids moyen est au-dessous de celui des avoines, sont d'ailleurs enlevées par le criblage.

Les avoines destinées aux besoins de l'armée ne doivent pas renfermer plus de 5 p. 100 de graines étrangères, dont 2 p. 100, au minimum, pour l'ivraie et la nielle.

Dans les livraisons militaires, on observe assez souvent un excès d'orge, ajouté en vue d'élever la densité des avoines dont le poids à l'hectolitre est inférieur à 45 kilog., minimum prévu par les cahiers des charges.

Voici, par ordre alphabétique, la liste des grains provenant des triages d'avoines effectués au laboratoire du Comité de l'Intendance :

(1) *Revue de l'Intendance*, déc. 1899.

Ail des champs (*Allium oleracenum*).
Avoine folle (*Avena fatua*).
Blé (*Triticum*).
Bluet (*Centaurea cyanus*).
Brôme (*Bromus*).
Caucalide fleur de carotte (*Caucalis daucoïdes*).
Chanvre (*Cannabis sativa*).
Chardon des champs (*Carduus arvense*).
Epeautre (*Triticum spelta*).
Epiaire des champs (*Stachys arvensis*).
Ers grêle (*Ervum gracile*).
Féverolle (*Vicia*).
Galeops (*Galeopsis*).
Gesse cultivée (*Lathyrus sativa*).
Gesse sans feuille (*Lath. aphaca*).
Gesse des prés (*Lath. pratensis*).
Gesse chiche, petite gesse ou Jarosse (*Lathyr. cicera*).
Gratteron (*Galium aperine*).
Ivraie enivrante (*Lolium temulentum*).
Jacée (*Centaurea jacea*).
Lentillon (*Ervum lens*).
Lin (*Linum*).
Liseron des champs (*Convolvulus arvensis*).
Luzerne denticulée (*Medicago denticulata*).
Maïs (*Zea maïs*).
Mélampyre (*Melampyrum arvense*).
Millet (*Panicum*).
Moutarde sauvage ou senevé (*Sinapis arvensis*).
Muscari à toupet (*Muscari comosum*).
Nielle (*Lychnis githago*).
Orge (*Hordeum*).
Pavot (*Papaver*).
Peigne de Vénus (*Scandix pecten Veneris*).
Pois des champs (*Pisum arvense*).
Ravenelle (*Raphanus raphanistrum*).
Renoncule des champs (*Ranonculus arvensis*).
Sainfoin (*Onobrychis*).
Sarrasin (*Polygonum fagopyrum*).
Sarrasin de Tartarie (*Polyg. fagop. tataricum*).
Seigle (*Secale cereale*).
Spergule des champs (*Spergula arvensis*).
Trèfle (*Trifolium*).
Turgénie à larges feuilles (*Turgenia latifolia*).
Vesce craque (*Vicia cracea*).
    — cultivée (*Vicia sativa*).

Vesce des haies (*Vicia sepium*).
— hérissée (*Vicia hirsuta*).

Nous retrouverons la composition de plusieurs de ces graines avec les céréales (blé, épeautre, maïs, millet, orge, sarrasin, seigle), les légumes (ail, moutarde, pois), ou les fourrages (luzerne, sainfoin, trèfle).

1.*Avoine folle*. — Les grains sont plus petits que ceux de l'avoine ordinaire et entourés de fortes glumelles, garnies à leur partie inférieure de longs poils roux. Poids moyen de 100 grains: 2 gr. 50. — 2. *Brôme des champs*. — Grain oblong, linéaire, à dos légèrement convexe, à face interne très canaliculée; glumelles très adhérentes. Poids moyen de 100 grains: 1 gr.03. — 3.*Chanvre*. — Le chanvre paraît originaire de l'Asie centrale; il est mentionné avec ses deux états, mâle et femelle, dans les plus anciens livres chinois. Les livres hébreux n'en parlent pas. D'après Hérodote, les Scythes l'ont employé longtemps avant les Grecs. On retire des graines une huile industrielle. Poids moyen de 100 grains : 1,54. — 4. *Ers grêle*. — Selon toute vraisemblance, cette légumineuse était autrefois sauvage en Grèce, en Italie et peut-être en Espagne et en Algérie. Petites graines globuleuses, à surface unie, de couleur brun foncé, donnant à la mastication la saveur des lentilles. Poids moyen de 100 grains : 0 gr. 54. — 5. *Galeops*. — Les graines de cette labiée sont irrégulières, à bords arrondis; elles ont une surface lisse, luisante, grise, parsemée de petites taches noires. Saveur douce, huileuse. Poids moyen de 100 grains: 0 gr. 43.

	1	2	3	4	5
Eau	14,00	11,80	6,60	14,20	10,00
Matières azotées	5,52	8,90	25,20	24,86	16,24
— grasses	3,00	2,85	30,90	0,95	28,40
— amylacées et extrac..	63,68	68,65	21,15	45,34	33,96
Cellulose	10,60	5,70	12,45	12,20	8,60
Cendres	3,20	2,10	3,70	2,45	2,80
	100,00	100,00	100,00	100,00	100,00

Gesse. — La gesse existait avant toute culture, du midi

du Caucase jusqu'au nord de l'Inde ; cette légumineuse s'est propagée vers l'Europe, mélangée sans doute avec les céréales. Les graines de gesse sont dures, lisses, plus ou moins globuleuses et donnent à la mastication la saveur caractéristique de la féverole. Le poids varie suivant les espèces,la nuance aussi : fauve pour la gesse cultivée, noire miroitante pour la gesse sans feuille et brune avec de petites, taches pour la gesse des prés.

La gesse commune est cultivée en Algérie, les Kabyles consomment ses graines bien qu'elles donnent lieu, parfois, à des accidents paralytiques ; ils mangent également la petite gesse.

1. Gesse cultivée ; — 2. Gesse des prés ; — 3. Gesse sans feuilles ; — 4. Gesse chiche d'Algérie ; — 5. Id. Exposition de Paris.

	1	2	3	4	5
Eau..................	13,40	14,00	14,20	12,10	10,80
Matières azotées.......	19,89	23,64	22,86	20,58	22,40
— grasses.......	0,45	0,90	0,70	1,05	0,92
— amyl.et extrac.	56,46	55,66	47,24	60,02	59,48
Cellulose.............	7,20	2,80	12,60	3,85	3,70
Cendres...............	2,60	3,00	2,40	2,40	2,70
	100,00	100,00	100,00	100,00	100,00
	gr.	gr.	gr.	gr.	gr.
Poids moy.de 100 grains.	8,00	1,52	2,40	12,05	7,45

1. *Gratteron.* — Les graines de cette rubiacée sont rondes, à surface brune, rugueuse ; albumen corné, comme celui du café, qui est de la même famille botanique. Poids moyen de 100 grains : 1 gr. 53. — 2. *Ivraie.* — Grain beaucoup plus court et plus arrondi que le brôme, de la même famille des graminées ; sillon large et profond ; les glumelles ne se détachent que très difficilement. Poids moyen de 100 grains : 1 gr. 35 ; acidité 0,034.— 3. *Lentillon.* — Grains lenticulaires, à surface unie, rougeâtre. Saveur caractéristique des légumineuses. Poids moyen de 100 grains : 2 gr. 13. — 4. *Lin.*— Le lin est cultivé depuis cinq mille ans au moins, dans la Mésopotamie, l'Assyrie et l'Egypte ; il paraît avoir été introduit en Europe par les Phéniciens. Les graines de lin sont applaties, luisantes, glabres, de nuance uniforme,

de saveur douce à la mastication. Poids moyen de 100 grains :
0 gr. 913 ; acidité 0,068. — 5. *Liseron des champs*. — Les
graines du liseron, famille des convolvulacées, sont noires,
irrégulières, à arêtes vives; la surface vue à la loupe est rugueuse, pictée, la saveur faible, non âcre. Poids moyen de
100 grains : 0 gr. 90.

	1	2	3	4	5
Eau	9,20	11,60	14,00	10,90	13,60
Matières azotées	8,12	8,52	16,56	21,30	17,58
— grasses	2,90	1,05	1,20	34,99	5,70
— amyl. et extr..	68,58	66,90	54,24	28,32	50,17
Cellulose	8,80	9,33	10,80	1,49	11,00
Cendres	2,40	2,60	3,20	3,00	1,95
	100,00	100,00	100,00	100,00	100,00

1. *Mélampyre des champs.* — Graines de couleur noire,
violacée à l'intérieur, ayant les dimensions d'un petit grain
de blé ; résistent à la mastication et donnent une saveur
d'abord sucrée, puis amère. Le mélampyre, de la famille des
scrophularinées, est aussi connu sous les noms de *blé de
vache*, *rougeole*. Lorsqu'il est mélangé au blé, il peut communiquer au pain une nuance violacée due à l'action des
acides produits pendant la fermentation panaire (1). Poids
moyen de 100 grains : 1 gr. 61. — 2. *Nielle des champs.* —
Cette plante, de la famille des caryophyllées, a les graines
noires irrégulièrement arrondies; la surface chagrinée présente de nombreuses aspérités, très visibles à la loupe ; peu
résistantes à la mastication ; amande très blanche, de saveur.
âcre. Poids moyen de 100 grains : 1 gr. 01 ; acidité 0,057. —
3. *Ravenelle.* — Cette crucifère se trouve, dans certaines
avoines, en fragments de siliques de quelques millimètres de
diamètre, contenant de petites graines rondes oléagineuses,
légèrement âcres. Analyse des siliques avec les graines ;
acidité 0,159 p. 100. — 4. *Spergule.* — La spergule des
champs, de la même famille botanique que la nielle, paraît
originaire d'Europe. Les graines, autrefois employées en
médecine, sont noires et très petites; 100 graines pèsent
0 gr. 062, soit 1.628 graines pour 1 gramme.

---

(1) Voy. PILLAS et BALLAND, Le chimiste Dizé, Paris, 1906, p. 222.

	1	2	3	4
Eau......................	10,00	11,10	9,80	10,00
Matières azotées...........	10,95	11,10	23,92	8,56
— grasses...........	11,60	5,47	11,90	12,60
— , amyl. et extract.	60,25	60,49	10,71	57,39
Cellulose.................	4,00	6,84	40,47	9,00
Cendres.................	3,20	2,00	3,20	2,45
	100,00	100,00	100,00	100,00

Vesce. — Les graines de cette légumineuse offrent une certaine analogie avec les graines de gesse ; elles sont plus arrondies, à surface noire, lisse, uniforme; amande blanche, avec la saveur des féveroles. La grosseur varie suivant les genres : la vesce hérissée a les graines beaucoup plus petites que la vesce cultivée, dont plusieurs personnes mangent les grains, comme les fèves et les pois chiches. — 1. Vesce craque;— 2. Vesce cultivée;— 3. Vesce des haies;—4. Vesce hérissée; — 5. Vesces mélangées, provenant de triages d'avoines françaises et étrangères; acidité 0,023 p. 100.

	1	2	3	4	5
Eau..............,...	14,00	13,60	11,80	14,60	10,30
Matières azotées.......	22,10	25,94	23,64	23,64	27,18
— grasses.......	1,10	0,75	1,25	0,58	0,92
— amyl. et extr..	54,60	51,01	52,11	51,58	52,40
Cellulose............	5,80	5,30	6,00	6,20	5,60
Cendres.............	2,40	3,40	2,20	3,40	3,60
	100,00	100,00	1.000	100,00	100,00
	gr.	gr.	gr.	gr.	gr.
Poids moyen de 100 gr.	1,46	3,51	2,25	0,78	3,10

§ V. — PRODUITS ALIMENTAIRES RETIRÉS DE L'AVOINE

En France, l'avoine n'entre presque pas dans l'alimentation de l'homme; mais on utilise encore dans certains pays la farine et le pain d'avoine. Aux États-Unis, depuis une dizaine d'années, les gruaux d'avoine entrent de plus en plus dans la consommation. On sait d'ailleurs que les anciens Germains vivaient de bouillies d'avoine et que, du

temps de Galien, cette graminée était très employée en Asie-
Mineure pour la nourriture du bétail.

On fait également de la bière avec de l'avoine ; le whisky,
qui contient jusqu'à 75 p. 100 d'alcool, est une eau-de-vie
retirée par fermentation des grains d'orge et d'avoine mélangés.

1. Malt d'avoine, présenté au ministère de la Guerre en
1903 : en grains aplatis et concassés ; — 2. Farine d'avoine
pour soupe ; la farine était parsemée de raisins secs qui ne
figurent pas dans l'analyse ; en boîtes en carton de 200 gr.
(1898) ; — 3. Mélange pour potage, présenté par un industriel de Paris (1898) ; farines grossières de blé, avoine, len-
tille, lin, orge. L'avoine domine ; les matières amylacées
comprennent 3,30 de sucre.

	1	2	3
Eau.........................	10,50	9,80	15,40
Matières azotées..............	14,70	4,60	10,42
— grasses.............	6,10	12,05	4,20
— amylacées...........	66,75	70,95	66,98
Cellulose....................	0,85	0,90	1,90
Cendres.....................	1,10	1,70	1,10
	100,00	100,00	100,00

CHAPITRE VII

MAIS

Le maïs (*Zea mays*) est originaire d'Amérique et n'a été introduit dans l'ancien monde que depuis la découverte du nouveau (1). Au moment de l'arrivée des Européens, il y était cultivé depuis les régions de la Plata jusqu'aux États-Unis. Le maïs comprend de nombreuses variétés qui diffèrent par le poids des grains (maïs à gros grains, à petits grains), par leur consistance (maïs tendre, dur, corné), par leur forme (maïs à bec, à dent de cheval, à grains ronds, longs) ou par leur couleur (maïs à grains blancs, jaunes, noirs, rouges, violets, panachés).

§ I. — ANALYSES DE MAIS

I. — Maïs de France.

1. Maïs récolté à Beauvais, Institut des frères, 1902 ; — 2. Maïs blanc de Bourgogne, 1898 ; — 3. Maïs jaune de Bourgogne, 1894 ; acidité, 0,047 ; — 4. Id., 1895 ; acidité, 0,079 ; — 5. Id., même provenance.

	1	2	3	4	5
Eau...............	12,60	13,00	13,30	12,40	12,80
Matières azotées....	7,98	8,10	9,36	8,10	12,04
— grasses....	3,85	5,15	4,50	4,75	4,35
— amylacées.	73,31	70,32	70,52	71,32	68,01
Cellulose..........	1,16	1,75	1,38	1,85	1,10
Cendres...........	1,10	1,68	0,94	1,58	1,70
	100,00	100,00	100,00	100,00	100,00

(1) Voir pour les origines et les usages du maïs : BALLAND, *la Chimie alimentaire dans l'œuvre de Parmentier*, p. 36.

		gr.	gr.	gr.	gr.	gr.
Poids de	moyen...	19,50	23,08	16,55	12,86	29,00
100	maxim..	21,20	33,60	21,00	14,70	33,10
grains.	minim...	16,20	16,20	12,00	11,00	21,20

Maïs jaune récolté en terre légère, à Saint-Julien (Ain)

	gr.
Un épi, récolté sur pied le 13 septembre 1895, et débarrassé de ses feuilles, pesait le 15 septembre........	164,00
Poids des grains *(245)*........................	76,50
Poids de la rafle (axe des épis)...............	87,50
— le 30 octobre.................	19,80
Poids moyen des 100 grains le 13 sept........	31,20
— le 30 octobre.......·............	19,80

En vue d'établir les rapports entre l'enveloppe extérieure du grain, l'amande farineuse et le germe, on a séparé ces divers éléments au moment de la récolte, alors que les grains pouvaient se prêter facilement à cette opération. C'est ainsi que 200 grains, provenant d'un autre épi et pesant 58 grammes au moment de la récolte, ont donné :

Amande farineuse (albumen)...................	44,00
Enveloppe extérieure (péricarpe et épisperme).	4,90
Germes (embryons)........................	9,10

Ces produits, après une dessiccation normale d'un mois à l'air, ne pesaient plus que 37 gr. 80, savoir :

Amande farineuse........	28,00	soit p. 100..	73,10
Enveloppe extérieure......	4,70	—	12,40
Germes.................	5,10	—	13,50

Ils ont donné à l'analyse les résultats suivants :

	Grains entiers	Amandes	Germes	Enveloppes	Rafle
Eau................	12.20	12,10	7,20	9,80	10,10
Matières azotées	8.10	7,50	14,22	7,40	1,76
— grasses....	5,50	0,95	36,98	2,10	0,34
— amyl.ou ex.	70,99	78,50	32,45	69,25	58,54
Cellulose...........	1,75	0,35	1,85	10,15	28,52
Cendres...........	1,46	0,60	7,30	1,30	0,74
	100,00	100,00	100,00	100,00	100,00

1. Maïs des Charentes récolté à Ruffec, 1895 ; acidité 0,053 ;
— 2. Maïs blanc des Landes, 1895 ; acidité 0,059 ;— 3. Id.,
1903 ; — 4. Maïs jaune des Landes, 1895 ; — 5. Id., 1903.

	1	2	3	4	5
Eau................	14,40	13,60	13,70	13,80	14,40
Matières azotées....	9,67	8,67	9,80	8,67	7,71
— grasses....	4,25	4,40	4,35	4,70	3,95
— amylacées.	68,66	70,79	69,83	69,69	71,61
Cellulose..........	1,82	1,44	1,20	2,04	1,18
Cendres..........	1,20	1,10	1,12	1,10	1,15
	100,00	100,00	100,00	100,00	100,00
	gr.	gr.	gr.	gr.	gr.
Poids de (moyen....	40,98	29,30	33,20	31,75	26,31
100 } maximum.	47,60	36,00	36,65	38,80	35,45
grains. (minimum.	33,60	21,20	31,00	25,60	21,10

1. Maïs jaune de Corse, Ajaccio, 1902 ; — 2. Id., Laca-
sinca ; — 3. Id., Vercóvato.

	1	2	3
Eau..........................	11,20	11,70	13,60
Matières azotées..............	9,18	9,10	8,40
— grasses............	4,56	6,35	4,30
— amylacées..........	72,78	70,55	70,85
Cellulose....................	1,28	1,20	1,65
Cendres....................	1,00	1,10	1,20
	100,00	100,00	100,00
	gr.	gr.	gr.
Poids de (moyen.......... ..	34,72	29,76	27,77
100 } maximum........	38,60	38,20	38,80
grains. (Minimum........	30,88	19,80	17,60

	Poids moyen à l'hectolitre	Production moyenne à l'hectare	
		en hectolitres	en quintaux
Ain....................	70,00	18,39	12,87
Charente..............	73,00	10,00	7,30
Charente-Inférieure......	70,00	9,44	6,60
Corse............	70,00	15,87	11,11
Côte-d'Or.............	75,20	26,19	19,70
Landes................	74,75	14,90	11,10
Pour la France entière...	72,68	14,47	10,53

Production totale en 1900 : 7.834.660 hectol., de beaucoup insuffisante à la consommation. Les importations en France devraient venir exclusivement des colonies françaises.

II. — Maïs des Colonies françaises.

Algérie et Tunisie. — 1. Maïs blanc à grains ronds, d'Algérie, 1899 ; — Maïs jaune rond, Blida ; — 3. Maïs de Tunisie, à dent de cheval, 1899. — *Côte d'Ivoire.* — Les villages des régions côtières sont généralement entourés de champs de maïs et de rizières. Depuis quelques années, la colonie exporte du maïs. — 4. Maïs jaune, avec quelques grains gris : provient des plantations de Prolo, 1899. — *Côte des Somalis.* — L'échantillon récolté dans la vallée de l'Errer (Abyssinie) comprenait, avec quelques grains rouges, des grains jaunes et gris qui ont été triés pour les analyses 5 et 6. Exposition de 1900.

	1	2	3	4	5	6
Eau.................	12,70	13,00	13,70	11,70	8,90	9,30
Matières azotées.......	8,96	8,26	9,66	11,51	8,20	9,15
— grasses	4,55	4,20	4,35	3,95	4,30	4,50
— amylacées ...	70,64	71,44	68,89	69,74	74,90	72,35
Cellulose.............	1,95	1,85	2,20	1,90	2,10	2,90
Cendres.............	1,20	1,25	1,20	1,20	1,70	1,80
	100,00	100,00	100,00	100,00	100,00	100,00
	gr.	gr.	gr.	gr.	gr.	gr.
Poids de (moyen....	21,70	25,90	38,00	20,00	11,90	12,32
100 { maximum.	29,30	29,40	47,80	25,60	16,00	16,00
grains. (minimum .	17,00	21,60	31,60	15,00	9,10	7,50

Dahomey. — Le maïs vient remarquablement au Daho- mey et donne deux récoltes par an. C'est la base de la nour- riture des indigènes qui le mangent cru ou cuit, sous les for- mes les plus diverses. La colonie exporte du maïs, notam- ment en France et en Allemagne. L'échantillon 1 est du maïs blanc à dent de cheval, 1899. — *Guinée.* — La culture du maïs est très en honneur chez les Peuhls, qui en culti- vent des champs étendus. L'échantillon 2 est un maïs à pe- tits grains blancs, présentant quelques grains gris et rouges, 1899. — *Guyane.* — Les Indiens de la Guyane cultivaient, sans doute, le maïs avant l'arrivée des Européens. On peut en obtenir trois récoltes annuelles. La colonie, qui devrait exporter du maïs, en reçoit de l'étranger. L'échantillon 3 est du maïs jaune, à dent de cheval, 1899. — *Inde.* — 4 et 5 ; maïs à petits grains jaunes, récolte 1899. — *Indo-Chine.* — 6, maïs à grains jaunes, de grosseur assez uniforme, récolté à Hong-Hoa, en juin 1899.

	1	2	3	4	5	6
Eau.................	10,30	9,80	9,20	13,50	11,20	13,60
Matières azotées.......	10,09	8,67	9,15	9,06	9,37	9,79
— grasses.......	3,55	4,35	3,95	4,45	4,95	5,70
— amylacées....	72,76	73,13	74,15	68,61	68,93	67,83
Cellulose..............	1,90	2,95	2,25	3,10	3,95	2,00
Cendres..............	1,40	1,10	1,30	1,28	1,60	1,08
	100,00	100,00	100,00	100,00	100,00	100,00
	gr.	gr.	gr.	gr.	gr.	gr.
Poids de { moyen.....	24,10	11,30	24,10	15,87	16,45	20,40
100 { maximum.	26,20	22,10	28,20	18,90	19 00	»
grains. { minimum .	18,00	9,90	19,00	12,50	13,00	»

Madagascar. — On trouve à Madagascar toutes les variétés de maïs.

Échantillons provenant de l'exposition universelle de 1900. — 1. Maïs blanc d'Ambositra ; — 2. Maïs blanc et jaune de Miarinarivo ; — 3. Maïs jaune de Bétafo ; — 4. Maïs jaune de Majunga ; — 5. Maïs bleu.

	1	2	3	4	5
Eau.................	11,70	12,20	11,60	11,40	12,60
Matières azotées........	8,40	9,60	10,68	10,07	9,60
— grasses........	4,30	3,78	4,45	3,58	4,35
— amylacées......	72,05	70,72	69,97	71,65	70,15
Cellulose..............	1,95	2,20	1,90	2,10	2,00
Cendres..............	1,60	1,50	1,40	1,20	1,30
	100,00	100,00	100,00	100,00	100,00
	gr.	gr.	gr.	gr.	gr.
Poids de) moyen.......	26,30	31,80	32,50	16,13	31,25
100 { maximum....	31,50	37,00	37,80	18,20	37,00
grains.) minimum....	21,60	25,20	26,60	15,00	25,40

ECHANTILLONS PROVENANT DU CONCOURS AGRICOLE DE PARIS, 1902.— 1. Maïs blanc d'Arivonimamo ; — 2. Maïs blanc de Mananyany, variété dent de cheval ; — 3. Maïs blanc et jaune de Majunga ; — 4. Maïs blanc et jaune de Manazary ; — 5. Maïs blanc et jaune de Morondava ; — 6. Maïs jaune de Beforona ; — 7. Maïs jaune de Bétafo ; — 8. Maïs plombé (gris-noir) d'Arivonimamo ; — 9. Maïs rouge d'Ambohysky ; — 10. Maïs rouge d'Arivonimamo.

	1	2	3	4	5
Eau...................	13,10	13,70	13,60	14,00	11,80
Matières azotées........	8,96	10,50	8,72	10,50	9,94
— grasses........	4,25	4,70	3,25	4,50	4,90
— amylacées.....	71,09	68,15	70,93	67,40	70,41
Cellulose..............	1,50	1,95	1,90	2,20	1,45
Cendres..............	1,10	1,00	1,60	1,40	1,50
	100,00	100,00	100,00	100,00	100,00
	gr.	gr.	gr.	gr.	gr.
Poids de ⎧ moyen.......	35,08	37,73	22,75	33,30	21,72
100 ⎨ maximum....	41,50	46,60	24,80	36,20	24,00
grains. ⎩ minimum....	27,20	27,80	22,40	30,60	20,20

	6	7	8	9	10
Eau...................	14,00	14,10	13,80	14,20	14,40
Matières azotées........	10,50	9,52	8,54	9,48	9,19
— grasses........	3,20	4,10	3,65	4,00	4,40
— amylacées.....	68,70	70,13	71,73	69,77	69,21
Cellulose..............	2,20	1,45	1,20	1,45	1,60
Cendres..............	1,40	0,70	1,08	1,10	0,80
	100,00	100,00	100,00	100,00	100,00
	gr.	gr.	gr.	gr.	gr.
Poids de ⎧ moyen.......	26,75	32,25	28,57	24,38	37,70
100 ⎨ maximum....	28,80	44,00	37,30	32,70	43,53
grains. ⎩ minimum....	24,80	23,60	22,40	17,00	30,50

ÉCHANTILLONS PROVENANT DE LA FERME HIPPIQUE DE L'IBOAKA RÉCOLTÉS EN MARS 1940. ENVOI DE M. LE GÉNÉRAL GALLIÉNI. —

1. Maïs blanc, dent de cheval ; — 2. Maïs blanc, poulet ; — 3. Maïs jaune malgache ; — 4. Maïs rouge malgache.

	1	2	3	4
Eau......................	14,20	14,60	14,50	14,80
Matières azotées..............	8,40	9,80	9,52	9,56
— grasses.............	4,75	4,60	4,95	4,45
— amylacées..........	69,46	67,59	67,98	68,48
Cellulose...................	2,04	2,06	1,70	1,66
Cendres...................	1,15	1,35	1,35	1,25
	100,00	100,00	100,00	100,00
	gr.	gr.	gr.	gr.
Poids de moyen...........	52,04	18,55	29,41	34,58
100 maximum........	62,45	26,70	39,03	43,22
grains. minimum........	45,05	14,52	22,20	30,81

Nouvelle-Calédonie. — Excellent rendement avec deux récoltes par an. Exportation en Australie. — 1. Maïs jaune, à dent de cheval, Bourail, 1899 ; — 2. Maïs rouge, à dent de cheval, même provenance. Exposition de 1900. — **Réunion.** — La colonie exporte du maïs, variété dent de cheval. — 3. Maïs blanc ; — 4. Jaune ; — 5. Rouge. Exposition de 1900. — **Sénégal.** — Le maïs blanc à dent de cheval (analyse 6) entre, avec le sorgho, dans la confection des couscous indigènes.

	1	2	3	4	5	6
Eau..................	12,40	11,80	9,20	12,00	10,80	11,50
Matières azotées.......	8,45	8,75	10,79	10,64	11,08	9,80
— grasses......	3,60	3,55	4,90	4,75	5,25	5,00
— amylacées....	72,15	72,70	71,66	69,16	69,57	70,30
Cellulose.............	1,60	1,70	1,70	1,45	1,60	2,25
Cendres.............	1,80	1,50	1,75	2,00	1,70	1,15
	100,00	100,00	100,00	100,00	100,00	100,00
	gr.	gr.	gr.	gr.	gr.	gr.
Poids de moyen....	45,50	55,60	44,40	41,70	42,50	39,80
100 maximum.	54,50	62,00	49,80	47,60	44,00	43,40
grains. minimum.	42,10	47,50	39,20	36,80	37,00	36,00

III. — Maïs des Pays étrangers.

Australie. Canada. — 1. Maïs jaune d'Australie ; — 2. Maïs blanc du Canada, variété dent de cheval ; — 3. Maïs jaune du Canada, variété dent de cheval. Les trois échantillons viennent de l'Exposition de 1900.

	1	2	3
Eau......................	13,10	12,70	13,00
Matières azotées............	9,10	9,10	10,08
— grasses............	4,55	3,78	4,35
— amylacées.........	70,05	70,67	69,42
Cellulose...................	3,00	2,25	1,85
Cendres...................	1,20	1,50	1,30
	100,00	100,00	100,00
	gr.	gr.	gr.
Poids de { moyen.........	28.80	35.71	36,35
100 } maximum......	39.60	43,10	42,20
grains. { minimum......	18,40	20,40	29,00

Maïs du Danube. — 1 et 2. Maïs cinquantini, acidité 0,059; — 3. Galatz; acidité 0,059; — 4 et 5, maïs jaune; acidité 0,061 ; — 6. Maïs rouge.

	1	2	3	4	5	6
Eau..................	12,50	12,70	12,50	12,90	12,60	12,80
Matières azotées.......	11,10	10,82	9,38	9,91	10,16	9,67
— grasses.......	3,35	3,95	3,45	4,10	4,10	4,45
— amylacées ...	70.27	69,73	71,39	70,33	70,40	70,58
Cellulose............	1.86	1,80	2,10	1,58	1,38	1,54
Cendres.............	0,92	1,00	1,18	1,18	1,36	0,96
	100,00	100,00	100,00	100,00	100,00	100,00
	gr.	gr.	gr.	gr.	gr.	gr.
Poids de { moyen...	13,66	14,88	21,74	17,23	25,25	19,53
100 } maxim...	17,80	18,20	26,60	20,80	30,40	22,60
grains. { minim....	10,20	11,30	17,20	13,20	22,40	16,10

États-Unis. — Le maïs occupe la première place dans l'agriculture de ce pays. Les six échantillons de la récolte de 1895 appartiennent à la variété *dent de cheval.*— 1. Maïs bigarré blanc et jaune; acidité 0,053;— 2. Id., acidité 0,047; — 3. Id. — 4. Maïs blanc ; acidité 0,059; — 5 et 6. Maïs blanc.

	1	2	3	4	5	6
Eau	12,90	10,70	11,50	11,10	10,00	11,45
Matières azotées	9,51	9,67	9,36	9,15	9,13	9,38
— grasses	4,05	3,90	5,15	3,75	4,90	4,35
— amylacées	70,72	72,67	70,95	72,84	72,51	71,58
Cellulose	1,64	1,92	1,64	1,96	2,00	2,00
Cendres	1,18	1,14	1,40	1,20	1,46	1,24
	100,00	100,00	100,00	100,00	100,00	100,00
	gr.	gr.	gr.	gr.	gr.	gr.
Poids de 100 grains. moyen	35,00	30,50	35,10	31,64	35,20	30,86
maxim	42,40	38,80	41,60	39,60	39,60	40,00
minim	26,40	20,80	25,80	24,00	30,40	16,40

Mexique. — Maïs blanc, provenant de l'Exposition de 1900. Les échantillons 1 et 2 ont les grains en forme de bec. L'échantillon 3 est à dent de cheval.

	1	2	3
Eau	13,10	14,00	13,30
Matières azotées	9,80	9,66	8,96
— grasses	5,15	3,70	4,35
— amylacées	68,65	69,84	70,94
Cellulose	2,10	2,00	1,45
Cendres	1,20	0,80	1,00
	100,00	100,00	100,00
	gr.	gr.	gr.
Poids de 100 grains. moyen	40,80	24,40	52,60
maximum	52,20	25,60	62,40
minimum	45,00	23,80	47,20

République argentine. — Echantillons de la récolte de 1895 ; La Plata. — 1. Maïs blanc ; — 2. Maïs jaune, acidité 0,063 ; — 3. Id. ; acidité 0,063 ; — 4. Id. ; — 5. Maïs rouge ; acidité 0,059.

	1	2	3	4	5
Eau	11,90	12,90	12,70	12,40	11,55
Matières azotées	9,67	9,67	9,67	11,05	8,98
— grasses	4,50	5,00	4,40	4,75	4,80
— amylacées	70,55	69,45	70,33	68,76	71,99
Cellulose	2,06	1,68	1,70	1,84	1,48
Cendres	1,32	1,30	1,20	1,20	1,20
	100,00	100,00	100,00	100,00	100,00

		gr.	gr.	gr.	gr.	gr.
Poids de	moyen....	20,66	29,41	21,20	23,15	35,28
100	maxim...	25,60	37,60	26,60	26,80	42,40
grains.	minim. .	17,20	24,60	17.80	19,20	28,40

Russie. Transvaal. — Les deux échantillons de Russie sont à grains ronds, jaunes, de la récolte de 1895. L'échantillon du Transvaal est du maïs blanc, à dent de cheval, venant de l'Exposition de 1900. — 1. Maïs de Novorossisk; acidité 0,047; — 2. Maïs de Poti; acidité 0,055; — 3. Maïs du Transvaal.

	1	2	3
Eau.......................	12,20	12,00	14,00
Matières azotées............	9,51	9,67	9,66
— grasses............	3,60	4,45	4,25
— amylacées.........	71,49	71,06	67,84
Cellulose..................	1,86	1,44	2,45
Cendres................. ..	1,34	1,38	1,80
	100,00	100,00	100,00

		gr.	gr.	gr.
Poids de	moyen........	17,98	21,24	45,00
100	maximum......	22,40	26,00	56,00
grains.	minimum......	13,40	19,00	38,00

§ II. — OBSERVATIONS GÉNÉRALES SUR LES MAIS (1)

1. Le tableau suivant, indiquant les écarts extrêmes constatés dans nos analyses, montre que le maïs renferme autant d'azote que la plupart des blés français et trois ou quatre fois plus de matières grasses; on remarquera aussi que, malgré les divers modes de culture et la différence des climats, sa composition chimique est assez uniforme.

	Minimum. p. 100	Maximum. p. 100
Eau......................	8,80	14,80
Matières azotées	7,71	11,51
— grasses...	3,20	6,35
— amylacées	67,40	74,90
Cellulose.................	1,16	3,95
Cendres..................	0,70	2,00

(1) *Comptes-rendus Acad. Sc.* des 4 mai 1896 et 23 juin 1902.

		gr.	gr.
Poids de	moyen........	11,90	55,60
100	maximum.....	14,70	62,45
grains.	minimum.. ..	7,50	47.50

Les plus petits grains ont été observés dans un maïs de la côte des Somalis, et les plus gros dans un maïs à dent de cheval de la Nouvelle-Calédonie.

Les matières sucrées et l'acidité végétale ne sont pas plus élevées que dans les blés.

2. Dans le maïs de Bresse, le poids des germes est près de dix fois plus élevé que dans le blé. Si l'on se reporte à la composition des germes du blé (p. 132), on voit qu'il y a un peu plus de matières minérales, trois fois plus de matières grasses et trois fois moins d'azote dans les germes du maïs que dans ceux du blé. Presque toute l'huile de grains de maïs se trouve localisée dans l'embryon.

La râfle sèche est sans valeur alimentaire ; elle est utilisée comme combustible.

§III. — PRODUITS ALIMENTAIRES RETIRÉS DU MAIS

L'homme consomme le maïs à l'état de grains, cuits à l'eau ou rôtis. La farine sert à confectionner des bouillies, des couscous, des galettes et des pains.

I. — Farines et fécule de maïs.

1. Farine de maïs blanc provenant de la ferme-école de Bourail (Nouvelle-Calédonie) ; — 2. Farine de maïs jaune, même provenance ; Exposition de 1900 ; — 3, 4, 5. Farines des Etats-Unis provenant de grains blancs, plus ou moins dégermés ; Exposition de 1900 ; — 6. Fécule de maïs blanc du Guatemala.

	1	2	3	4	5	6
Eau..............	12,50	9,20	12,60	12,80	12,10	12,50
Matières azotées........	9,19	9,64	6,45	7,36	7,52	1,07
— grasses........	2,95	3,80	2.15	2,75	0,90	0,15
— amylacées....	72,76	75,26	77,95	75,44	77,98	86,03
Cellulose..............	0,90	0,60	0,55	0,45	0,60	0,00
Cendres............,..	1,70	1,50	0,30	1,20	0,90	0,25
	100,00	100,00	100,00	100,00	100,00	100,00

II. — Pains de maïs.

1. Pain de maïs, rond, de 5 kilogr., préparé en novembre 1897, dans une ferme de Courtes (Ain). Cette sorte de pain, obtenue en pétrissant la farine de maïs avec de l'eau dans laquelle on avait fait bouillir des courges coupées en morceaux, était autrefois très commune en Bresse. — 2. Farine de maïs employée à la préparation du pain; taux d'extraction, 90 p. 100. Cette farine s'altère rapidement; l'acidité, qui était au début de 0,174 p. 100, atteignait 0,303 après 15 jours et 0,512 en moins de 6 mois; — 3. Pain préparé dans les mêmes conditions que le précédent à Saint-Julien-sur-Reyssouze (novembre 1897). L'eau dans laquelle on a fait bouillir les courges a été pressée à travers un linge avant le pétrissage; de là moins de cellulose que dans le premier pain de Courtes.

	1		2		3	
	à l'état normal.	à l'état sec.	à l'état normal.	à l'état sec.	à l'état normal.	à l'état sec.
Eau..............	42,80	0,00	13,90	0,00	39,50	0,00
Matières azotées.......	5,69	9,95	8,82	10,25	5,94	9,82
— grasses........	2,15	3,75	4,80	5,58	3,06	5,05
— amylacées	46,39	81,10	69,36	80,55	49,42	81,68
Cellulose..............	1,94	3,40	1,80	2,09	1,03	1.71
Cendres..............	1,03	1,80	1,32	1,53	1,05	1,74
	100,00	100,00	100,00	100,00	100,00	100,00

CHAPITRE VIII

MILLET

On donne indifféremment le nom de millet à des graines produites par différentes graminées. C'est ainsi que le millet commun, le millet rond et le millet long sont commercialement désignés sous le nom de millet.

Le millet commun, millet paniculé, millet à grappes (*panicum miliaceum*) a des grains brillants, ovoïdes, qui sont, suivant les variétés, blancs, jaunes, rouges ou noirs. Le poids de 1000 grains est généralement compris entre 5 et 6 grammes.

La culture de cette graminée est préhistorique dans le midi de l'Europe, en Égypte et en Asie. Les lacustres suisses, à l'époque de la pierre, en faisaient grand usage. En Crimée, où elle fournit le pain des Tartares, on la trouve çà et là presque spontanée, ce qui arrive également dans le midi de la France, en Italie et en Autriche (A. de Candolle).

Le millet en épis ou *panic* est improprement désigné sous le nom de *panicum italicum*, car cette plante est peu cultivée en Italie, et elle n'y est point spontanée. Ses grains sont ronds, de couleur jaune-paille, beaucoup plus petits que ceux du millet ordinaire. Le poids de 1.000 grains atteint à peine 3 grammes.

A l'époque préhistorique, la culture de cette espèce a été très répandue dans les parties tempérées de l'ancien monde, où ses grains servaient à la nourriture de l'homme. L'ensemble des documents historiques, linguistiques et botaniques fait croire que l'espèce existait avant toute culture, il y a des milliers d'années, en Chine, au Japon et dans l'archipel indien. La culture doit s'être répandue anciennement vers l'ouest, mais il ne paraît pas qu'elle se soit propagée vers l'Arabie, la Syrie et la Grèce, et c'est probablement par la Russie, et l'Autriche qu'elle est arrivée, de bonne heure, chez les lacustres de l'âge de pierre, en Suisse (A. de Candolle).

Le millet long, ainsi appelé à cause de la forme allongée de sa graine, est l'alpiste phalaris (*phalaris canariensis*), beaucoup plus gros que le millet commun, dont il diffère d'ailleurs par des caractères botaniques qui l'ont fait classer dans une autre tribu des graminées. 1000 grains pèsent de 7 à 8 grammes; ils ont une teinte jaune grisâtre, avec enveloppe lisse, très miroitante.

§ I. — ANALYSES DE MILLET A GRAPPES

1. Millet blanc de Bresse, Reyssouze, 1897 ; — 2. Id., Saint-Etienne-sur-Reyssouze, 1899 ; — 3. Millet de Vendée, 1897 ; — 4. Millet d'Italie, 1897 ; — 5. Millet rouge de Madagascar, Manisana, 1899 ; — 6. Millet rouge de Salonique, 1897 ; échantillon constitué en grande partie par des grains jaunes, mais on y trouve aussi des grains noirs et des grains rouges qui ont été triés et analysés séparément — 7. Millet de Smyrne, 1897.

	1	2	3	4	5
Eau....................	11.40	11,50	12.30	13,00	12,20
Matières azotées........	10,42	10,08	11,96	10,42	13,31
— grasses	4.15	3,85	4,25	3,90	4,15
— amylacées....	65,28	66,52	65,14	66,08	60,24
Cellulose...............	5,80	5,35	3,00	4,75	6.00
Cendres...............	2.95	2,70	3,35	1,85	4,10
	100,00	100,00	100,00	100,00	100,00

	gr.	gr.	gr.	gr.	gr.
Acidité p. 100.........	0.065	»	0.087	0.076	»
Poids moyen de 1000 gr.	5,88	4,97	5,04	4,98	5,52

	6			7	
	Jaune	Noir	Rouge	Blanc	Jaune
Eau..................	11,60	11,40	11,60	12,50	11,40
Matières azotées.......	10,90	10,86	10,52	9,82	8,98
— grasses.......	3,26	3,32	3,44	4,15	3,80
— amylacées....	61,85	61,18	63.76	66,33	65,66
Cellulose..............	9,74	10,23	7.87	4.75	8,76
Cendres..............	2,65	2.71	2.81	2.45	1.40
	100,00	100,00	100,00	100,00	100,00

	gr.	gr.	gr.	gr.	gr.
Acidité p. 100.........	0,086	0,098	0,086	0,076	0.098
Poids moyen de 1000 gr.	5,37	5,68	5,20	4,57	4,95

§ II. — ANALYSES DE MILLET EN ÉPIS

1. Panic de Bordeaux, 1897; — 2. Panic de Ratenelle (Saône-et-Loire), 1897; — 2. Panic d'Italie, 1899;— 4. Indes françaises, 1899; — 5. Tonkin, 1899. Grains de couleur orangée.

	1	2	3	4	5
Eau..................	13.00	11,00	11.70	10,40	11.30
Matières azotées........	12,74	10,12	11,20	13,22	9.11
— grasses.......	3.85	4.10	4,00	4,65	4,65
— amylacées.....	60,41	62.68	62,20	61,93	65,24
Cellulose..............	8,25	9,25	8.60	6,60	6,50
Cendres...............	1,75	2,55	2.30	3,20	2,90
	100,00	100,00	100,00	100,00	100,00

	gr.	gr.	gr.	gr.	gr.
Acidité pour 100........	0,087	0,065	»	»	»
Poids moyen de 1000 gr.	2,69	2,59	2,59	2,61	1,37

§ III. — ANALYSES DE MILLETS LONGS

1. Millet rond, récolté à Constantine en 1897 ; — 2. Id., Milah, 1897 ; — 3. Id. de Tébessa, 1897 ; — 4. Id. de Smyrne, 1897 ; — 5. Echantillon remis par de Vilmorin, 1899.

	1	2	3	4	5
Eau......................	10,10	10,20	10,10	10,20	10,50
Matières azotées........	13,04	15,04	15,04	15,04	15,54
— grasses........	2,20	7,30	6,35	6,45	5,90
— amylacées.....	63,26	57,71	57,81	57,06	55,31
Cellulose..............	5,40	5,25	4,80	9,50	6,25
Cendres..............	6,00	4,50	5,90	1,75	6,50
	100,00	100,00	100,00	100,00	100,00
	gr.	gr.	gr.	gr.	gr.
Acidité pour 100........	0,075	0,065	0,055	0,086	»
Poids moyen de 1000 gr.	8,07	8,20	7,02	7,85	7,51

§ IV. — OBSERVATIONS GÉNÉRALES SUR LE MILLET (1)

1. Les millets à grappe et les millets à épis présentent les écarts suivants dans leur composition, qui se rapproche beaucoup de celle du maïs :

	Au minimum.	Au maximum.
Eau......................	10,10	13,00
Matières azotées............	8,78	15,54
— grasses............	2,20	7,30
— amylacées.........	55,31	66,52
Cellulose.............	3,00	10,23
Cendres..............	1,40	6,50

Les plus fortes proportions de matières grasses et azotées s'observent dans les millets longs. L'acidité végétale est comprise entre 0,055 et 0,098 p. 100.

2. En France, le millet entrait autrefois pour une part

---

(1) *Comptes-rendus Acad. Sc.*, 25 juillet 1898.

notable dans l'alimentation des campagnes : il y est aujour-
d'hui très peu cultivé. Sa farine, comme au temps de Galien (1),
se prenait surtout avec du lait.

La production totale, pour 1900, a été évaluée à 375.690
hectolitres. La production moyenne à l'hectare a été de
10 hl. 29 et le poids moyen à l'hectolitre de 62 kg. 87.

Les principaux centres sont :

	Production en hectolitres.	Production à l'hectare.	Poids moyen de l'hectol
Gard...............	93.000	26,66	57.07
Vaucluse...........	71,080	25,00	58,23
Landes............	61.400	5,80	70,00
Gironde...........	32,860	4,34	68,03
Haute-Garonne.....	29,460	29,00	65,00
Tarn-et-Garonne....	16,580	24,20	62,00

(1) *Des aliments*, liv. I, chap. XVI.

CHAPITRE IX

MILLET A CHANDELLES

Le millet à chandelles, petit mil, pénicillaire (*penicillaria spicata*), appartient à la tribu des graminées panicées. Il n'a d'importance que dans certaines régions de l'Afrique et dans l'Inde où il est employé aux mêmes usages alimentaires que les sorghos. On en connaît de nombreuses variétés qui portent des noms indigènes particuliers. Les grains affectent différentes formes (longue, ovoïde, pyriforme) avec des nuances plus ou moins vertes ; leur poids moyen, pour 1000 grains, oscille entre 3 gr.,20 et 10 gr.,80.

Les analyses suivantes, effectuées sur des échantillons provenant de l'Exposition de Paris de 1900, prouvent que la composition chimique des pénicillaires ne diffère pas sensiblement de celle des millets panics et des maïs examinés précédemment (1).

1. Petit mil du Congo ; — 2. Petit mil de la Guinée ; — 3. Petit mil des Indes ; — 4 et 5. Petit mil du Sénégal ; — 6 et 7. Petit mil de Tunisie ; — 8. Farine de petit mil du Soudan servant à préparer le couscous.

---

(1) *Comptes-rendus Acad. Sc.*, 8 déc. 1902.

	1	2	3	4
Eau	13,70	14,00	11,00	11,50
Matières azotées	11,56	8,78	12,13	10,54
— grasses	2,35	3,90	4,35	4,40
— amylacées	67,89	71,17	66,57	70,61
Cellulose	2,70	1,35	3,85	1,45
Cendres	1,80	0,80	2,10	1,50
	100,00	100,00	100,00	100,00
	gr.	gr.	gr.	gr.
Poids moyen de 1000 grains	3,20	8,29	3,64	10,80

	5	6	7	8
Eau	13,50	14,00	13,70	14,30
Matières azotées	10,92	11,48	16,10	10,08
— grasses	3,40	5,10	6,25	2,50
— amylacées	68,83	66,07	60,75	70,77
Cellulose	2,45	1,85	1,50	0,85
Cendres	0,90	1,50	1,70	1,50
	100,00	100,00	100,00	100,00
	gr.	gr.	gr.	gr.
Poids moyen de 1000 grains	5,91	7,40	8,80	»

CHAPITRE X

ORGE

L'orge (*Hordeum*) est une des plus anciennes plantes cultivées; sa culture est préhistorique. Les anciens Grecs distinguaient déjà l'orge commune à quatre rangs, de l'orge à deux rangs et de l'orge à six rangs (escourgeon), qui était l'espèce qu'ils cultivaient de préférence : cette espèce a d'ailleurs été retrouvée avec le froment et l'épeautre dans les plus anciens monuments de l'Égypte et dans les lacustres de la Suisse, de la Savoie et de l'Italie. Les chevaux de Salomon étaient nourris avec de l'orge (I Rois, IV, 18).

§ I. — ANALYSES D'ORGES

I.— Orges de France.

1re Région. — Orges de Bretagne. 1. Morbihan, 1893; acidité, 0.075;— 2. Id.; acidité, 0,070; 100 gr. donnent à la décortication, amandes 92 et glumelles 8;— 3. Ille-et-Vilaine, 1896; 100 gr. donnent à la décortication : amandes 91 et glumelles 9.

	1	2	3
Eau.........................	11,60	14,10	13,80
Matières azotées.............	11,05	7,98	11,66
— grasses.............	2,04	1,80	1,98
— amylacées..........	69,05	71,18	66,60
Cellulose...................	4,20	3,06	3,96
Cendres....................	2,06	1,88	2,00
	100,00	100,00	100,00

		gr.	gr.	gr.
Poids de	moyen............	3,60	4,10	3,25
100	maximum.......	4,60	4,80	4,80
grains.	minimum.......	2,50	2,20	2,10

	Poids moyen à l'hectolitre.	Production moyenne à l'hectare.	
		en hectolitres.	en quintaux.
Ille-et-Vilaine.....	68,00	15,10	10,57
Morbihan........	68,00	15,00	10,49

2ᵉ Région. — Orge de Beauce récoltée dans la région. —
1. Orge ordinaire, Eure-et-Loir, 1896 ; 100 gr. donnent:
amandes 92 et glumelles 8 ; — 2. Id., 1896 ; acidité, 0,078 ;
— 3. Id., acidité, 0,074 ; — 4. Orge escourgeon, même
provenance ; acidité, 0,078 ; — 5. Orge chevalier, même
provenance ; — 6. Orge de l'Oise, 1901 ; — 7. Orge de Ram-
bouillet, 1893 ; — 8. Id., Sarcelles, 1893 ; 100 gr. donnent :
amandes 91 et glumelles 9.

	1	2	3	4
Eau.....................	11,90	15,00	11,20	11,10
Matières azotées..........	8,36	8,28	8,90	9,98
— grasses..........	1,56	1,92	1,95	1,90
— amylacées.......	71,72	69,58	71,57	70,18
Cellulose................	3,86	2,96	4,16	4,20
Cendres.................	2,60	2,26	2,22	2,64
	100,00	100,00	100,00	100,00

		gr.	gr.	gr.	gr.
Poids de	moyen......	4,10	4,00	4,38	3,91
100	maximum...	5,10	5,10	5,80	4 80
grains.	minimum...	3,00	3,10	3,20	2,50

	5	6	7	8
Eau.....................	12,40	16,00	14,10	12,50
Matières azotées..........	8,28	9,14	10,00	8,67
— grasses.........	1,50	1,35	1,66	1,68
— amylacées......	72,18	65,91	67,38	69,57
Cellulose................	3,00	5,30	5,20	5,06
Cendres....	2,64	2,30	1,66	2,52
	100,00	100,00	100,00	100,00

		gr.	gr.	gr.	gr.
Poids de	moyen.......	4,70	4,48	4,46	4,25
100	maximum...	5,20	4.60	6,00	5,30
grains.	minimum...	3,60	4,10	2,8u	2,90

	Poids moyen à l'hectolitre.	Production moyenne par hectare	
		en hectolitres.	en quintaux.
Eure-et-Loir........	65.37	25.06	16.38
Oise.............	65.00	14.00	9.13
Seine-et-Marne.....	65.00	25.67	16.70
Seine-et-Oise......	62.00	26.00	15.83

4e et 5e **Régions**. — Orges du Poitou, du Berry et du Bourbonnais. — 1. Orge des Deux-Sèvres, 1896 ; acidité 0,072 ; 100 gr. donnent : amandes 92 et glumelles 8 ; — 2. Orge de la Vienne ; — 3. Orge du Cher, 1893 ; — 4. Orge de l'Allier, 1895 ; acidité 0,084 ; — Id., acidité 0,076.

	1	2	3	4	5
Eau.................	11,10	11,40	13,60	13,10	12,10
Matières azotées.......	9,74	9,44	11,05	10,74	9,05
— grasses......	1,70	1,51	1,45	1.64	1,55
— amylacées...	70,94	70,76	66,70	68,22	70,38
Cellulose.............	4,00	4,12	4,80	4,02	4,10
Cendres..............	2,52	2,74	2,40	2,28	2,82
	100,00	100,00	100,00	100,00	100,00

		gr.	gr.	gr.	gr.	gr.
Poids de	moyen.....	4,30	4,52	3,38	3,96	4,25
100	maximum..	5,60	5,60	4,40	4,95	5,40
grains	minimum..	3,10	3,25	2,80	3,00	3,00

	Poids moyen à l'hectolitre.	Production moyenne par hectare.	
		en hectolitres.	en quintaux.
Allier....................	66,00	19,30	12,70
Cher....................	64,53	17,81	11.49
Deux-Sèvres.............	66,14	16,95	11,21
Vienne..................	61,74	18,05	11,14

6e *Région*. — Orge de Bourgogne. — 1. Orge récoltée à Saint-Julien, 1895; acidité 0,054; 100 gr. donnent à la décortication : amandes 88 et glumelles 12; — 2. Analyses des amandes; — 3. Orge de même provenance, 1896; acidité 0,051; — 4. Id. 1897; acidité 0,087; 100 gr. donnent : amandes 79 et glumelles 21; — 5. Id., 1900; — 6. Orge de la Côte-d'Or, 1893; — 7. Id. Même provenance.

	1	2	3	4	5	6	7
Eau.............	11,90	9,00	13,60	11,50	14,60	13,00	11,80
Matières azotées.	8,57	9,74	7,99	8.51	9,62	10,60	12,89
— grasses.	1,40	1,56	1,62	1,70	1,39	1,42	1,39
— amylac.	71,09	76,50	69,51	70.35	68,46	67,11	67,70
Cellulose........	4,36	1,30	4,66	5,60	4,15	5,19	4,06
Cendres........	2,58	1,90	2,62	2,34	1,78	2,68	2,16
	100,00	100,00	100,00	100,00	100,00	100,00	100,00

		gr.		gr.	gr.	gr.	gr.	gr.
Poids de	moy..	4,00		3,70	3,62	3,92	4,10	3,44
100	max..	5,00		4,70	4,75	4,70	5,20	4,60
grains.	min ..	3,00		2,80	2,60	2,00	2,60	2,00

	Poids moyen à l'hectolitre.	Production moyenne par hectare.	
		en hectolitres.	en quintaux.
Ain..............	64,00	20,00	12,80
Côte-d'Or........	61,50	17,80	10,90

7e *et* 9e *Régions*. — Orges de Gascogne et du Dauphiné. — 1. Orge récoltée dans le Gers, 1893; — 2. Id., 1893; — 3. Orge récoltée dans la Drôme en 1893; — 4. Id.; acidité 0,073.

	1	2	3	4
Eau.....................	12,50	13,20	13,20	12,00
Matières azotées..........	11,05	11,48	9,66	10,85
— grasses..........	1,46	1,42	1,90	2,20
— amylacées.......	68,51	67,00	67,84	67,97
Cellulose................	4,16	4,80	4,90	4,60
Cendres.................	2,32	2,10	2,50	2,38
	100,00	100,00	100,00	100,00

Poids de (moyen	gr. 3,68	gr. 3,60	gr. 3,51	gr. 3,88
100 (maximum	4,80	4,30	4,60	4,60
grains. (minimum	2,10	2,10	2,45	2,80

	Poids moyen à l'hectolitre.	Production moyenne par hectare.	
		en hectolitres.	en quintaux.
Gers	60,00	19,50	11,70
Drôme	64,59	24,00	15,10
Moyenne pour la France entière	63,87	19,01	12,14

La culture de cette céréale occupait une plus grande surface vers 1840, mais la production totale (14.394.320 hl.) a peu varié, le rendement à l'hectare n'étant alors que de 14 hectolitres.

II. — Orges des colonies françaises.

Algérie et Tunisie. — L'orge est la céréale la plus cultivée en Algérie, où elle sert à l'alimentation de l'homme et du bétail. — L'Algérie et la Tunisie fournissent presque toute l'orge importée en France (plus d'un million de quintaux notamment pour la brasserie).—1. Orge d'Algérie, 1895 ; acidité 0,070 ; — 2. Id., 1895 ; acidité 0,070 ;— 3. Orge noire d'Algérie, 1899 ; 100 gr. donnent : amandes 82 et glumelles 18 ; — 4. Boghari, 1899 ; 100 gr. donnent : amandes 84 et glumelles 16 ; — 5. Boufarik, 1895 ; 100 gr. donnent : amandes 82 et glumelles 18 ;—6. Bône, 1895 ; acidité 0,059 ; 100 gr. de grains donnent : amandes 81,5 et glumelles 14,9 ;—7. Analyse des amandes seules ;—8. Bougie, 1895 ; acidité 0,071 ;— 9. Constantine, 1895 ; acidité 0,059 ; 100 gr. de grains donnent : amandes 86,7 et glumelles 13,3 ;—10. Id., 1897 ; acidité 0,065 ; — 11. El Goléa, 1902 ; 100 gr. de grains donnent : 85,3 amandes et 14.79 glumelles ;— 12. Orge de Tunisie, 1896 ; 100 gr. de grains donnent : amandes 87 et glumelles 13 ; — 13. Id., 1899 ; 100 gr. de grains donnent : amandes 84 et glumelles 16 ;— 14. Id. Même provenance ; 100 gr. de grains donnent : amandes 91 et glumelles 9. *Côte des Somalis.* — 15. Orge de l'Errer. Exposition de 1900 ; 100 gr. de grains donnent : amandes 83 et glumelles 17. *Madagascar.* — 16. Echantillon adressé par le général Galliéni en même temps que les blés examinés précédemment (p. 83); village d'Ambohimiarivo, près Antsirabé; sol volcanique; altitude 1400 mètres; 100 gr. de grains donnent : amandes 86,1 et glumelles 13,9. La Chambre syndicale des grains à laquelle j'ai présenté cette orge a estimé qu'elle peut aller de pair avec les plus belles orges du Nord de l'Afrique, et qu'elle peut être utilisée très avantageusement pour les chevaux et mulets du corps d'occupation, aussi bien que pour la race de chevaux que le gouvernement de la colonie est en voie de créer. **Nouvelle-Calédonie.** — 17. Echantillon récolté à la ferme de Bourail; exposition de 1900 ; 100 gr. de grains donnent : amandes 84,5 et glumelles 15,50.

	1	2	3	4	5
Eau.................	12,40	10,70	12,50	12,30	12,30
Matières azotées.........	9,44	8,90	9,80	10,50	11,20
— grasses.........	1,56	1,28	1,10	0,95	1,18
— amylacées......	69,20	72,58	70,10	69,85	67,57
Cellulose..............	5,06	4,40	4,20	4,45	5,65
Cendres..............	2,34	2,14	2,00	1,95	2,10
	100,00	100,00	100,00	100,00	100,00
	gr.	gr.	gr.	gr.	gr.
Poids de (moyen.....	4,67	4,55	3,62	6,30	4,16
100 { maximum..	5,60	5,60	5,50	6,30	5,90
grains. (minimum...	3,20	3,20	3,00	3,20	3,60

	6	7	8	9	10	11
Eau..............	9,90	7,50	9,20	9,90	12,20	11,10
Matières azotées.....	9,91	12,05	9,13	9,91	10,01	10,92
— grasses	1,42	1,72	1,54	1,42	1,61	1,45
— amylacées..	70,77	75,91	72,49	70,53	68,86	67,58
Cellulose...........	5,60	1,32	5,18	5,96	5,24	6,35
Cendres...........	2,40	1,50	2,46	2,28	2,05	2,60
	100,00	100,00	100,00	100,00	100,00	100,00
	gr.	gr.	gr.	gr.	gr.	gr.
Poids de (moyen.	4,00	»	4,36	4,32	4,13	3,83
100 { maxim.	5,20	»	5,40	5,50	4,95	5,40
grains. (minim.	3,00	»	2,90	3,10	1,85	2,70

	12	13	14	15	16	17
Eau..............	10,90	12.30	13,00	8,20	13,60	13,20
Matières azotées....	9,44	9,52	9,66	10,40	13,16	11,62
— grasses....	1,42	1,70	1,95	2,10	1,90	2,80
— amylacées.	70,88	69,03	67,59	71,31	65,29	63,53
Cellulose..........	5,00	5,20	5,30	4,99	3,45	6,70
Cendres...........	2.36	2,25	2,50	3,00	2,60	2,15
	100,00	100,00	100,00	100,00	100,00	100,00

		gr.	gr.	gr.	gr.	gr.	gr.
Poids de	moyen.	4,72	4,76	4,40	3,54	5,33	4,74
100	max...	6,00	6,30	6,00	5,10	5,95	»
grains.	min....	3,30	3,50	3,10	2,60	4,46	»

III. — Orges des Pays étrangers.

Australie. Canada. — 1. Orge d'Australie, 1899 ; — 2. Orge du Canada, Exposition de 1900 ; — 3 et 4. Orges de Manitouba, même provenance.

		1	2	3	4
Eau..............		11,50	14,30	13,20	13,70
Matières azotées..........		9,52	11,06	11,48	11,20
— grasses.............		1,40	1,60	1,65	1,75
— amylacées...........		72,83	65,84	65,37	66,60
Cellulose..................		2,95	4,50	5,70	4,45
Cendres..................		1,80	2,70	2,60	2,30
		100,00	100,00	100,00	100,00

		gr.	gr.	gr.	gr.
Poids de	moyen........	4,00	5,32	3,16	4,90
100	maximum......	4,80	7,10	4,20	5,80
grains.	minimum......	2,95	4,10	2,70	3,60
Décortication p. 100 gr. de grains.	Amandes	92,00	94,00	84,00	90,00
	Glumelles......	8,00	6,00	16,00	10,00

République Argentine. Roumanie. Transvaal. —
1. Orge de la République Argentine, 1895 ; acidité 0,047 ; —
2. Orge de Roumanie, 1895 ; acidité 0,035 ; — 3. Id., 1895 ;
acidité 0,041 ; — 4. Orge du Transvaal, exposition de
1900.

		1	2	3	4
Eau		11,50	11,10	11,10	12,00
Matières azotées		10,74	13,27	11,58	11.62
— grasses		1,36	1,54	1,56	1,50
— amylacées		67,70	67,57	69,04	65,63
Cellulose		6,16	3,86	4,06	6,85
Cendres		2,54	2,36	2,66	2,40
		100,00	100,00	100,00	100,00
		gr.	gr.	gr.	gr.
Poids de 100 grains.	moyen	3,44	3,67	4.32	4,38
	maximum	4,20	4,60	5 80	4,80
	minimum	2,30	2,60	3,00	3,00
Décortication p. 100 gr. de grains.	Amandes	84,00	92,50	»	88,00
	Glumelles	16,00	7,50	»	12,00

Russie. — 1. Orge de Kerth, 1895 ; acidité 0,047 ; — 2.
Nicolaïeff, 1895 ; acidité 0,047 ; poids à l'hect. 69 k. 5 ; —
3. Nicolaïeff, 1895 ; acidité 0,047 ; 100 gr. donnent : amandes
89 et glumelles 11 ; — 4. Id., analyse des amandes seules ;
— 5. Novorossisk, 1895 ; acidité 0,047 ; — 6. Rostoff, 1895 ;
acidité 0,070 ; 100 gr. donnent : amandes 88,5 et glumelles 11,5.

		1	2	3	4	5	6
Eau		11,10	11,90	11,60	10,60	10,70	10,40
Matières azotées		11,20	11,58	11,44	12,74	10,43	12,97
— grasses		1,48	1,84	1,80	1,88	1,44	2,02
— amylacées		69,00	68,00	68,68	71,50	69,25	66,99
Cellulose		4,56	4,16	3,96	1,38	5,40	4,96
Cendres		2,66	2,52	2,52	1,90	2,78	2,66
		100,00	100,00	100,00	100,00	100,00	100,00
		gr.	gr.	gr.	gr.	gr.	gr.
Poids de 100 grains.	moyen	3,51	3,70	3,64	»	3,12	3,23
	max.	4,55	4,60	4,50	»	4,40	4,40
	min.	2,50	2,60	2,30	»	2.00	2,20

§ II. — OBSERVATIONS GÉNÉRALES SUR LES ORGES (1)

1. Les analyses donnent, comme écarts extrêmes.

	Minimum	Maximum
Eau........................	9,20	15,60
Matières azotées............	7,98	13,27
— grasses.............	1,28	2,20
— amylacées...........	66,60	72,58
Cellulose...................	2,96	6,16
Cendres.....................	1,66	2,82
	gr.	gr.
Poids moyen de 100 grains....	3,12	4,72

Ces résultats généraux, en dehors du poids de la cellulose qui est plus fort, se rapprochent beaucoup de ceux que nous avons obtenus pour les blés. L'excès de cellulose vient des glumelles qui restent étroitement adhérentes au grain ; celles-ci, d'ailleurs sans valeur alimentaire, contiennent, en effet, jusqu'à 30 p. 100 de cellulose, comme le prouvent les analyses suivantes :

	Glumelles d'orges, 1895	
	Ain.	Allier.
Eau........................	5,80	8,50
Matières azotées............	3,07	3,86
— grasses............	0,80	0,90
— extractives.........	53,53	51,74
Cellulose...................	29,60	30,00
Cendres.....................	7,20	5,80
	100,00	100,00

2. Le rapport des glumelles à l'orge nue est loin d'être constant, car les décortications ont fourni de 7,5 à 16 p. 100 de glumelles et de 84 à 95,5 p. 100 d'amandes (orge nue).

---

(1) *Comptes-rendus Acad. Sciences*, 10 mai 1897.

Dans les orges de France et de Roumanie, on a généralement de 8 à 9 p.100 de glumelles, rarement 12 p. 100; dans les orges de Russie, la moyenne se rapproche de ce dernier chiffre; dans les orges d'Algérie et de Tunisie, elle est comprise entre 13 et 14 p. 100 et dans les orges de la République argentine, elle atteint 16 p. 100. Malgré ces écarts, on retrouve une certaine filiation entre les orges et les blés de ces divers pays. De même que pour le froment, c'est dans les orges de Russie que le poids moyen des grains est le plus faible; la matière azotée y tient aussi le premier rang.

3. Les propriétés nutritives de l'orge étaient autrefois tellement accréditées que le pain d'orge était la principale nourriture des gladiateurs (*hordearii*); cette très ancienne céréale ne sert plus aujourd'hui en France qu'à l'alimentation des animaux et à la fabrication de la bière. Pour ce dernier emploi, les orges les plus recherchées, par exemple les orges de Beauce dites *Chevalier*, sont les moins azotées, les plus minces d'écorce (les moins ligneuses) et par suite les plus riches en matières amylacées.

4. L'orge entière se conserve pendant plusieurs années sans éprouver d'autre changement dans sa composition chimique qu'une légère diminution des matières grasses. L'orge concassée subit des altérations de même nature que celles que l'on observe dans les vieilles farines de froment : transformation des matières grasses, augmentation des matières sucrées et de l'acidité (cette dernière, qui est en moyenne de 0,050 p. 100 au début, atteint plus de 0,150 p. 100).

5. Dans l'orge, comme dans les autres céréales, c'est au centre du grain que l'on trouve le plus d'amidon; les matières azotées, grasses et minérales, y sont en très faible quan-

lité et vont en augmentant à mesure que l'on se rapproche
de la zone extérieure. Il en résulte que l'orge mondé, obtenu
mécaniquement, diffère notablement de l'orge nue, décorti-
quée à la main ; la différence apparaît mieux encore avec
l'orge perlé, beaucoup plus arrondi par les meules que
l'orge mondé (*ptisana* des Romains). Les analyses suivantes
se rapportent à des échantillons de la maison Lapostolet et
Certeux, de Paris.

	Orge mondé.	Orge perlé.
Eau......................	15,00	15,60
Matières azotées.............	8,90	5,98
— grasses.............	1,08	0,64
— amylacées..........	72,20	76,42
Cellulose...................	1,32	0,60
Cendres...................	1,50	0,76
	100,00	100,09
	gr.	gr.
Acidité pour 100.............	0,065	0,076
Poids moyen de 100 grains...	4,02	2,53

CHAPITRE XI

RIZ

Le riz (*Oriza sativa*) paraît indigène de la Chine. D'après les faits historiques, on est en droit de supposer que les Indiens ont employé le riz après les Chinois, et qu'il s'est répandu vers l'Euphrate antérieurement à l'invasion des Aryas dans l'Inde (A. de Candolle). Depuis l'existence de cette culture en Babylonie, il s'est écoulé plus de mille ans jusqu'au transport en Syrie, et l'introduction en Egypte a probablement suivi celui-ci de deux ou trois siècles. Le riz a pénétré en Espagne avec les Arabes; les premières cultures en Italie, dans les environs de Pise, datent de 1458, celles de la Louisiane sont modernes.

Sous Louis XV, pendant le ministère du cardinal Fleury, des plantations de riz furent faites en Auvergne; elles réussirent; mais on leur attribua plus tard des épidémies et elles furent supprimées.

§ I. — ANALYSES DE RIZ

I. — Riz des Colonies françaises.

Congo. — Côte d'Ivoire. — Le riz est à peine cultivé au Congo. Des rizières pourraient être établies avantageusement dans les parties basses. L'échantillon de riz brut analysé provient du poste de Bangasso. L'analyse a été faite sur les grains décortiqués à la main. Les échantillons de la Côte d'Ivoire viennent de l'Exposition de 1900.

1. Riz du Congo; — 2. Riz travaillé de la Côte d'Ivoire;

— 3. Riz de même provenance, Cavally ; — 4. Riz blanc travaillé, de Wappou; — 5. Riz rouge travaillé, de la même provenance.

	1	2	3	4	5
Eau	12,70	13,20	11.80	12,40	12,70
Matières azotées	9,14	8.36	8,20	7,35	8,89
— grasses	2,40	0,30	0.28	1.90	0,30
— amylacées	73,61	76,44	78,12	76,15	75,22
Cellulose	0,15	1,30	0,15	1,50	1,99
Cendres	1,00	0,40	0,45	0,70	0,80
	100,00	100.00	100,00	100,00	100,00
Poids moyen de 100 grains .	gr. 2,50	gr. 1,91	gr. 2,42	gr. 2,36	gr. 1,67

Guinée. — Le riz, dans certaines régions de la Guinée, est plus employé que le mil à l'alimentation. On cultive le riz blanc dans les terrains marécageux du bord de la mer et le riz rouge ou riz de montagne dans l'intérieur des terres. La production locale est insuffisante pour la consommation.

1. Riz brut blanc, décortiqué à la main, Exposition de 1900 ; 100 gr. donnent : grains 71 et balles 29 ; — 2. Riz brut rouge, décortiqué ; 100 gr. donnent : grains 69 et balles 31 ; — 3.Riz blanc travaillé,provenant du Concours agricole de Paris de 1902 ; — 4. Riz de montagne travaillé, même provenance ; — 6 et 7. Riz travaillés,Kassala, même provenance.

	1	2	3	4	5	6	7
Eau	12.30	11,70	13,40	12,70	12,80	13,70	11,60
Matières azotées	7.88	7,59	7.86	9.66	9,66	8.54	10.50
— grasses	2.30	2,25	0,50	0,65	0.35	0.75	1,45
— amylacées	74.27	75,71	77.24	76,19	76.39	74.27	70.54
Cellulose	1,75	1,65	0,40	0,15	0,45	2.15	2,10
Cendres	1.50	1.10	0.60	0.35	0.35	0.59	0.81
	100,00	100,00	100,00	100.00	100.00	100.00	100,00
Poids moyen de 100 grains	gr. 2,34	gr. 2,27	gr. 1,51	gr. 1,17	gr. 1,21	gr. 1,97	gr. 1,98

Guyane. — Le riz vient remarquablement à la Guyane; l'échantillon analysé est un très beau riz blanc travaillé,

venant du pénitentier de Kourou. — **Mayotte**. — Riz de
montagne récolté à la Grande-Comore, à une altitude de
1.500 mètres, décortiqué à la main pour l'analyse. Les grains
rouges sont en plus grande quantité que les grains blancs.
Nouvelle-Calédonie. — Les essais de culture du riz,
encore très restreints, ont donné d'excellents produits. —
Sénégal et Soudan. — Le riz est très utilisé dans l'alimentation des indigènes. D'importantes rizières pourraient
être établies dans les terres qui avoisinent le fleuve Sénégal.

1. Riz travaillé, Guyane; — 2. Riz de Mayotte, décortiqué
à la main; 100 gr. donnent: amandes 78,5 et balles 21,5; —
3. Riz de montagne travaillé, Nouvelle-Calédonie; — 4. Riz
décortiqué à la main, Noualiou; 100 gr. donnent: amandes,
78 et balles 22; — 5. Riz blanc du Soudan, décortiqué à la
main; 100 gr. donnent: amandes, 76,5 et balles 23,5; — 6. Riz
travaillé, même provenance; — 7. Riz de Kati, travaillé.

	1	2	3	4	5	6	7
Eau...	12,90	12,00	13,80	13,20	13,00	12,70	15,00
Matières azotées ..	8,04	8,20	8,00	8,12	9,10	8,40	8,34
— grasses ...	0,19	2,00	0,30	1,85	2,05	1,00	0,68
— amylacées.	78,02	74,70	76,75	74,18	73,75	77,00	74,93
Cellulose...........	0,35	2,00	0,35	0,85	1,10	0,40	0,50
Cendres...........	0,50	1,10	0,80	1,50	1,00	0,50	0,55
	100,00	100,00	100,00	100,00	100,00	100,00	100,00
	gr.	gr.	gr.	gr.	gr.	gr.	gr.
Poids moyen de 100 grains......	2 44	2,40	1,98	2,35	2,60	1,89	2,27

Inde. — La culture du riz fournit un rendement supérieur
à la consommation. Karikal exporte du riz dans les colonies
anglaises.

Riz travaillés. — Exposition de 1900; — 1. Riz de
l'Inde; — 2. Karikal; — 3. Mahé; — 4. Pondichéry; —
4. Riz en paille ou riz Nelly. — Analyses faites sur les produits décortiqués à la main; — 5. Riz rouge, Pondichéry;
— 6. Riz blanc, Karikal; — 7, 8, 9, et 10, riz provenant des
jardins coloniaux.

	1	2	3	4	5
Eau.....................	13,20	13,70	11,30	11,00	11,70
Matières azotées..........	7,83	8,13	9,06	7,37	7,98
— grasses..............	0,65	0,50	0,25	0,26	1,80
— amylacées..........	76,87	75,97	77,04	77,12	74,27
Cellulose................	0,75	1,10	1,35	0,75	2,35
Cendres.................	0,70	0,60	1,00	0,50	1,90
	100,00	100,00	100,00	100,00	100,00

	gr.	gr	gr.	gr.	gr.
Poids moyen de 100 grains..	1,30	1,68	2,20	2,04	2,51

	6	7	8	9	10
Eau......................	11,90	11,80	11,10	11,00	10,71
Matières azotées..........	8,16	7,98	7,37	8,16	7,83
— grasses..............	2,25	2,10	2,65	2,50	2,65
— amylacées..........	75,00	74,17	74,88	75,39	76,22
Cellulose................	1,10	2,45	2,70	1,45	1,50
Cendres.................	1,20	1,50	1,30	1,50	1,10
	100,00	100,00	100,00	100,00	100,00

	gr.	gr.	gr.	gr.	gr.
Poids moyen de 100 grains (en paille).............	2,39	2,29	2,08	1,94	2,51
Décortication { Grains......	78,00	76,00	70,00	73,00	75,00
p. 100 { Balle........	22,00	24,00	30,00	27,00	25,00

Indo-Chine. — Le riz est la base de l'alimentation des indigènes. On en compte plus de trois cents variétés. Pour donner une idée de l'importance de cette culture, il suffit de rappeler que la surface cultivée en riz, dans la Cochinchine et au Cambodge, est évaluée à 650.000 hectares, et qu'au Tonkin et en Annam les rizières s'étendent sur plus de 1.200.000 hectares. Il y a deux récoltes par an. En 1898, il a été exporté des possessions françaises de l'Indo-Chine plus de 800.000 tonnes de riz (paddy, riz cargo, riz blanc, brisures, farines). La production va en augmentant d'année en année. Il existe à Saïgon et à Cholon des rizeries très perfectionnées, où l'on fait subir au riz brut toutes les opérations industrielles.

Échantillons de riz travaillé provenant du service des subsistances militaires : 1. Marché d'Hanoï, 22 déc. 1886,

1er choix ; — 2. Id. 2e choix ; — 3. Id. 3e choix ; — 4, 5, 6. Riz de Saïgon, 1893 ; — 7. Id., 1894 ; — 8. Id., 1894 ; acidité, 0,054 ; — 9. Id., 1894 ; acidité, 0,049 ; — 10. Id., 1894. — 11. Id., 1897 ; acidité 0,087 ; — 12. Id., 1898 ; acidité 0,065.

	1	2	3	4	5	6
Eau.................	11,80	10,30	10,20	11,70	11,60	10,40
Matières azotées.......	7,90	7,41	7,38	8,10	8,30	8,38
— grasses......	0,50	0,75	1,15	0,65	0,55	0,60
— amylacées...	79,16	80,58	80,23	78,78	78,89	79,82
Cellulose.............	0,30	0,42	0,42	0,41	0,36	0,34
Cendres.............	0,34	0,54	0,62	0,36	0,30	0,46
	100,00	100,00	100,00	100,00	100,00	100,00
Poids moyen de 100 grains.....	gr. 1,36	gr. 1,18	gr. 1,05	gr. 1,55	gr. 1,71	gr. 1,74

	7	8	9	10	11	12
Eau.................	15,00	10,50	13,60	13,30	11,20	13,80
Matières azotées......	7,21	7,3	61,98	7,08	7,98	8,12
— grasses......	0,30	0,30	0,30	0,45	0,35	0,50
— amylacées...	76,96	81,35	78,58	78,60	79,61	76,63
Cellulose.............	0,25	0,22	0,20	0,23	0,30	0,35
Cendres.............	0,28	0,32	0,34	0,34	0,56	0,60
	100,00	100,00	100,00	100,00	100,00	100,00
Poids moyen de 100 grains......	gr. 1,54	gr. 1,45	gr. 1,74	gr. 1,69	gr. 1,78	gr. 1,55

Riz de Saïgon à différents degrés de fabrication (1894). — Le riz brut contenait environ 20 p. 100 de paddy. — 1. Riz brut ; acidité 0,087 ; — 2. Même riz décortiqué à la main ; — 3. Id., décortiqué à la machine ; acidité 0,054 ; — 4. Id., décortiqué et travaillé ; acidité 0,044 ; — 5. Id., décortiqué, travaillé et glacé ; acidité 0,044.

	1	2	3	4	5
Eau.................	13,10	11,00	13,00	12,90	13,30
Matières azotées.......	8,24	9,05	7,82	7,82	7,65
— grasses.......	2,15	2 80	0,60	0,40	0,30
— amylacées....	73,65	74,93	77,74	78,20	78,18
Cellulose.............	1,34	1,12	0,28	0,24	0,21
Cendres.............	1,52	1,10	0,56	0,44	0,36
	100,00	100,00	100,00	100,00	100,00

	gr.	gr.	gr.	gr.	gr.
Poids moyen de 100 grains.......	1,96	»	1,51	1,53	1,57

RIZ DU TONKIN, HANOI, 1899. — 1. Paddy sec, décortiqué à la main; — 2. Id., travaillé; — 3. Paddy gluant, décortiqué à la main; — 4. Id., travaillé.

	1	2	3	4
Eau.................	12,30	12,50	12,30	13,10
Matières azotées.......	9,64	8,34	8,60	6,82
— grasses.......	2,85	0,65	3,75	1,00
— amylacées....	72,16	76,56	73,00	77,93
Cellulose.............	1.30	0,75	0,35	0,15
Cendres.............	1,75	1,20	2,00	1,00
	100,00	100,00	100,00	100,00

Riz d'Annam conservé pendant un siècle (1). — Je dois à M. Boutroux, officier d'administration principal du service des subsistances militaires, un échantillon d'une cinquantaine de grammes de paddy qui prouve combien le riz peut se conserver longtemps. En 1885, alors qu'il était attaché au corps expéditionnaire du Tonkin et de l'Annam, cet officier fut chargé de procéder, à Hué, au recensement des matières alimentaires utilisables pour l'armée. Il se trouva ainsi en rapport avec le mandarin préposé à la garde des approvisionnements du roi qui lui confia qu'il existait dans les magasins du palais un lot de riz conservé depuis cent ans, auquel on attribuait d'ailleurs des qualités spéciales. L'échantillon que j'ai reçu vient de là. C'est du riz non décortiqué, entièrement recouvert de son enveloppe et se rapprochant, par ses caractères extérieurs, du paddy ordinaire de Cochinchine. Il s'en distingue par une teinte beaucoup plus foncée, allant au rouge brun. La balle est plus adhérente à l'amande; la surface de celle-ci est également plus terne. A l'intérieur, la matière est cornée et n'a plus la cassure blanche des riz nouveaux, mais à la cuisson elle se développe bien, sans perdre cependant cette saveur spéciale aux vieilles céréales que l'on désigne vulgairement sous le nom de *goût de vieux*.

(1) *Comptes-rendus Acad. des Sc.*, 7 avril 1896.

On trouve aussi à la décortication un certain nombre de grains (environ 15 p. 100) qui ont une teinte noire violacée et représentent, vraisemblablement, les grains rouges que l'on remarque encore aujourd'hui dans le riz de Cochinchine. Ces grains ne sauraient être confondus avec certains grains jaunes, en moindre proportion, que l'on a signalés depuis quelques années seulement dans les riz de même provenance et que E. Raoul attribue à une véritable maladie (1). Les grains jaunes contiennent en effet moins de matières grasses et laissent à la cuisson une pâte moins ferme; de plus, la teinte jaune pénètre l'intérieur et résiste au blanchiment, tandis que les grains rouges, privés par le glaçage de leur pellicule externe, sont semblables aux grains blancs.

L'examen comparatif des grains anciens et nouveaux a donné, d'autre part, les résultats suivants qui prouvent que dans le vieux riz les matières grasses seules sont modifiées et tendent à disparaître.

		Riz ancien.	Riz nouveau.
		gr.	gr.
Poids moyen de 100 grains décor.	blancs. ...	1,62	1,71
	rouges. ...	1,78	1,77
	jaunes. ..	»	1,64
Décortication p. 100	grains. ...	77,0	80,0
	Balle. ...	23,0	20 0
		100,0	100,0
Acidité p. 100		0.047	0,054
Matières sucrées p. 100		0,30	0,32

COMPOSITION DES GRAINS. — 1. Grains blancs du riz ancien; — 2. Id., du riz nouveau :— 3. Grains rouges du riz ancien; — 4. Id., du riz nouveau ; — 5. Grains jaunes du riz nouveau.

	1	2	3	4	5
Eau	13,60	13,00	13,40	13,40	13,20
Matières azotées	8,90	8,86	8,58	8,38	7,98
— grasses	0,10	2,55	0,50	2,35	0,80
— amylacées	74,90	73,49	75,12	73,87	75,80
Cellulose	0,80	0,95	0,80	1,20	1,10
Cendres	1,40	1,15	1,60	1,10	1,12
	100,00	100,00	100,00	100,00	100,00

(1) SAGOT et RAOUL, Manuel pratique des cultures tropicales, p. 649. Paris, Challamel, 1893.

COMPOSITION DES BALLES. — **1.** Riz ancien ; — **2.** Riz nouveau ; — **3.** Balles de riz du Congo analysées comparativement ; — **4.** Id., Moulmein.

	1	2	3	4
Eau........................	9,30	8,70	11,00	8.30
Matières azotées..............	2,60	2,67	1,89	1,07
— grasses..............	0,70	0,64	1,20	0,52
— extractives..........	31,50	34,85	36,21	35,98
Cellulose....................	36,50	36,64	37,70	40,48
Cendres....................	19,40	16,50	12.00	13,65
	100,00	100,00	100,00	100,00

Madagascar. — Le riz constitue l'aliment principal de
l'indigène qui le récolte partout où la nature du sol comporte sa culture. Actuellement, les plus belles rizières se
trouvent aux environs de Tananarive. On compte plus de
vingt-deux espèces de riz, blancs ou rouges. Les riz blancs
sont plus recherchés que les rouges.

Échantillons provenant de l'Exposition de Paris de 1900.
Analyses effectuées sur les grains décortiqués à la main. —
1 et 2. Majunga ; — **3.** Massoamalana ; — **4.** Tamatave ; —
5. Riz de marais (Tamatave) ; — **6.** Riz de marais ; — **7.** Riz
de montagne.

	1	2	3	4	5	6	7
Eau................	9,10	10,90	10,90	11,20	11,10	8,40	8,60
Matières azotées......	8,31	8,75	9,49	7,71	9,34	9,45	7,98
— grasses......	2,65	2,55	2,50	2,60	2,35	2,00	2.30
— amylacées...	77,19	75,65	74,86	76,24	74,31	77,20	78,64
Cellulose............	0,65	0,75	0,55	1,05	1,40	1,45	0,78
Cendres............	2,10	1,40	1.70	1.20	1,50	1,50	1,70
	100,00	100,00	100,00	100,00	100,00	100,00	100,00
	gr.	gr.	gr.	gr.	gr.	gr.	gr.
Poids moyen de 100 grains bruts........	3,42	2,74	2,66	2,85	2,34	2,69	2,40
Décortication \ Grains.	80,00	77,50	74,00	78,00	77,00	80,00	76,20
p. 100. / Balles..	20,00	22,50	26,00	22,00	23,00	20,00	23,80

*Échantillons provenant du concours agricole de Paris,
1902.* — RIZ DÉCORTIQUÉS A LA MAIN. — **1.** Riz blancs d'Aroa-

zana; — 2. Id., Mandriranira; — 3.Id.,Tsiavasany;— 4. Riz rouge, Betafo; — 5. Id., Marovatana. — RIZ TRAVAILLÉS DE DIFFÉRENTES QUALITÉS. — 6 et 7. Riz de provenance indéterminée; — 8. Arivonimamo; — 9. Ilafy; — 10. Madinika; — 11. Mahanoro; — 12. Maladylaza; — 13. Manazary; — 14. Monabé; — 15. Vatomandry.

	1	2	3	4	5
Eau..................	15,10	14,20	13,40	13,70	14,70
Matières azotées.......	8,40	8,68	8,96	8,26	9,80
— grasses.......	0,95	0,90	1,60	2,35	2,00
— amylacées....	75,05	75,67	75,12	71,49	68,65
Cellulose...............	0,30	0,35	0,70	3,00	3,75
Cendres...............	0,20	0,20	0,22	1,20	1,10
	100,00	100,00	100,00	100,00	100,00
	gr.	gr.	gr.	gr.	gr.
Poids moyen de 100 grains......	1,64	1,95	2,31	2,27	1,80

	6	7	8	9	10
Eau...................	13,80	13,60	14.50	14,20	14,10
Matières azotées........	10,22	8,12	7,84	7,98	9,24
— grasses........	0,75	0,55	0,25	0,25	1,00
— amylacées......	74,18	76,97	76,81	77,04	73,76
Cellulose...............	0,65	0,20	0,25	0,25	1,30
Cendres...............	0,40	0,56	0,35	0,28	0,60
	100,00	100,00	100,00	100,00	100,00
	gr.	gr.	gr.	gr.	gr.
Poids moyen de 100 grains.	1,10	1,35	2,08	1,69	0,75

	11	12	13	14	15
Eau...................	14,20	13,50	14,20	11,90	13,60
Matières azotées........	9,52	9,52	7,98	9,80	9,80
— grasses........	0,40	0,50	0,40	0,75	0,60
— amylacées......	75,18	75,63	76,28	73,65	75,44
Cellulose...............	0,45	0,55	0,30	0,60	0,2
Cendres...............	0,25	0,30	0,84	0,30	0,60
	100,00	100,00	100,00	100,00	100,00
	gr.	gr.	gr.	gr.	gr.
Poids moyen de 100 grains.	1,20	1,17	1,60	1,22	1,67

II. — Riz des Pays étrangers.

Birmanie. — Etats-Unis. — 1. Riz Arracan, travaillé, 1894; — 2. Id.; Même provenance; acidité 0,043; — 3. Riz Moulmein brut, rizeries de Bordeaux, 1894; acidité 0,049;— 4. Même riz décortiqué à la main; acidité 0,043; — 5. Même riz travaillé; acidité 0,049; — 6. Riz travaillé, même provenance; acidité 0,049; — 7. Riz Moulmein brut, rizeries de Marseille, 1897; acidité 0,049; — 8. Même riz travaillé; acidité 0,033; — 9. Riz Rangoon travaillé, 1894; acidité 0,043; — 10. Riz Caroline travaillé, 1894; acidité 0,049; — 11. Id.; même provenance; — 12. Id.; même provenance; acidité 0,043.

	1	2	3	4	5	6
Eau	13,40	11,80	12,80	11,20	13,10	12,20
Matières azotées	6,14	6,56	7,06	7,16	6,14	6,86
— grasses	0,35	0,60	2,35	2,70	0,40	0,40
— amylacées	79,42	80,55	75,07	76,52	79,73	80,06
Cellulose	0,39	0,23	1,38	1,12	0,33	0,18
Cendres	0,30	0,26	1,34	1,30	0,30	0,30
	100,00	100,00	100,00	100,00	100,00	100,00
	gr.	gr.	gr.	gr.	gr.	gr.
Poids moyen de 100 grains	2,05	2,10	2,66	2,88	2,23	2,05

	7	8	9	10	11	12
Eau	12.00	12,50	14,20	15,20	13,40	13,10
Matières azotées	6,39	5,55	6,67	8,21	7,10	8,82
— grasses	2,15	0,30	0,25	0,30	0,30	0,15
— amylacées	75,47	81,03	78,41	75,60	78,52	76,98
Cellulose	2,13	0,26	0,21	0,23	0,28	0,19
Cendres	1,86	0,36	0,26	0,46	0,40	0,46
	100,00	100,00	100,00	100,00	100,00	100,00
	gr.	gr.	gr.	gr.	gr.	gr.
Poids moyen de 100 grains	2,28	2,23	1,94	2,04	2,04	2,16

Hongrie. — Indes anglaises. — Italie. — 1. Riz de Hongrie travaillé, 1899; acidité 0,032; — 2. Riz de Calcutta travaillé, 1894; acidité 0,049; — 3. Même provenance; — 4. Id.; acidité 0,052; — 5. Riz du Piémont travaillé, 1894; acidité 0,049; — 6. Id.; acidité 0,043.

	1	2	3	4	5	6
Eau...............	14,00	14,00	13,30	11,70	13,00	16,00
Matières azotées....	9,18	6,67	6,11	7,01	7,70	7,21
— grasses....	0,25	0,15	0,35	0,45	0,45	0,35
— amylacées.	75,98	78,60	79,46	80,27	78,21	75,77
Cellulose..........	0,29	0,24	0,31	0,21	0,20	0,23
Cendres.	0,30	0,34	0,44	0,36	0,44	0,44
	100,00	100,00	100,00	100,00	100,00	100,00
	gr.	gr.	gr.	gr.	gr.	gr.
Poids moyen de 100 grains......	»	1,83	1,75	1,70	2,35	2,37

Japon.— Java.— 1. Riz brut du Japon, rizeries de Marseille, 1894; acidité 0,033 ; — 2. Même riz travaillé; acidité 0,054; — 3. Riz brut du Japon, rizeries de Bordeaux, 1894; — 4. Même riz travaillé; — 4. Riz de Java travaillé, 1894; acidité 0,043; — 5. Id., même provenance; acidité 0,043.

	1	2	3	4	5	6
Eau...............	13,20	13,10	13,20	13,60	12,20	14,80
Matières azotées....	7,06	6,11	7,06	6,98	6,86	6,67
— grasses...	1,85	0,25	2,15	0,25	0,55	0,35
— amylacées.	75,60	79,87	75,16	78,59	79,56	77,36
Cellulose..........	1,09	0,36	1,13	0,28	0,29	0,34
Cendres..	1,20	0,28	1,30	0,30	0,54	0,18
	100,00	100,00	100,00	100,00	100,00	100,00
	gr.	gr.	gr.	gr.	gr.	gr.
Poids moyen de 100 grains.......	2,80	2,33	2,25	2,05	2,00	2,10

Echantillons types d'importation, remis par le laboratoire du Ministère du Commerce, et analysès en 1895. — 1. Riz Bassein brut, 1892; — 2. Id., travaillé; — 3. Riz Moulmein brut, 1892; — 4. Id., travaillé; 5. Riz Rangoon brut, 1892; — 6. Id., travaillé; — 7. Riz brut des In-

des, Akyab, 1892; — 8.Même riz travaillé; — 9. Riz brut du
Japon, 1892; — 10. Riz travaillé ; — 11 et 12. Riz glacés.

	1	2	3	4	5	6
Eau...............	12,70	11,80	12,00	12,50	12,50	12,60
Matières azotées....	6,90	7,50	6,18	5,88	6,62	5,60
— grasses. ..	2,10	0,65	2,15	0,50	2,10	0,45
— amylacées.	74,11	79,18	75,09	80,44	74,11	80,89
Cellulose..........	2,23	0,33	2,38	0,28	2,33	0,32
Cendres..........	1,96	0,54	2,20	0,40	2,04	0,14
	100,00	100,00	100,00	100,00	100,00	100,00
	gr.	gr.	gr.	gr.	gr.	gr.
Poids moyen de grains.........	2,00	1,34	2,45	1,71	2,15	1,44

	7	8	9	10	11	12
Eau,..............	12,80	12,50	12,90	13.00	13,00	13,30
Matières grasses....	6,88	5,50	7,24	6,43	5,50	6,06
— azotées....	1,95	0,50	2,50	0,50	0,35	0,45
— amylacées.	74,49	80,68	74,93	79,28	80,49	79,64
Cellulose..........	1,98	0,38	0.93	0,33	0,32	0.21
Cendres..........	1,90	0,44	1,50	0,46	0,34	0,34
	100,00	100.00	100,00	100,00	100,00	100,00
	gr.	gr.	gr.	gr.	gr.	gr.
Poids moyen de 100 grains.....	2,19	1,66	2,07	1,83	1,84	2,00

Les échantillons types contenaient en moyenne pour 100
de riz travaillé :

	Akyab	Bassein	Moulmein	Rangoon
Gros grains........	»	»	13,3	6,4
Grains entiers......	77.0	59,4	51,9	66,3
Grosses brisures....	11,2	21,3	25,6	11,9
Moyennes brisures..	8,1	11,4	»	»
Petites brisures.....	3,7	8,2	9,2	15,4
	100,0	100,0	100,0	100,0

§ II. — OBSERVATIONS GÉNÉRALES SUR LES RIZ (1).

1. Les principales variétés de riz décortiqués (2) que l'on trouve sur les marchés français sont : les riz Arracan ou de Birmanie (Bassein, Moulmein, Rangoon); les riz Caroline : les riz de l'Inde (Akyab, Calcutta); les riz du Japon ; les riz de Java; les riz du Piémont et les riz de Saïgon ou de Cochinchine.

Le riz de Birmanie a le grain rond, mat, et contient souvent quelques grains de paddy (riz en paille).Le riz Caroline est anguleux et allongé; il a la transparence de l'albâtre; l'extrémité du grain opposée à la cassure est aiguë. Le riz de Calcutta est en petits grains effilés, d'un blanc transparent; il conserve une parcelle de pellicule rougeâtre, reste de pellicule échappée au travail de pelage.

Le riz du Japon est rond comme le riz du Piémont, mais il en diffère par sa couleur plus blanche et par sa transparence. Le riz de Java est en gros grains allongés, transparents, analogues aux riz de la Caroline.

Le riz du Piémont (rizon du commerce) est court, gros et arrondi ; l'extrémité du grain opposée à celle qui présente une cassure est camarde; ce riz lorsqu'il a été simplement décortiqué (*écorce de rizon*) est quelquefois chargé d'une petite graine semblable au millet; le *rizon* pelé (*rizon glacé*) ne contient pas cette graine.

Le riz de Saïgon ou de Cochinchine est petit, allongé, blanc mat, souvent un peu jaunâtre et peu transparent.

Tous ces riz présentent une composition qui oscille entre les données suivantes :

---

(1) *Comptes-rendus Acad. des Sc.*, 21 oct. 1895.
(2) Les opérations que l'on a fait subir à ces riz décortiqués comprennent le nettoyage, la décortication, le blanchissage et le glaçage.

	Minimum p. 100.	Maximum p. 100.
Eau..........................	10,20	16,00
Matières azotées............	5,50	8,82
— grasses............	0,15	0,75
— amylacées..........	75,60	81,35
Cellulose...................	0,18	0,42
Cendres....................	0,14	0,58

L'acidité est comprise entre 0,032 et 0,062; les matières sucrées entre 0,15 et 0,50; le poids moyen de 1000 grains varie entre 10 gr.,5 et 23 gr.,7.

2. On trouve les mêmes relations entre les riz travaillés et les riz bruts, tels qu'ils arrivent aux rizeries, c'est-à-dire plus ou moins mélangés de riz en paille (paddy); toutefois, les matières azotées, les matières grasses, la cellulose et les cendres sont en plus fortes proportions, alors que les matières amylacées sont diminuées d'autant. Sont également plus élevés : l'acidité (0 gr.,043 à 0 gr.,087), les matières sucrées (0,56 à 0,90) et le poids moyen des grains (15 gr.,6 à 28 gr.,0). L'humidité présente moins d'écart.

	Minimum p. 100.	Maximum p. 100.
Eau..........................	11,20	13,30
Matières azotées............	6,18	9,05
— grasses............	1,85	2,50
— amylacées..........	73,85	75,60
Cellulose...................	0,93	2,38
Cendres....................	1,20	2,20

3. Les analyses des riz Caroline et de Saïgon, qui se classent parmi les plus azotés, montrent qu'il n'y a pas de rapport entre la grosseur des grains et la proportion des matières azotées.

4. Le travail que l'on fait subir au riz brut pour le décortiquer et le glacer, en écartant le germe et les couches exté-

rieures du grain, qui sont les plus riches en azote, en matières grasses et en phosphates (cendres), lui enlève une grande partie de ses qualités nutritives. C'est ce qui ressort bien des analyses du riz de Saïgon à différents degrés de fabrication.

Dans les grains recouverts de paille, il y a environ 80 p. 100 d'amande et 20 pour 100 de balle. La balle est sans valeur alimentaire.

La cuisson du riz peut être obtenue en le portant dans l'eau bouillante pendant un quart d'heure. Les grains conservent leur forme et retiennent de 70 à 75 p. 100 d'eau.

Le riz de Cochinchine, malgré ses petits grains et son aspect peu avantageux lorsqu'il vient d'être décortiqué à la main, présente autant de matières azotées que certains blés, une plus forte proportion de matières grasses et moins de matières inertes (cellulose).

5. Le riz est un aliment plus nutritif qu'on ne l'admet généralement, et il y aurait avantage, pour l'alimentation publique, à restreindre l'usage des riz glacés et à favoriser la consommation des grains naturels, simplement dépouillés de leur enveloppe (1). Il y aurait un grand intérêt, pour la

---

(1) « Le riz, écrit Michel Lévy (Traité d'hygiène publique et privée, tome I, page 656. Paris), est de toutes les céréales la plus pauvre en principes azotés, en matières grasses et en sels minéraux. C'est à tort que l'administration de la Guerre le maintient comme une denrée très nutritive dans les approvisionnements de siège et de campagne. » Cette opinion, qui est encore celle de la plupart des hygiénistes, si elle peut être discutée en ce qui concerne les riz blanchis et glacés, doit être combattue lorsqu'il s'agit de grains simplement décortiqués. Le riz sous cette dernière forme constitue un bon aliment. Sans invoquer ce qui se passe en Extrême-Orient où, de temps immémorial, le riz est la base de l'alimentation, rappelons que, pendant l'expédition d'Égypte, les soldats furent nourris presque exclusivement avec du riz et que, de l'aveu de Desgenettes, leur santé n'en souffrit en aucune manière. (Voy. Traité de matière médicale et de thérapeutique, par S. Dieu, pharmacien-major, professeur à l'hôpital militaire d'instruction de Metz. Paris, 1845, t. II, p. 524.)

richesse nationale, à multiplier les importations en France des riz de nos possessions de l'Indo-Chine et à remplacer en partie, par du riz, le blé que nous demandons chaque année à l'étranger. La ration du soldat qui, depuis plus d'un siècle, est fixée à 30 gr. de riz, pourrait être modifiée, et cet aliment, qui se transporte facilement et se conserve bien, pourrait avantageusement accroître nos réserves de guerre.

§ III. — PRODUITS ALIMENTAIRES RETIRÉS DU RIZ

1. Riz cuit, aplati et desséché; Indes françaises, exposition de 1900. — 2, 3, 4. Semoules de riz; Japon; exp. de 1900. — 5. Semoule riz, fabrication française, 1898. — 6. Vermicelle de riz; Cochinchine; exposition de 1900; — 7. Mochi du Japon, présenté au ministère de la Guerre, en mars 1904; gaufrettes blanches, très légères, pesant en moyenne 2 gr. 5 et présentant les dimensions suivantes : long. 0 m. 050; largeur 0 m. 015; épaisseur 0 m. 006. L'analyse chimique et micrographique prouve que le produit est obtenu avec une farine de riz.

	1	2	3	4	5	6	7
Eau	10,40	10,80	15,00	14,80	10,80	11,10	12,70
Matières azotées	7,28	5,53	7,52	9,06	7,34	6,58	7 68
— grasses	1,20	0,40	0,30	0,45	0,30	0,50	0,35
— amylacées	78,82	82,47	75,48	75,04	80,96	81,12	78,52
Cellulose	0,50	0,50	1,60	0,25	0,40	0,40	0,05
Cendres	1,80	0,30	0,10	0,40	0,20	0,30	0,70
	100,00	100,00	100,00	100,00	100,00	100,00	100,00
Acidité pour 100	»	0,032	0,032	0,043	0,054	»	»

CHAPITRE XII

SARRASIN

Le sarrasin, qu'on appelle aussi *blé sarrasin* ou *blé noir*, quoiqu'il ne soit pas de la famille des graminées, est encore désigné dans quelques régions sous les noms de *mil des Maures*, de *bouquet, bouquette* ou *bucaille*, à cause de la disposition de ses fleurs en bouquet. Pour les botanistes, c'est le *polygonum fagopyrum*, de la famille des polygonées. Le terme de fagopyrum, dérivé du grec, vient de ce que le grain de sarrasin présente quelque ressemblance avec le fruit du hêtre.

Le sarrasin croît naturellement en Mandchourie, en Chine et dans les montagnes de l'Inde septentrionale. Il n'a pas, comme on l'a admis presque jusqu'en ces dernières années, une origine méridionale. Les Grecs et les Romains ne le connaissaient pas. L'espèce est arrivée en Europe, au moyen âge, par la Tartarie et la Russie. La première mention de sa culture en Allemagne se trouve dans un registre du Mecklembourg, en 1436. Au XVIe siècle, elle s'est répandue vers le centre de l'Europe et, dans les terrains pauvres comme ceux de la Bretagne, elle a pris tout de suite une place importante sous le nom de *sarrasin*, consacré depuis. « Les noms vulgaires sont quelquefois si ridicules, si légèrement donnés, qu'on ne peut pas savoir dans le cas actuel, si le nom vient de la couleur de la graine qui était celle attribuée aux Sarrasins, ou de l'introduction qu'on supposait peut-être venir des Arabes ou des Maures. On ignorait alors que l'espèce n'est pas du tout connue dans le pays, au sud de la Méditerranée, ni même en Syrie et en Perse. (A. de Candolle). »

§ I. — ANALYSES DE SARRASINS

I. — Sarrasins de France.

1re Région. — Sarrasins de Bretagne : 1. Côtes-du-Nord, 1896; acidité 0,090; — 2. Ille-et-Vilaine, 1896; acidité 0,087; 100 gr. donnent à la décortication : amandes 81 et enveloppes 19 ; — 3. Id., analyse des amandes seules. Sarrasins de Normandie ; — 4. Calvados, 1895 ; acidité 0,076 ; — 5. Manche, 1896; acidité 0,096; 100 gr. donnent : amandes 80 et enveloppes 20 ; — 6. Id., analyse des amandes.

	1	2	3	4	5	6
Eau.................	15,20	13,40	12,70	13,50	14,60	9,80
Matières azotées......	10,74	10,65	11,55	10,59	10,16	13,06
— grasses.......	2,24	1,98	2,60	2,20	2,16	2,55
— amylacées....	58,90	63,35	70,68	62,39	61,54	72,02
Cellulose............	10,56	8,90	0,82	8,86	9,78	0,82
Cendres............	2,36	1,72	1,65	2,46	1,76	1,75
	100,00	100,00	100,00	100,00	100,00	100,00

		gr.	gr.		gr.	gr.	
Poids	moyen.......	2,00	1,89	»	1,88	1,98	»
de	maximum...	2,40	2,40	»	2,40	2,42	»
100 gr.	minimum...	1,60	1,55	»	1,60	1,70	»

2e et 4e Régions. — Le sarrasin est très peu cultivé dans la 2e région : l'échantillon 1, de sarrasin de Tartarie, vient de l'Institut des Frères de Beauvais, 1902 ; — 2. Sarrasin du Limousin, 1896 ; acidité 0,096 ; 100 gr. donnent : amandes 79 et enveloppes 21 ; — 3. Id., analyse des amandes quelques jours après la décortication.

	1	2	3
Eau.....................	13,10	15,00	12,70
Matières azotées.........	11,20	9,44	11,52
— grasses.........	1,80	2,24	2,13
— amylacées.....	61,60	62,64	71,05
Cellulose..............	10,60	9,00	0,70
Cendres..............	1,70	1,68	1,60
	100,00	100,00	100,00

		gr.	gr.	
Poids de	moyen.....	1,49	1,93	»
100	maximum .	2,05	2,30	»
grains	minimum..	1,00	1,80	»

6ᵉ Région. — Sarrasin de Bresse : Les échantillons ont été récoltés dans la région de Saint-Julien. 1. Récolte 1894 ; acidité 0,044 ; 100 gr. donnent : amandes 81 et enveloppes 19 ; — 2. 1895 : acidité 0,078 ; — 3. 1896 ; acidité 0,087 ; 100 gr. donnent : amandes 81 et enveloppes 19 ; — 4. Analyse des amandes seules ; — 5. Récolte 1897 ; — 6. Grains cueillis avant la maturité, alors qu'ils sont encore verdâtres et incomplètement formés. Analyse faite sur les grains séchés à l'air libre ; — 7. Grains du même champ, récoltés dans les conditions habituelles.

	1	2	3	4	5	6	7
Eau............	13,50	13.70	14,00	13,60	14,00	10,10	13,00
Matières azotées.	10,60	10,74	10,89	12,28	9,54	13,13	11,18
— grasses.	2,15	2,08	2,08	2,70	2,52	2.68	2,82
— amylac.	60,96	62,22	62,21	68,62	62,22	56,07	60,88
Cellulose.......	10,33	8,96	8,60	0,70	10,22	15,32	9,92
Cendres........	2,46	2,30	2,22	2,10	1,50	2,70	1,90
	100,00	100,00	100,00	100,00	100 00	100,00	100,00

		gr.	gr.	gr.		gr.	gr.	gr.
Poids de	moy...	1,78	1,94	1,98	»	2,04	0,85	2,13
100	max..	2,40	2,20	2,80	»	2,55	»	2,40
grains.	min...	0,80	1,46	1,40	»	1,70	»	1,83

La culture du sarrasin, depuis 1840, est à peu près stationnaire en France. C'est une des principales récoltes de la Bretagne ; dans les régions comme la Bresse, où la moisson a lieu dans les premiers jours de juillet, et où l'on n'a pas à craindre de gelées en septembre, le sarrasin, semé après le blé, vient en récolte dérobée.

Les principaux centres de production pour la France ont été, en 1900 :

	Production	Production moyenne à l'hectare.	Poids moyen de l'hectol.
	hl.	hl.	kil.
Côtes-du-Nord....	995.000	16.40	62.73
Finistère.........	865.410	21.00	60.00
Ille-et-Vilaine.....	832.160	10.50	65.00
Morbihan........	801.770	12.00	66.66
Manche..........	696.580	14.70	61.00
Corrèze..........	450.740	19.00	63.90
Haute-Vienne......	402.280	11.00	62.50
Calvados..........	401.440	17.00	72.20
Loire-Inférieure...	336.000	12.11	60.00
Mayenne..........	320.100	19.00	66.00
Creuse..........	306.730	18.64	60.00
Ain..............	249.020	14.00	50.00
Production totale..	8.163.627	13.54	62.64

II.—Sarrasins des Colonies françaises et Pays étrangers.

1. Sarrasin de Guinée, 1901 ; —2. Sarrasin gris de Madagascar, Manisana, 1899 : — 3. Madagascar, 1901 ; — 4. Madagascar, ferme d'Iboaka ; envoi du général Galliéni, 1904 ; grains gris, très lourds, bien nourris ; — 5. Sarrasin gris de la Nouvelle-Calédonie, 1899; pousse très bien et donne trois récoltes par an ; grains abondants ; la paille constitue un bon fourrage ; — 6. Sarrasin noir, même provenance ; —7. Sarrasin gris, même provenance, 1901 ; — 8. Sarrasin du Canada, 1899; — 9. Sarrasin gris, remis par M. de Vilmorin, récolte 1901 ; —10. Sarrasin de Tartarie, même provenance ; — 11. Sarrasin-seigle, variété du précédent, même provenance ; —12. Sarrasin émarginé du Népaul ; même provenance.

	1	2	3	4	5	6
Eau...............	13,20	12,10	13,10	14,20	11,80	11,70
Matières azotées.......	10,92	12,94	11,34	11,48	10,23	10,50
— grasses......	2,48	2,45	1,98	2,05	2,60	2,10
— amylacées....	56,19	61,96	62,79	62,58	63,87	64,85
Cellulose.....	11,81	7,85	7,79	7,54	9,70	8,85
Cendres.............	5,40	2,70	3,00	2,45	1,70	2,00
	100,00	100,00	100,00	100,00	100,00	100,00

		gr.	gr.	gr.	gr.	gr.	gr.
Poids de	moyen.....	1,82	2.10	2.12	2,14	2,21	4,00
100	maximum..	2,20	2,10	2,60	2,11	2.50	4.30
grains.	minimum..	1,40	1.60	1,60	1.75	2,00	3,70

	7	8	9	10	11	12
Eau..............	13,90	13,00	12,50	12,60	12,90	12,50
Matières azotées.......	10,95	11,18	10,50	11,06	12,04	10,64
— grasses......	1,85	2,35	2,40	2,39	2,45	2,10
— amylacées...	59,94	60,92	63,20	58,52	58,16	60,08
Cellulose............	9,96	10,45	9,40	13,55	12,20	12,70
Cendres............	3,40	1,80	2,00	1,87	1,95	1,98
	100,00	100,00	100,00	100,00	100.00	100,00

		gr.	gr.	gr.	gr.	gr.	gr.
Poids de	moyen....	2,60	2,21	1,81	1,51	1,73	3,22
100	maximum.	3,20	3.00	2.21	2,05	2,03	3.40
grains.	minimum.	2,10	1,80	1,40	1,32	1,25	2,96

§ II. — OBSERVATIONS GÉNÉRALES SUR LES SARRASINS (1).

1. La composition du sarrasin, d'après les analyses précitées, oscille généralement entre les données suivantes :

	Minimum p. 100.	Maximum p. 100.
Eau....................	13.00	15,20
Matières azotées..........	9,44	12,94
— grasses..........	1,80	2,82
— amylacées........	56,49	64.85
Cellulose...............	7,85	13.55
Cendres................	1,50	3,40
Acidité.................	0,044	0,096

Le poids moyen de 1.000 grains pris en bloc est compris entre 14,90 et 22,60 ; mais les plus gros grains, provenant du triage de chaque échantillon, ont approximativement le même poids.

---

(1) *Comptes-rendus Acad. des Sciences*, 15 nov. 1897.

2. Le grain décortiqué à la main donne 19 à 21 p. 100 d'enveloppes et 79 à 81 p. 100 d'amandes. Il y a ainsi deux fois plus d'enveloppes dans le sarrasin que dans nos orges indigènes et il y en a presque autant que dans nos avoines de Bretagne. Ces enveloppes, constituées par un tégument dur et coriace, peu assimilable, donnent à l'analyse :

	Bresse.	Bretagne.	Normandie.	Limousin.
Eau..............	13,30	12,60	8,50	10,50
Matières azotées....	3,68	3,65	3,18	3,52
— grasses....	0,75	0,80	0,60	0,70
— extractives.	37,27	37,05	45,22	40,08
Cellulose..........	43,20	44,30	40,80	43,80
Cendres...........	1,80	1,60	1,70	1,40
	100,00	100,00	100,00	100,00

L'amande est blanche, presque dépourvue de cellulose et très assimilable ; elle offre à l'alimentation les mêmes principes nutritifs que le blé.

3. Le sarrasin, soit comme culture principale, soit en culture dérobée venant après les céréales, constitue une précieuse ressource pour l'agriculteur français. Il l'utilise non seulement pour son bétail, mais encore pour sa nourriture, sous forme de galettes ou de gaufres, lorsque la récolte de froment fait défaut.

§ III. — PRODUITS ALIMENTAIRES RETIRÉS DU SARRASIN

Gaufres de maïs et de sarrasin. — Cet aliment, comme le pain de maïs, était encore, il y a une quarantaine d'années, très répandu dans les fermes de la Bresse. Aujourd'hui, on ne le trouve qu'exceptionnellement, lorsque la récolte des blés a été insuffisante. La farine est obtenue avec parties égales de maïs et de sarrasin moulus ensemble (1) : 100 kg.

---

(1) Ces proportions varient suivant les fermes : on ajoute quelquefois des criblures de blé, du seigle, de l'orge et des fèves.

de grains donnent 60 à 70 kg. de farine. La pâte est préparée simplement avec de l'eau très froide, sans addition de sel. Une gaufre ordinaire pèse 42 à 47 gr.; elle mesure 0 m. 15 sur 0 m. 22 et présente une épaisseur moyenne de 0 m. 002. On les mange généralement dans la journée, car le deuxième jour elles commencent à aigrir.

1. Analyse des gaufres fraîches, St-Julien, 1897; — 2. Farine ayant servi à les préparer. Cette farine est préparée au fur et à mesure des besoins; elle ne se conserve pas. L'acidité, qui était de 0,307 p. 100 au début, atteignait 0,436 moins de trois mois après, en décembre. L'acidité des gaufres fraîches était de 0,174; — 3. Farine de sarrasin, très blutée, St-Julien, 1899; — 4. Farine de sarrasin provenant de la Nouvelle-Calédonie, exposition de 1900.

| | 1 | | 2 | | 3 | 4 |
	A l'état normal.	A l'état sec.	A l'état normal.	A l'état sec.	A l'état normal.	A l'état normal.
Eau................	42,80	0,00	15,20	0,00	10,50	12,20
Matières azotées......	5,12	8,95	7,52	8,87	5,20	6,97
— grasses....	1,36	2,38	3,52	4,15	0,16	0,65
— amylacées .	48,28	84,40	70,40	82,78	82,82	79,33
Cellulose..........	1,06	1,85	1,48	1,75	0,32	0,45
Cendres..........	1,38	2,42	2,08	2,45	0,70	0,40
	100,00	100,00	100,00	100,00	100,00	100,00

CHAPITRE XIII

SEIGLE ET MÉTEIL

Le seigle (*Secale cereale*) a eu pour première patrie les régions situées au Nord du Danube. Sa culture n'est pas très ancienne, si ce n'est peut-être en Russie et en Thrace. En Italie, elle remonte à peine au delà de l'ère chrétienne : Pline est le premier auteur latin qui en parle, et en termes qui montrent combien cette céréale des pays pauvres était peu goûtée des Romains : « *Secale Taurini sub alpibus asiam vocant, deterrimum et tantum ad arcendam famem..... ingratissimum ventri est.* (PLIN., *Hist. nat.*, XVIII, 40). » Les Egyptiens et les anciens Grecs ne connaissaient pas le seigle.

Le méteil est un mélange de seigle et de froment, obtenu le plus souvent en France en semant ensemble un tiers de seigle avec deux tiers de froment.

§ I. — ANALYSES DE SEIGLES
I. — Seigles de France.

Les échantillons représentant les principaux types du marché de Paris m'ont été remis par M. Ch. Lucas, directeur du marché des blés et seigles.

1re Région. — Seigles de Bretagne ; 1. Morbihan, 1895 ; acidité 0,059 ; — 2. Ploërmel, 1896 ; acidité 0,064 ; — *2e Région.* — 3. Oise, 1900 ; — 4. Seine-et-Marne, 1895 ; acidité 0,059 ; — 5. Id. ; acidité 0,059 ; — 6. Id. ; acidité 0,051 ; — 7. Seine-et-Oise, 1895 ; acidité 0,070 ; — 8. Id., 1896 ; acidité 0,053 ; — *3e Région.* — 9. Marne, 1895 ; acidité

0,059; — *4e Région*. — 10. Haute-Vienne, 1894 ; acidité
0,032 ; — 11. Id., 1896; acidité 0,041 ; — *5e Région*. —
12. Creuse,1896 ; acidité 0,059 ; — 13. Loiret,1895 ; acidité
0,059 ; — 14. Montargis, 1895; acidité 0,059 ; — 15. Id.,
1896; acidité 0,041; — 16. Yonne,Sens, 1896; acidité 0.051;
— *6e Région*. — 17. Ain, Saint-Julien,1895; acidité 0,064;
— 18. Id., 1896; acidité 0,041 ; — 19. Id., 1900.

	1	2	3	4	5	6
Eau..................	12,50	12,60	11,60	12,00	12,40	12,00
Matières azotées......	9,05	9,67	8,82	7,66	7,89	8,36
— grasses.....	1,10	1,12	1,35	1,10	1,24	1,16
— amylacées...	73,83	72,79	71,53	76,00	75,17	74,74
Cellulose.............	1,86	1,78	1,80	1,56	1,56	1,86
Cendres.............	1,66	2,04	1,90	1,68	1,74	1,88
	100,00	100,00	100,00	100,00	100,00	100,00
	gr.	gr.	gr.	gr.	gr.	gr.
Poids de (moyen...	2,45	2,72	2,54	2,55	2,65	2,54
100 } maximum	3,25	3,65	3,35	3,60	3,60	3,00
grains. ' minimum.	1,70	2,05	2,15	2,10	1,65	2,05

	7	8	9	10	11	12
Eau..................	11,30	12,40	11,80	16,40	11,60	12.10
Matières azotées......	9,05	8,28	7,52	9,31	9,05	9,91
— grasses..... .	1,26	1,04	1,24	1,20	1,36	1,22
— amylacées...	74,83	74,96	75,88	69,75	74,87	73,23
Cellulose.............	1,86	1,52	1,96	1,78	1,52	1,60
Cendres.............	1,70	1,80	1,60	1,56	1,60	1,94
	100,00	100,00	100,00	100,00	100,00	100,00
	gr.	gr.	gr.	gr.	gr.	gr.
Poids de (moyen...	2,38	2,95	2,72	3,36	2,44	2,72
100 } maximum	3,20	3,60	3,60	4,24	3,60	3,70
grains. ' minimum	1,60	2,20	2,10	2,20	1,75	2,00

	13	14	15	16	17	18	19
Eau..................	12,00	11,70	12,30	12,30	11,50	13,00	13,10
Matières azotées......	7,52	9,05	8,28	8,36	9,51	9,21	10,86
— grasses......	1,28	1,14	1,12	1,12	1,22	1,28	1,65
— amylacées....	76,08	74,69	74,60	74,94	73.91	72,93	70,32
Cellulose	1,30	1,82	1,76	1,58	1,76	1,98	1,87
Cendres.............	1,82	1,60	1,94	1,70	2,10	1,60	2,20
	100,00	100,00	100,00	100,00	100,00	100,00	100,00

		gr.	gr.	gr.	gr.	gr.	gr.	gr.
Poids de	moyen...	2,68	2,59	2,75	2,57	2,81	2,72	2,76
100	minim...	3,50	3,00	3,80	3,10	3,10	3,80	3,50
grains.	maxim...	2,05	2,00	2,40	1,90	2,10	2,17	2,40

En 1900, le poids moyen de l'hectolitre de seigle, pour la France entière, a été de 72 kil. 22 et la production moyenne à l'hectare de 14 hectol. 71, soit 10 quint. 62.

La production totale a été de 20.889.000 hectol. Elle va en diminuant progressivement devant le froment, attestant les grands progrès réalisés par l'Agriculture, car les terrains conquis sur le seigle doivent être fortement travaillés et amendés, avant d'être occupés par le froment.

La production du méteil pour la France, en 1900, n'a été que de 3.212.150 hectol., dont plus de la moitié dans les départements de la Sarthe (580.000 hectol.), de la Mayenne, du Loiret, du Finistère, de la Somme, des Vosges, de la Haute-Loire et des Côtes-du-Nord (120.000 hectol.). Le poids moyen à l'hectolitre était de 74 kil. 06.

II. — Seigles des Pays étrangers.

1. Seigle d'Australie, exposition de 1900 ; — 2. Seigle du Canada, exposition de 1900 ; — 3. Seigle de Manitoba, même provenance.

	1	2	3
Eau.....................	11,90	13,50	13,70
Matières azotées........	10,92	9,85	10,36
— grasses........	1,20	1,25	1,15
— amylacées.....	72,38	71,05	70,34
Cellulose..............	1,90	2,65	2,45
Cendres...............	1,70	1,70	2,00
	100,00	100,00	100,00

		gr.	gr.	gr.
Poids de	moyen.......	3,21	2,90	2,10
100	maximum...	4,30	3,49	2,60
grains.	minimum...	2,20	2,30	1,60

§ II. — OBSERVATIONS GÉNÉRALES SUR LES SEIGLES (1).

Les analyses ont présenté la composition centésimale suivante :

	Minimum	Maximum.
Eau	11,30	16,40
Matières azotées...........	7,52	10,92
— grasses...........	1,04	1,65
— amylacées........	69,75	76,08
Cellulose	1,30	1,98
Cendres..................	1,56	2,20
Poids de 100 gr...........	2,38	3,36

Il résulte de ces données que le poids moyen des grains de seigle est fort au-dessous du poids moyen des grains de blé, et que les matières grasses et azotées sont en plus faible proportion dans le seigle que dans le froment. Quant à la moyenne des autres éléments, elle ne diffère pas sensiblement de celle des blés. L'acidité est un peu plus élevée (0,030 à 0,070 pour 100). Les cendres sont également fusibles.

§ III. — PRODUITS ALIMENTAIRES RETIRÉS DU SEIGLE

1. Pain de seigle provenant de Murat, 1896; acidité 0,224; — 2. Farine ayant servi à le préparer; acidité 0,082, — 3. Pain de Riom, 1896; acidité 0,401 ; — 4. Pain provenant de Bains, près Redon, 1897 ; pain long de boulanger de 2 kil. 500, préparé depuis 5 jours; — 5. Pain rond de ferme de 5 kil., même région, 1895. — 6. Pain fabriqué à Saint-Julien, avec deux tiers de blé et un tiers seigle, 1897.

	1		2		3	
	A l'état normal.	A l'état sec.	A l'état normal.	A l'état sec.	A l'état normal.	A l'état sec.
Eau..................	40,00	0,00	44,20	0,00	35,30	0,00
Matières azotées	4,05	6,75	5,69	6,63	6,26	9,67
— grasses........	0,29	0,48	1,35	1,57	0,44	0,68
— amylacées....	54,50	90,84	77,45	90,27	56,00	86,57
Cellulose.............	0,44	0,73	0,45	0,53	0,83	1,28
Cendres.............	0,72	1,20	0,86	1,00	1,17	1,80
	100,00	100,00	100,00	100,00	100,00	100,00

(1) *Comptes-rendus Acad. Sc.*, 29 mars 1897.

	4		5		6	
	A l'état normal.	A l'état sec.	A l'état normal.	A l'état sec.	A l'état normal.	A l'état sec.
Eau..................	28,00	0,00	28,60	0,00	35,90	0,00
Matières azotées.	6,24	8,67	5,81	8,13	7,97	12,43
— grasses.......	0.23	0,32	0,24	0,34	0,51	0,80
— amylacées. ...	63,52	88,22	62,38	87,37	53,79	83,91
Cellulose.............	0,54	0,75	0,64	0,90	0,96	1,50
Cendres..............	1,47	2,04	2,33	3,26	0,87	1,36
	100,00	100,00	100,00	100,00	100,00	100,00

CHAPITRE XIV

SORGHO

Le sorgho (*Holcus Sorghum*) paraît originaire de l'Afrique équatoriale, avec transmission préhistorique en Égypte, dans l'Inde et finalement en Chine, où la culture ne paraît pas très ancienne, car le premier ouvrage qui en parle date du IVe siècle de notre ère (A. de Candolle). On utilise pour l'alimentation de nombreuses variétés de sorgho, dont aucune n'a été trouvée à l'état sauvage (*Holcus saccharatus, H. cernuus, H. bicolor, H. niger, H. rubens...*). Toutes ces variétés se retrouvent notamment dans les plaines chaudes et sablonneuses de l'Afrique, où le riz ne peut être cultivé. On mange les graines de sorgho cuites à l'eau ou grillées. La farine sert à préparer des bouillies, des couscous et des galettes.

I. — Sorghos des Colonies françaises.

Algérie et Tunisie. — On cultive en Algérie diverses variétés de sorgho sous le nom de *bechna*. Le sorgho blanc sert en Kabylie à faire la galette et le couscous des classes aisées. Le sorgho noir est moins estimé. Les échantillons viennent de l'Exposition de 1900. — ***Congo.*** — Dans tout le Bahr-el-Ghazal, d'où provient l'échantillon examiné, le sorgho sert à la nourriture des indigènes. On le trouve partout autour des villages ; il est semé pendant la saison des pluies et récolté dans les premiers mois de la saison sèche (novembre-décembre). La farine provenant du Haut-Oubangui est très grossière ; les grains ont été simplement pilés ou écrasés, sans tamisage. Le peu de matière grasse trouvé à l'analyse permet de supposer que les grains ont été préalablement torréfiés, les matières grasses se transformant en partie pendant la torréfaction.

1. Sorgho blanc d'Algérie ; — 2. Sorgho rose d'Aïn-Sinora ; — 3. Sorgho rouge de même provenance ; — 4.Sorgho blanc Challanger, de Tunisie ; — 5. Sorgho rose du Congo ; acidité : 0,031 ; — 6. Farine de sorgho de même provenance.

	1	2	3	4	5	6
Eau	11,70	12,10	10,70	14,00	12,70	12,60
Matières azotées......	9,32	10,22	9.94	10,05	9,94	10,09
— grasses....	2,25	2,85	2,79	3,58	3,25	0,75
— amylacées .	67,63	65,55	67,72	65,87	69,61	70,66
Cellulose............	6,20	6,50	6,35	4,60	2,70	3,50
Cendres............	2,90	2,78	2,50	1,90	1,80	2,40
	100,00	100,00	100,00	100,00	100,00	100,00
	gr.	gr.	gr.	gr.	gr.	gr.
Poids de (moyen....	1,93	1,94	1,92	1,75	2,60	»
100 } maximum	2,60	2,30	2,30	2,30	3,50	»
grains. ' minim....	1,80	1,50	1,30	1,20	1,70	»

Dahomey. — Le sorgho n'est pas cultivé le long de la côte du Dahomey ; c'est à partir d'Abomey que sa culture se substitue à celle du maïs ou du manioc. Les indigènes l'emploient aussi bien pour leur nourriture que pour celle de leurs chevaux. On utilise également le mil blanc ou le mil rouge. La récolte ne se fait qu'une fois par an, trois à quatre mois après les semis. — *Guadeloupe*. — Cultivé en petite quantité pour la consommation locale. — *Guinée*. — Très employé dans l'alimentation. Les indigènes en font des semoules qui servent à préparer les potages. — *Indes*. — Utilisé par l'homme et comme plante fourragère.

1. Sorgho rose du Dahomey ; — 2. Sorgho blanc de la Guadeloupe ; — 3.Sorgho blanc de la Guinée ; acidité : 0,070 ; — 4. Id., blanc et rose ; — 5. Id., rose ; — 6. Sorgho blanc des Indes ; — 7.Sorgho rose, même provenance.

	1	2	3	4	5	6	7
Eau................	11,40	11,50	11,50	14,70	12 40	12,50	13,20
Matières azotées.....	9,15	9,46	12,14	11,12	11,48	10,13	10,90
— grasses.....	3,05	2,92	3,40	2,30	2,70	3,25	2,80
— amylacées...	72,55	72,77	68,16	67,93	70,67	70,52	67,78
Cellulose...........	1,65	2,05	2,80	2,35	1,65	2,10	3,85
Cendres.............	2,20	1,30	2,00	1,30	1,10	1,50	1,47
	100,00	100,00	100,00	100,00	100,00	100,00	100,00

		gr.	gr.	gr.	gr.	gr.	gr.	gr.
Poids de	Moyen...	2,00	2,69	1,21	2,67	1,56	1,81	2,28
100	Maxim...	2,10	2,95	»	3,60	2,10	3,00	2,70
grains.	Minim...	1,75	2,15	»	1,40	1,05	1,40	1,80

Madagascar. — Les échantillons, de provenance très
diverses, ont été exposés au Concours agricole de Paris, de
1902, par les soins du gouvernement de la colonie. — **Nouvelle-Calédonie**. — Les grains du sorgho rouge sont
recouverts de deux écailles noirâtres très développées et se
détachant difficilement ; de là une proportion de cellulose
relativement élevée. — **Soudan**. — Les trois variétés diffèrent par la nuance et la grosseur des grains.

1. 2. 3. 4. Sorghos blancs de Madagascar ; — 5. 6. 7. 8.
Sorghos roses de même provenance ; — 9. Sorgho rouge,
même provenance ; — 10. Sorgho rouge de la Nouvelle-Calédonie ; — 11. Sorgho rose même provenance ; — 12. Sorgho
blanc du Soudan ; — 13. Sorgho rose, même provenance ; —
14. Sorgho rouge, même provenance.

	1	2	3	4	5	6	7
Eau................	12,30	13,60	11,70	12,10	14,00	14,10	13,70
Matières azotées......	11,76	11,20	11,06	10,78	10,64	9,10	11,48
— grasses.....	3,05	2,35	2,90	3,00	2,90	3,35	2,90
— amylacées...	69,69	70,05	70,79	70,72	69,51	70,20	69,27
Cellulose...........	1,70	1,60	2,25	2,00	2,15	2,05	1,35
Cendres	1,50	1,20	1,30	1,40	0,80	1,20	1,30
	100,00	100,00	100,00	100,00	100,00	100,00	100,00

		gr.	gr.	gr.	gr.	gr.	gr.	gr.
Poids de	Moyen...	1,81	2,08	1,67	2,00	1,59	1,62	2,32
100	Maxim...	2,40	2,60	2,50	2,60	1,90	2,20	2,90
grains.	Minim...	1,00	1,24	1,00	1,30	0,80	1,10	1,70

	8	9	10	11	12	13	14
Eau................	13,10	13,80	13,80	13,80	14,60	15,80	13,30
Matières azotées......	12.18	11,62	10,94	10,22	10,78	11,06	11,34
— grasses......	2,80	3,25	3,70	3,00	2,95	2,50	2,35
— amylacées....	68,22	68,88	62,71	70,68	68,22	65,54	67,26
Cellulose............	2,10	1,45	5,95	1,20	1,35	3,25	2,25
Cendres............	1,30	1,00	2,90	1,10	2,10	1,85	3,50
	100,00	100,00	100,00	100,00	100,00	100,00	100,00

		gr.	gr.	gr.	gr.	gr.	gr.	gr.
Poids de	Moyen...	1,91	1,50	2,33	3,96	1,41	2,60	1,66
100	Maxim...	2,30	1,80	»	4,80	1,70	3,35	1,80
grains.	Minim...	1,30	1,00	»	2,90	1,20	1,90	1,40

II. — Analyses de Sorghos provenant de la maison Vilmorin-Andrieux, de Paris, 1899.

1. Sorgho commun; — 2. Sorgho sucré ordinaire ; — 3. Sorgho sucré hâtif; — 4. Sorgho sucré orangé ; — 5. Sorgho blanc Challanger.

	1	2	3	4	5
Eau...................	10,40	12,50	14,00	12,90	11,80
Matières azotées........	9,94	8,34	7,28	7,28	8,54
— grasses	2,85	3,80	3,30	3,35	3,35
— amylacées......	68,01	67,36	67,82	71,47	71,81
Cellulose..............	6,60	6,10	5,50	3,00	2,30
Cendres..............	2,20	1,90	2,10	2,00	2,20
	100,00	100,00	100,00	100,00	100,00

		gr.	gr.	gr.	gr.	gr.
Poids	moyen........	1,88	1,86	1,85	1,78	3,76
de 100	maximum......	2,20	2,30	2,20	2,40	4,80
grains	minimum......	1,40	1,30	1,50	1,50	2,50

III. — Observations générales sur les Sorghos (1)

Les sorghos analysés présentent les écarts suivants :

(1) *Comptes-rendus Acad. sc.*, 8 déc. 1902.

	Minimum p. 100	Maximum p. 100
Eau......................	10,40	14,70
Matières azotées............	7,28	12,18
— grasses............	2,25	3,80
— amylacées.........	62,71	72,77
Cellulose...................	1,20	6,60
Cendres...................	0,80	3,50
Poids moyen de 100 grains...	1,21	3,96

Ces données prouvent que le sorgho, désigné parfois improprement sous le nom de *gros millet*, se rapproche beaucoup des millets, bien que ses caractères botaniques le rattachent à une autre tribu des graminées.

Les écarts pour la cellulose tiennent à ce que les grains de sorgho, dans certaines variétés, sont accompagnés de petites écailles qui se détachent difficilement.

L'acidité est peu élevée.

CHAPITRE XV

ÉLEUSINE — LARMES DE JOB — PASPALE — TEF.

L'éleusine (*Eleusine stricta*) est une graminée de culture facile, dont les graines servent à l'alimentation des Hindous, qui en font des galettes ou les mangent comme le riz. Les graines sont rondes, brunes et très petites (380 dans un gramme); la farine est obtenue à l'aide de petits moulins primitifs à main (P. Sagot).

Le nom vulgaire de *Larmes de Job* s'applique aux fruits d'une graminée de l'Inde (*Coïx lacryma*), qui sont utilisées parfois dans l'alimentation (farines, bouillies, galettes). L'échantillon analysé vient de l'Annam : les grains entiers sont durs, brillants comme des perles et mêlés à beaucoup de brisures. Dans 10 grammes, il y a environ 400 grains ou brisures.

Les grains de paspale sont consommés dans les Indes et surtout en Guinée. On en connaît plusieurs variétés (*Paspalum frumentaceum, P. longiflorum, P. scrobiculatum*) qui, par leurs caractères botaniques et chimiques, se rapprochent des panics et des pénicillaires. Le poids des grains est très variable, suivant les variétés (170 à 2000 dans un gramme). Les graines, dépouillées de leur enveloppe extérieure et désignées en Guinée sous le nom de *fonio*, ont l'aspect d'une semoule grossière : on les mange à défaut de riz. L'acidité végétale se rapproche de 0,089 p. 100.

Le tef paturin d'Abyssinie (*Poa Abyssinica*), bien connu dans notre colonie de la côte des Somalis, donne trois à quatre récoltes par an, et produit à foison de toutes petites graines brunes ou blanches (il y en a près de 3000 dans un gramme) que les Abyssins apprécient beaucoup et avec lesquelles ils font le *tavieta*, sorte de galette de luxe. Ils les mangent aussi à la façon du riz. On a essayé, autrefois, mais sans succès, à introduire le tef dans le Midi de la France.

D'après les analyses suivantes portant sur des produits provenant de l'Exposition de 1900, le tef et l'éleusine présentent à peu près la même teneur en azote et en graisse que le seigle et, comme lui, ne donnent pas de gluten à la lévigation.

1. Éleusine des Indes ; — 2. Larmes de Job ; — 3. Tef d'A-byssinie ; — 4. Paspalum frumentaceum, Indes ; — 5. Paspalum scrobiculatum, Indes ; — 6 et 7. Paspalum longiflorum, Guinée ; — 8, 9 et 10. Fonio de Guinée décortiqué.

	1	2	3	4	5
Eau...............	13,50	12,10	9,20	11,30	10,50
Matières azotées....	6,76	14,98	8,36	6,75	5,99
— grasses....	1,15	0,55	1,85	2,98	2,65
— amylacées.	70,94	71,62	75,49	66,97	67,76
Cellulose..........	4,35	0,35	1,90	8,85	9,50
Cendres...........	3,30	0,40	3,20	3,15	3,60
	100,00	100,00	100,00	100,00	100,00

	6	7	8	9	10
Eau...............	11,20	13,90	13,40	13,30	12,00
Matières azotées.....	8,99	9,10	7,00	7,28	8,40
— grasses.....	2,45	1,85	1,90	1,50	2,00
— amylacées..	67,91	64,50	76,60	75,47	76,55
Cellulose..........	7,15	8,75	0,40	0,85	0,35
Cendres...........	2,30	1,90	0,70	1,60	0,70
	100,00	100,00	100,00	100,00	100,00

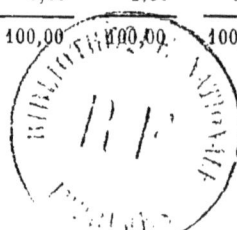

TABLE DES MATIÈRES

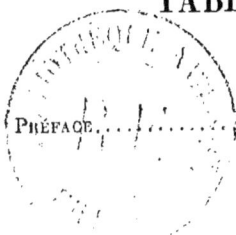

—

(1) La deuxième partie et les suivantes se trouvent dans le tome II.

432 TABLE DES MATIÈRES

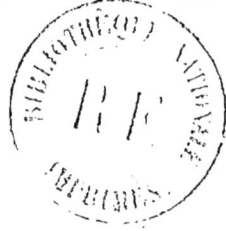

FIN DU TOME PREMIER

Poitiers. — Imp. Blais et Roy, 7, rue Victor-Hugo.

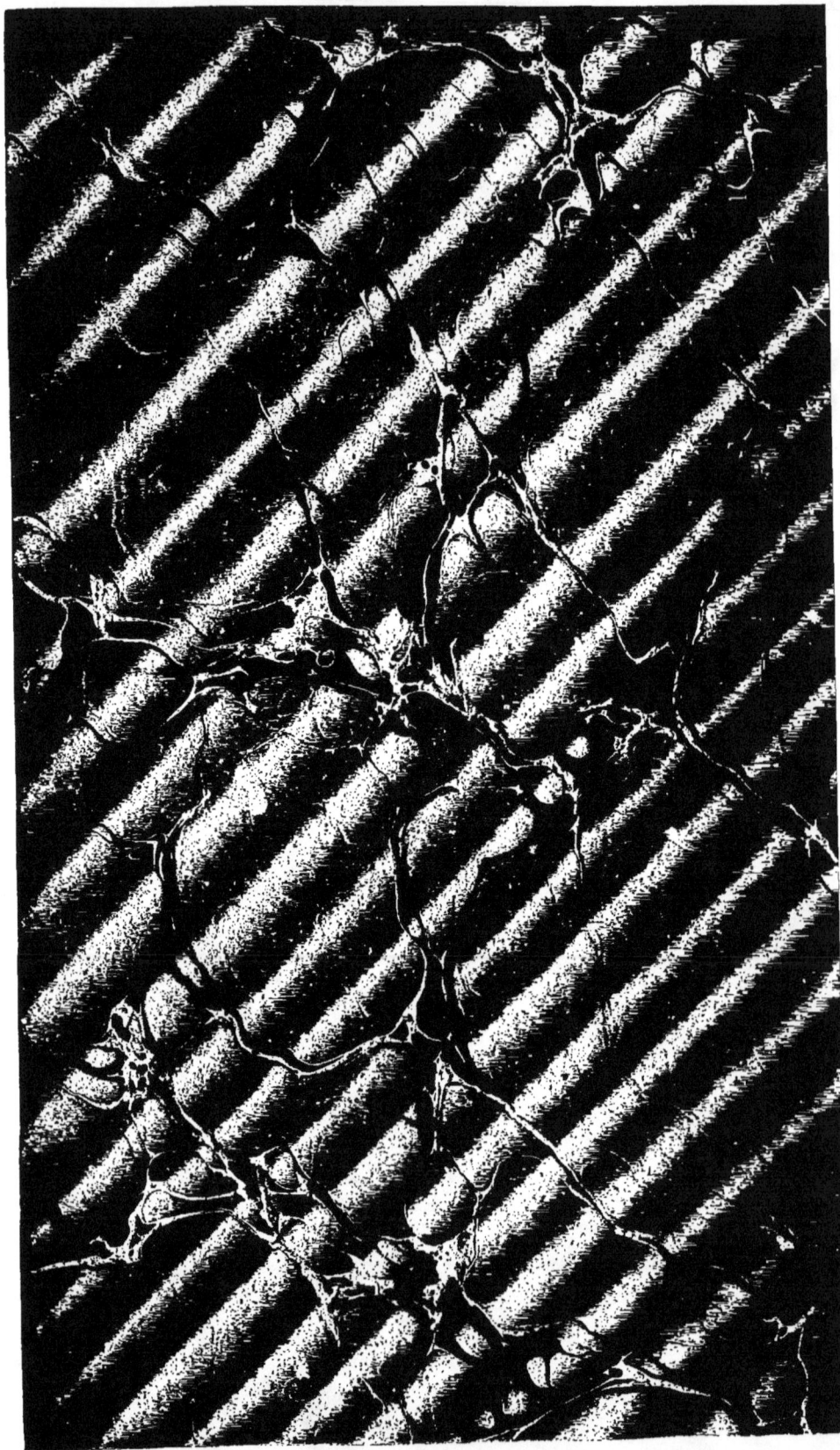

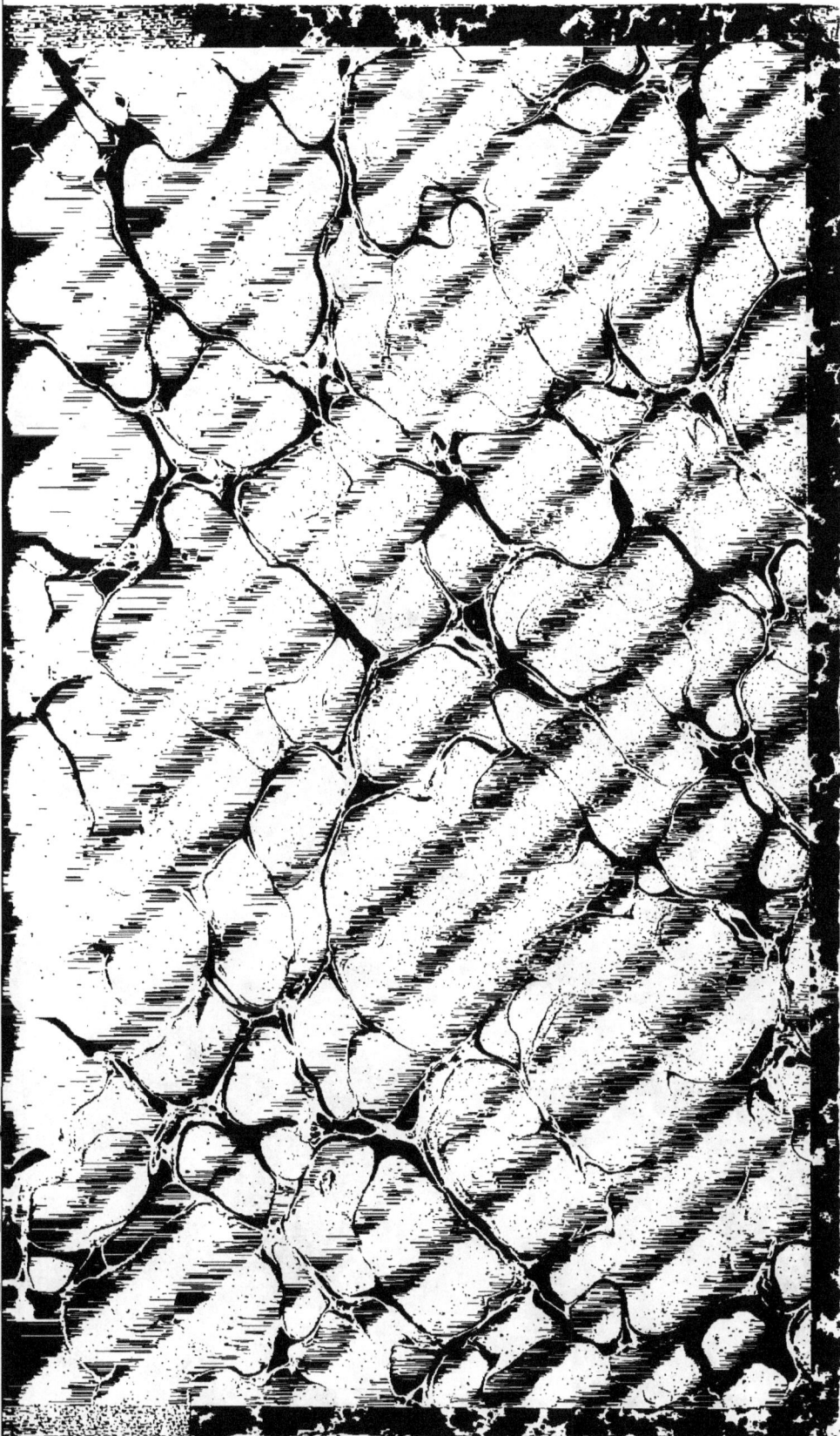

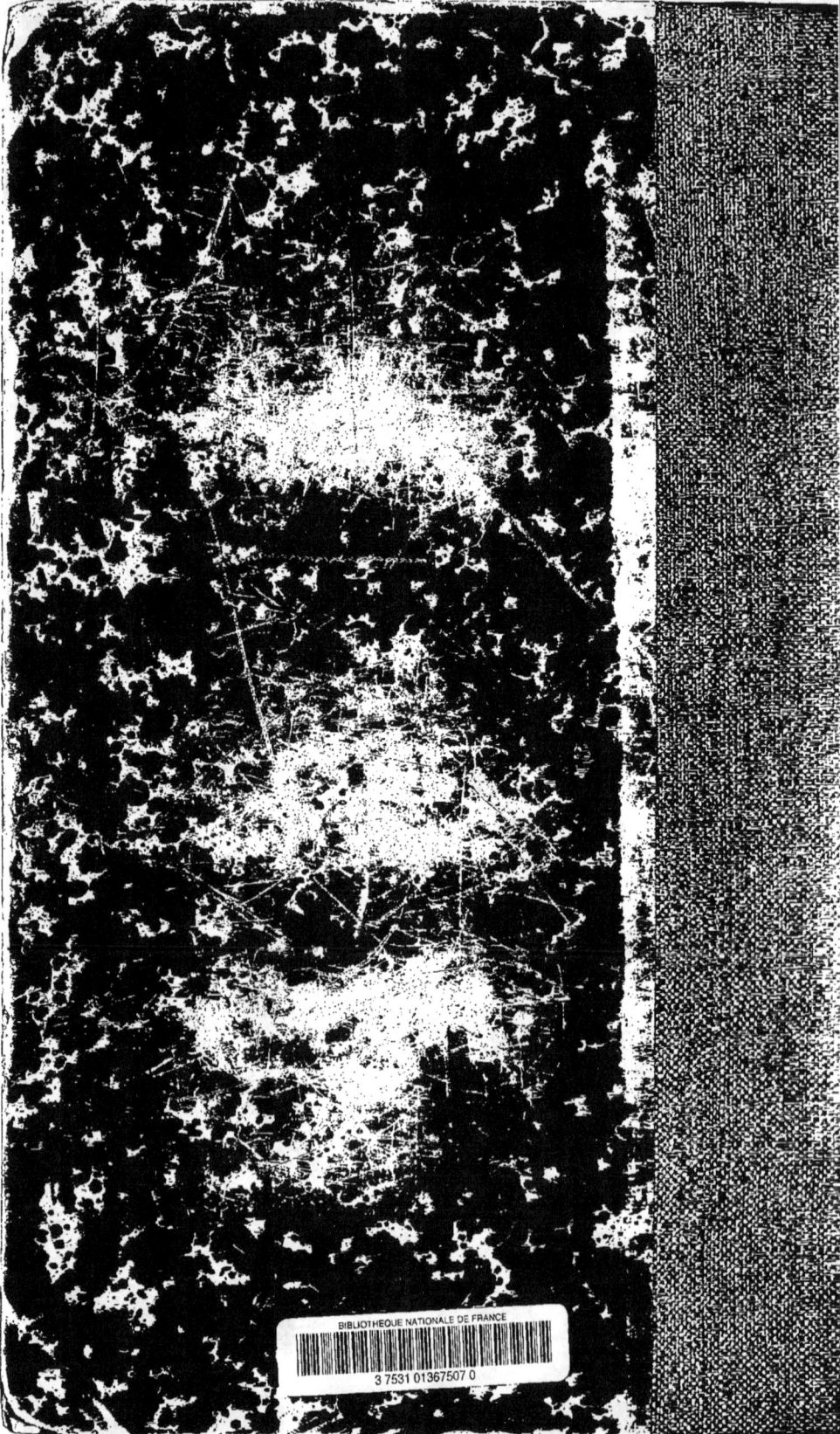

www.ingramcontent.com/pod-product-compliance
Lightning Source LLC
Chambersburg PA
CBHW060527220326
41599CB00022B/3448